의료관광 전문가를 위한

국제 마케팅 커뮤니케이션

본 과제(결과물)는 교육과학기술부의 재원으로
한국연구재단의 지원을 받아 수행된
광역경제권 선도산업 인재양성사업의 연구결과입니다.

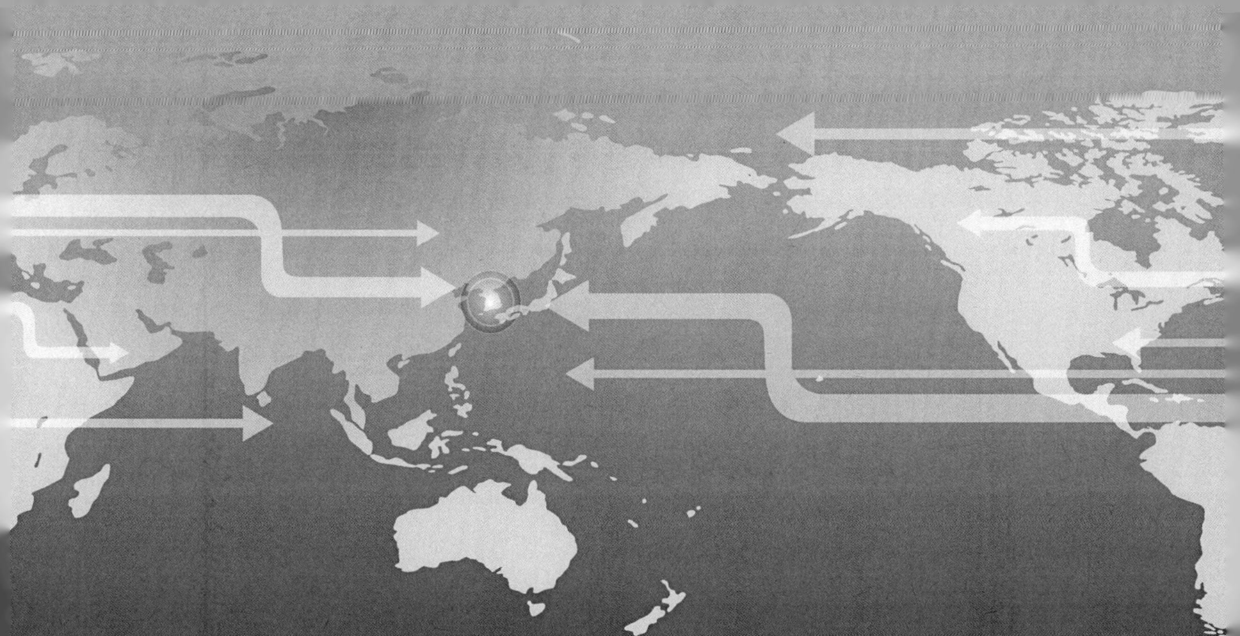

의료관광 전문가를 위한

국제 마케팅 커뮤니케이션

INTERNATIONAL MARKETING COMMUNICATION

윤태일 • 강흥림

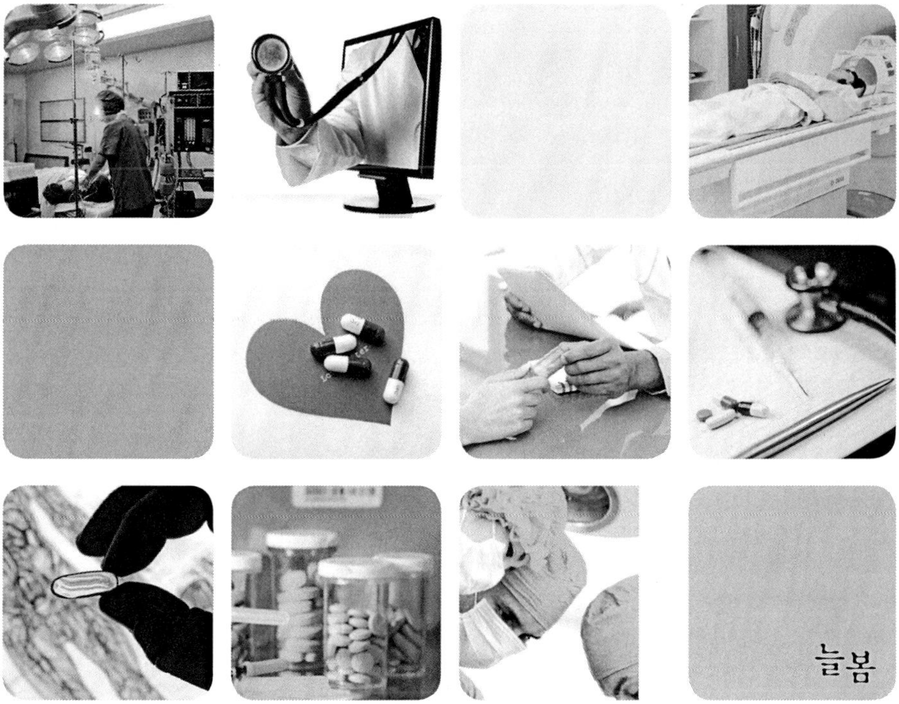

늘봄

의료관광 전문가를 위한

국제 마케팅 커뮤니케이션

지은이 / 윤태일 강홍림
펴낸이 / 조은경
편　집 / 이부섭
디자인 / 박민희
펴낸곳 / 늘봄

등록번호 / 제300-1996-106호　1996년 8월 8일
주소 / 서울시 종로구 동숭4길 9(동숭동 19-2)
전화 / 02)743-7784
팩스 / 02)743-7078

초판 1쇄 발행　2012년 2월　6일
초판 2쇄 발행　2013년 7월 31일

ISBN　978-89-6555-015-0　93510

※ 값은 표지에 있습니다.

목 차

머리말

이미 1960년대에 마샬 맥루한은 미디어 테크놀로지의 발달로 전 세계가 하나의 마을처럼 된다는 지구촌(global villige)이란 개념을 제창했다. 그의 예견대로 세계가 하나의 마을이 되면서 시장의 경쟁도 전 지구적 차원으로 확대되었다. 시장의 범위가 지역적인 수준에서 전국적인 수준을 넘어 이제는 국제적인 수준으로 확대되고, 전 세계의 소비문화가 동질화되고 가치가 표준화되고 있다. 그에 따라 글로벌 브랜드의 마케팅 활동을 지원하는 국제 마케팅 커뮤니케이션도 점점 중요해지고 있다.

의료관광이야말로 시장경쟁의 국제적 확대를 단적으로 보여주는 분야다. 전통적으로 지역사회를 기반으로 했던 의료서비스는 전국이 일일생활권이 되면서 전국적인 경쟁으로 돌입했다. 더불어 양질의 의료서비스를 보다 저렴하게 받기 위해서 국경을 넘는 여행이 급증하면서 의료관광이 새로운 성장산업으로 부상하기 시작했다. 의료관광은 의료서비스와 연계된 관광 산업이기 때문에, 의료 소비자의 국가 간 여행에 초점을 맞출 수밖에 없다. 따라서 의료관광 전문가라면 국가 간의 문화적 차이를 이해하고 그에 걸맞은 국제 마케팅 커뮤니케이션 전략을 구사할 줄 알아야 한다.

이 책은 특히 의료관광 실무자들과 그 분야에 관심을 가지고 있는 대학생들에 초점을 맞추어, 의료관광 전문가라면 꼭 알아야 할 국제 마케팅 커뮤니케이션의 기본 개념 및 전략을 다룬 입문서다.

모두 12장으로 구성되어 있는데 1장에서 의료관광의 기초적 이해를 위해 기본 개념 및 현황 등을 간략하게 일별한 후, 2장에서는 의료관광 마케팅 커뮤니케이션의 여러 접근법으로 건강커뮤니케이션, 서비스 마케팅, 관광목적지 브랜딩, 글로벌 IMC(Integrated Marketing Communication)에 대해서 살펴보았다. 3장부터 5장까지는 의료관광 마케팅 커뮤니케이션의 문화적 측면에 집중하여 국제 마케팅 커뮤니케이션에서의 문화적 차원과 문화유형학 및 글로벌 전략에 대해서 다루었다. 6장과 7장은 상황분석에 해당하는 것으로, 의료관광 소비자 행동의 이해와 STP(Segmentation/Targeting/Positioning)전략에 대해서 알아보았다. 8장에서는 마케팅 커뮤니케이션 캠페인의 목표설정으로서 특히 브랜드 자산관리에 대해서 정리해보았다. 9장부터 11장까지는 마케팅 커뮤니케이션의 양대 전략으로서 크리에이티브 전략과 매체전략을 다루면서, 그와 관련하여 예산 설정 및 다양한 채널관리에 대해서도 짚어보았다. 마지막 12장에서는 캠페인의 처음과 끝이라 할 수 있는 조사의 중요성에 대해서 강조하고 그 방법 및 종류에 대해서 살펴보았다.

이 책은 수업시간에 강의한 내용을 바탕으로 집필한 강의 교재다. 교재 발간을 지원해준 한림의료관광 인재양성센터, 그리고 이윤도 별로 없는 전문서적을 기꺼이 출판해준 늘봄출판사에 감사드린다. 무엇보다 자료수집 및 원고 정리 등으로 수고를 많이 한 한림대학교 언론정보학부 광고홍보전공의 최진하 씨와 김이슬 씨에게 이 자리를 빌려 감사의 말을 전한다. 또 여러 가지로 도움을 많이 준 SM COMM의 허정훈 씨와 청심국제병원의 관계자 여러분께도 고마움을 표하고 싶다. 이 분야에 대한 공부가 아직 부족한 사람들이 집필하다보니 아쉬운 부분이 많지만, 관련분야의 전문가들에게 조금이라도 도움이 되기를 바라는 마음 간절하다.

2012년 1월

윤태일 강흥림

1 의료관광의 기초적 이해

의료관광의 기초적 이해

1장

의료관광은 의료서비스와 연계된 관광산업이라 할 수 있다. 최근 의료서비스를 받기 위해 국경을 넘는 여행이 급증하면서 여행사나 대중매체에서 의료관광이란 용어를 많이 사용하기 시작했다. 현재 전 세계 50여 개국에서 의료관광을 국가적 산업으로 지정하고 있다. 이 장에서는 의료관광에 대한 기초적 이해를 위해 의료관광의 정의 및 역사, 그리고 의료관광 산업의 발달요인 및 현황과 쟁점에 대해서 살펴본다.

1. 의료관광 산업의 개념

의료관광(medical tourism 혹은 medical travel)은 크게 보면 건강 혹은 웰니스 관광(health and wellness tourism)의 한 유형으로 이해된다. 건강 혹은 웰니스 관광은 정신적 안정과 레저 및 레크리에이션(spiritual, leisure & recreation)을 추구하는 웰니스 관광(wellness tourism), 그리고 수술 및 치료를 수반한 의료관광으로 나눌 수 있다.

의료관광에 대해서는 〈표 1-1〉에서 보듯 여러 가지 정의가 있다(김도영, 2010). 이러한 여러 가지 정의에서 알 수 있듯이 의료관광은 관광산업과 의료서비스의 결합으로써 의료서비스와 연계된 관광산업이라 할 수 있다. 관광산업은 관광객에게 관광에 수반되는 재화나 서비스를 제공하는 여러 가지 영업의 총체를 말한다. 이러한 관광산업은 일반적으로 공적 관광사업과 사적 관광사업으로 구성된다.(〈그림 1-1〉 참조)

의료산업은 고도의 의료기술을 사용하여 질병으로 고통 받고 있는 환자의 증세를 호전시켜 삶의 질을 향상시키는 일에 관여하는 모든 제반 산업이다. 따라서 의료산업

표 1-1 : 의료관광의 여러 가지 정의

공공기관 및 단체, 국내 • 외 연구자	정의 내용
한국보건산업진흥원 (2006)	우수한 보건 서비스와 관광이 결합된 보건 관광프로그램을 개발하여 외국인(재외교민 포함)에게 제공함으로써 연관 산업의 발전과 아울러 외국인 유치를 통하여 외화획득 등 국가 경제에 이바지하고자 하는 사업
유지윤 (2008)	의료에 관광을 접목시킨 것으로서 환자가 진료, 휴양과 관광활동을 병행하는 것뿐만 아니라 의료기술이 뛰어나고 가격경쟁력이 있는 국가에서 진료받기 위한 여행
한국관광공사 (2009)	병의 회복이나 건강을 목적으로 하는 이동이 일반에 보급되어 관광의 형태로 자리 잡았으며, 현대에 들어와서는 장기이식 등의 고도요양이나 심신요양을 추구하는 여행 등으로 전문화되고 있고, 최근에는 관광에 스포츠나 건강 보양적인 요소가 포함되어 하나의 사회현상으로 확대되고 있음
Henderson (2004)	발전적인 새로운 형태의 관광으로써 자기 나라보다 상대적으로 저렴한 의료비, 우수한 의료기반의 서비스를 받고자 하는 것. 1)생명과 직결되는 건강검진, 암수술, 심장수술과 같은 수술 의료서비스 형태, 2)얼굴주름살 제거시술과 같은 성형 수술형태, 3)방향요법, 동종요법, 요가와 같은 대체요법 형태의 세 가지로 분류
이재욱 (2009)	질병의 예방과 건강치료 혹은 육체적 아름다움 추구를 목적으로 의료서비스를 받기 위해 다른 장소를 방문하고 여행하는 것

출처 : 김도영(2011), p206. 일부 재구성

과 관광산업이 접목된 의료관광은 의료서비스를 받으면서 휴양 레저 문화 활동이 결합된 새로운 형태의 관광산업이다. 따라서 환자가 치료를 위해 자국의 의료시스템 대신에 국경을 넘어 해외에 가서 의료서비스를 받는 모든 행위를 포함한다.

의료관광의 역사는 꽤 오래 전으로 거슬러 올라갈 수 있다. 유럽에서 고대의 의료관광지에 관한 최초의 기록은 사로니코스만의 상업도시 에피다우로스(Epidauros)를 들 수 있다. 이곳은 그리스 아르고리스 지방의 살로니카 만 가까이에 있는 작은 도시다. BC 6세기 이래 의학(醫學)의 신, 아스클레피오스(Aesculapius)의 성지로 알려졌다. 아스클레피오스는 의학의 신으로서 그의 상징은 지팡이다. 이 지팡이는 뱀 한마리가 똬리를 틀면서 지팡이를 기어오르는 모습으로 표현된다. 고대인들은 아스클레피오스 신전에서 하루를 보내면 모든 병이 낫는다는 신앙을 가졌다.(〈그림 1-2〉 참조) 그래

그림 1-1 : 의료관광 산업의 개념도

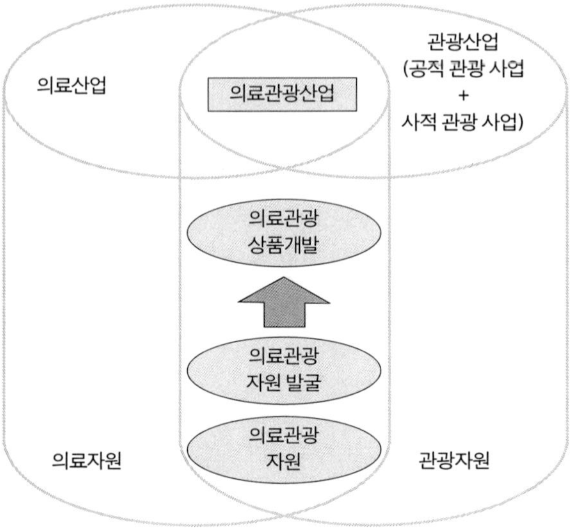

출처 : 신재기, 유명희(2009), p51

서 지중해 연안의 그리스 순례자들이 많이 찾았다. 스파(Spar)나 요양소(Sanatorium) 등이 의료관광의 초기 형태라 할 수 있다. 18세기 영국에서는 스파 등의 의료관광을 많이 시행했다고 한다. 스파를 통풍이나 간염 기관지염에 효험이 있는 것으로 간주했다(서병로 강한승 김기홍, 2009).

의료관광이 오늘날과 같은 산업의 형태를 띤 것은 비교적 최근의 일이다. 의료관광 산업이 이렇게 발전하게 된 요인에는 몇 가지가 있다. 우선 국가 간의 이동이 쉬워졌다. 특히 유럽연합(EU) 내에서는 유로패스 등을 통해서 자유로운 철도여행이 가능해졌다. 역내의 저가 항공이 유럽뿐 아니라 아시아에도 출현하여 의료서비스를 받기 위한 국가 간 이동이 보편화되었다.

소비자 의식 및 주권의 변화도 중요한 요인 중 하나다. 이전까지 의료서비스는 철저하게 의사 및 병원 중심이었다. 하지만 환자들은 이동이 용이해짐에 따라 시급한 진료나 저렴한 진료를 위해 해외여행을 가게 되었다. 의료행위에도 소비자 고객이라는 개념이 도입된 것이다. 소비자 의식 및 주권의 변화는 정보유통에 힘입은 바 크다. 이제는 인터넷 등의 발달로 각국 의료비용을 손쉽게 비교하는 것이 가능해졌다. 따라서 저렴한 비용의 의료서비스를 위해 국가 간 이동을 감행하는 것이다.

의료 환경의 변화 및 소비자 의식변화에 따라 의료기관도 과거와 달리 상업적 노력을 적극적으로 기울였다. 병원도 해외 환자를 유치하기 위해 홍보기능을 강화하고 국제 마케팅 기법을 적극적으로 도입했다. 또 의료관광 환자유치에 적극적인 병원들은 국제적인 네트워크를 구축하고 적극 활용하기 시작했다. 미국이나 유럽의 학위과정 이수나 연수 등을 통해 그곳의 의료계와 인맥을 형성한 후 그것을 활용하여 선진국 환자를 유치하고자 했다. 태국이나 싱가포르, 인도 등이 대표적이다. 의료기관 알선회사의 성행도 의료관광 발전의 한 요인이다. 이들은 컨설팅을 통해 해외치료를 주선한다. 또 선진국 출신의 전공자를 확보하여 언어문제를 해결하려 했다.

이 병원들은 미국이나 유럽 등 선진국 환자를 유치하기 위해 국제적인 인증을 통해 품질을 인정받으려 노력했다. 특히 태국이나 싱가포르 등의 병원은 의료서비스 인증을 통해 해외 의료 서비스에 대한 불안감을 해소하려 했다. 미국 병원인증제인 JCI(Joint Commission International)도 그중의 하나다. JCI는 1999년 이후 미국 밖의 병원에도 인증하여 미국 의료 관광객의 신뢰할만한 정보원이 되고 있다. 국제적인 병원인증제는 그밖에도 몇 가지가 있다. Trent International Accreditation Scheme은 영국과 홍콩 병원의 인증기관이다. 그밖에 The Society for International Healthcare Accreditation(SOFIHA)나 Health Care Tourism International이 병원관련 인증기관이다.

그림 1-2 : 의학의 신 아스클레피오스와 그의 지팡이

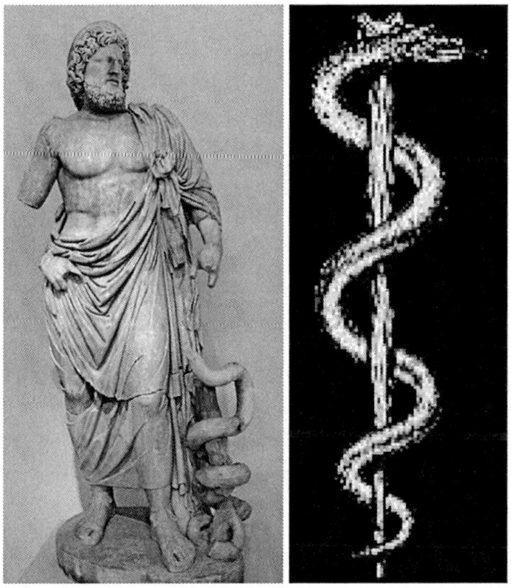

2. 의료관광 산업의 현황

의료관광 산업이 발달하게 된 가장 결정적인 원인은 가격이다. 각국의 의료체계가 다르고 환율이 다르다 보니 나라별로 의료비 차이가 많이 난다. 인도, 태국, 남아프리카의 경우는 의료비가 미국이나 서유럽의 1/10 가격 수준인 것으로 알려져 있다. 이를테면 심장판막 수술이 미국에서는 20만 불 이상이다. 하지만 인도에서 이 수술을 받으면 여행경비 포함해도 1만 불이면 해결된다. 가공의치도 미국이 5,500불인데 반해 인도는 그 1/10인 500불 수준이다. 고관절 치환술의 경우 태국에서는 6일간의 여행 및 후속치료를 포함한 가격이 미국의 1/15 수준이다. 미국에서 3,700불 하는 라식수술은 다른 나라에서는 730불이면 한다. 성형수술은 미국에서 보통 2만 불 수준이지만 남아프리카공화국에서는 1,300불 정도면 할 수 있다.

의료관광의 주소비자는 유럽, 중동, 일본, 미국, 캐나다 등이다. 이들은 자국에서의 높은 의료수가와 제한된 서비스 때문에 다른 나라로 가서 의료서비스를 받으려 한다. 특히 빠르고 편리한 의료서비스를 기대하는 환자들은 자국에서 기다리기 보다는 다른 나라로 가는 경우가 많다. 영국이나 캐나다의 경우 응급수술이 아닌 경우 1년씩 대기해야 하기 때문이다. 미국에서는 회사에서 제공하는 해외의료관광 포상제가 등장하기도 했다.

표 1-2 : 각국의 의료비용 비교 (단위: US $)

의료	인도	태국	싱가폴	멕시코	코스타리카	미국
심장우회술	6,651	11,000	16,500	22,000	24,000	130,000
심장판막교체	9,000	10,000	12,500	18,000	15,000	160,000
혈관형성	4,998	13,000	11,200	13,800	9,000	57,000
고관절대체	5,800	12,000	9,200	14,000	12,000	43,000
자궁절제술	2,300	4,500	6,000	6,000	4,000	20,000
인공관절수술	6,200	10,000	11,100	12,000	11,000	40,000

출처: Global Medical Tourism(2008), p23

전 세계적으로 의료관광 소비자는 지속적으로 증가할 것으로 예상하고 있다. 2008년에 나온 미국의 디트로이트 컨설팅 보고서에 따르면 미국의 2007년도 의료관광 소비자는 75만 명이며 향후 10년간 10배 증가할 것으로 예상하고 있다. 인도도 2004년 기준 의료관광객이 15만 명이지만 매년 15%증가하여 2010년대 중반이면 의료관광 매출이 2조원을 넘어 5천억 원의 수입을 기대하고 있다. 태국은 의료관광 방문자가 128만 명(2006년)이다. 싱가포르도 2006년에 41만 명 수준이었으며, 2010년대 중반에 100만 명에 2조1,000억 원 유치를 목표로 하고 있다.

표 1-3 : 세계 각국의 의료관광 현황

국가	주요 현황지표
태국	- 태국 공중보건부에 따르면, 2009년 의료관광 목적으로 태국을 방문한 해외 환자수가 150만 명, 2010년도 태국 의료관광은 전년 대비 12-15% 증가 - 태국관광청은 태국의 의료관광산업이 가지는 경쟁력으로 특유의 환대문화, 현대적이 의료기술과 숙련된 의료진, 상대적으로 저렴한 의료비용을 언급하며, Gulf Co-operation Council(GCC)회원국 국민들의 체류기간을 기존 30일에서 90일로 연장하는 방안을 승인.
싱가포르	- 항공사 및 여행사, 종합병원을 하나로 묶는 전략적 파트너십 프로그램을 바탕으로 싱가포르 관광청, 싱가포르 항공, 래플스 종합병원을 통합한 세계적 수준의 의료관광패키지 마련. - 싱가포르 정부는 일찍이 의료허브를 표방하고 국가 차원의 의료수준 향상 및 고급의료서비스 개발, 지원금 확대, 민간병원의 자유 투자 및 마케팅 허용 등의 전략을 구사해오고 있으며, 싱가포르 관광청에 의하면 현재 의료혜택을 받기 위해 싱가포르를 방문한 외국인 환자수는 약 50만 명임.
말레이시아	- 말레이시아는 아시아의 저렴하고 정교한 의료관광 허브로 각광받기 시작하여 34만 명의 의료관광객을 유치. 외국인 환자수의 출신국가는 인도네시아 72%, 싱가포르 10%, 일본 5%, 유럽 3%, 인도 3%로 조사되었고, 페낭, 말라카, 조호르바루가 가장 인기 있는 지역. - 정부와 민간 병원이 협력하여 전략적이고 국가적인 의료관광 진흥정책을 계획 중이며 9차 개발계획에서 정부는 건강관리분야의 발전을 위해 103억 링깃의 예산을 책정하고, 해외 홍보 동영상에 말레이시아 보건의료 현황을 포함하여 브랜드이미지 메이킹을 위해 노력 중. 시장의 범위를 기존 인도네시아, 싱가포르에서 베트남, 캄보디아, 중동, 미국, 유럽 및 캐나다로 넓히고 있음.
인도	- 15년간 고관절 표면 치환술의 하나인 'Birmingham hip replacement'를 특화해오고 있는바, 전반적 의료서비스에 대한 마케팅 활동보다는 특정 의료서비스에 초점을 맞춘 마케팅활동이 성공요인. - IMTA(India Medical Travel Association)는 캐나다 주재 인도대사관 및 의료관광 에이전시인 Surgical Tourism, Canada와 공동으로 최초의 의료관광 컨퍼런스를 개최. 인도관광 부는 세계적인 브랜드 아이덴티티를 확립키로 결정한 결과, '믿을 수 없이 놀라운 인도'(Incredible India)로 인도를 세계의 베스트 관광지로 홍보하기 위한 브랜드명으로 선정하고, 브랜드 선정과 병행하여 의료관광, 골프관광을 포함한 새로운 관광 상품들을 기획하고 있음.

UAE, 두바이	- 두바이 헬스케어시티(DHCC)는 30억 달러의 선진 의료 연구기관과 제약회사, 생물공학 회사들을 유치하였으며, UAE의 의료시장이 2005년 117억 디르함에서 2015년 437억 디르함으로 성장할 것이라고 전망함.(두바이 상공회의소) - UAE 국내 환자를 대상으로 실시한 병원 선택 시 우선 고려사항 8개를 조사한 결과 다음과 같은 순서로 나타남 : 의사의 역량(최우선 고려사항), 청결, 고객서비스, 의료비, 친절함, 응급서비스, 위치, 보험.
요르단	- 인구 6백만으로 GDP의 9%를 의료서비스에 쓰고 있으며, 약 100개 이상의 종합병원이 총 11,049개의 침실을 보유하고, 종합병원 중 60개가 개인병원으로 이들 100개 종합병원 중 4개가 JCI 인증을 받았음. - 요르단은 세계 5번째로 1972년 최초의 콩팥 이식수술을 실시한 걸프지역의 주요한 의료관광허브이며, 2007년 요르단을 방문한 외국인 의료관광객 수는 25만 명, 수익은 약 7억 달러이고, 의료관광객 중 미국 국적자는 1,800명, 영국 국적자는 1,200명, 캐나다 국적자는 400명 정도임.
미국	- 미국 보험사들과 고용주들이 2010년부터 더욱 많은 의료관광을 실행, 보험회사들이 'global healthcare' 정책을 개발하여 환자들이 자신들의 건강상 수요에 의해 다른 나라를 여행할 수 있게 될 것으로 예측함
캐나다	- 의료협회의 회장인 Dr. Albert Schumacher는 "캐나다 현지에서는 CAT촬영을 받기 위해서만 3개월을 기다려야 하고, 전문의를 만나기 위해서는 4개월을 기다려야 하며, 수술시간을 받기 위해서는 6개월을 기다려야만 한다"고 현 실정을 언급하며, 이러한 캐나다의 의료상황에 점점 더 많은 캐나다인들은 제3세계 국가 소재 최첨단 시설에서의 저렴한 수술과 간호로 눈을 돌리고 있음
독일	- 최근 독일인들은 불가리아를 의료관광지로 많이 방문하고 있음 : 저렴한 가격에 시설 또한 독일과 비교해 결코 뒤떨어지지 않으며 의료기술 또한 선진국에서 의료교육을 받은 의사들이 대부분이라서 믿을만하다고 판단하고 있으며, 흑해를 끼고 있는 불가리아의 아름다운 자연경관 또한 매력의 하나로 꼽힘. - 정부가 적극 의료관광을 홍보하고 있는 나라 중 하나로 의료관광협회와 공조하여 박람회 등을 개최하여 정치적 로비 활동을 통해 관광 산업을 지원하고 있음.
일본	- 일본관광청은 2009년 6월 '인바운드 의료관광에 관한 검토회'를 설립하고 의료관계자 및 법조관계자, 여행업계 관계자 등과 함께 추진하여 인바운드 의료관광의 모델을 구축하고 전국적인 보급을 꾀함 - 중국을 중심으로 모니터 환자를 10-20명 모객하여 일본 병원에서의 검사 및 간단한 치료를 받게 하는 한편, 체재기간 중 관광도 실시, 항공권 수배 및 의료통역, 병원 내 외국어 표시 및 안내 등 의료관광 추진을 위한 과제를 추출하겠다는 모니터 투어 실시함, U헬스 서비스시스템을 도입하여 원격의료 진료의 활성화(차세대 국책사업으로 추진)

출처 : 김도영(2011), pp.207~208. 일부 재구성

의료관광 분야는 크게 3가지로 구분한다. 첫째는 비응급 혹은 선택수술 영역이다. 관상동맥 우회술, 고관절 치환술, 슬관절 치환술, 치과 임플란트 등이 여기에 속한다. 이들은 미국이나 영국에서 응급수술이 아니기 때문에 장기간 대기해야 하며 비보험 분야다. 두 번째는 심미적 분야로 성형수술, 피부 관리, 두발 이식 등이 이에 속한다. 역시 이것들도 비보험 분야로 가격이 중요한 의사결정 요인이다. 마지막은 불임분야로서 의료보험이 적용되지 않는 분야다. 법적 규제 등으로 익명성이 요구되는 분야다.

의료관광의 주요 목적지로는 아르헨티나, 부르나이, 쿠바, 콜롬비아, 코스타리카, 홍콩, 헝가리, 인도, 요르단, 리투아니아, 말레이시아, 필리핀, 싱가포르, 남아공, 태국, 사우디아라비아, 뉴질랜드 등이다. 이중에서 특히 성형수술을 위해 주로 여행하는 나라는 아르헨티나, 볼리비아, 브라질, 콜롬비아, 코스타리카, 쿠바, 멕시코, 터키 등이다. 최근에는 출산 관련하여 의료관광도 성행하고 있다. 이 경우는 주로 아시아 지역 사람들이 국적 취득 등의 목적도 겸해서 미국으로 원정 출산하는 경우가 많다. 일본 임산부가 우리나라 병원으로 오는 경우도 적지 않다. 이 경우에는 의료 위험성 때문에 간호전문 관리사 등을 지원한다(Smith & Puczko, 2008).

의료관광의 시장구조는 〈그림 1-4〉와 같다. 이러한 시장구조에서 의료관광의 진행과정을 보면 우선 의료관광 수요자가 의료관광 제공자를 접촉한다. 의료관광 제공자는 수요자의 지역의사 소견서나 진료기록, 처방전 등 진료기록을 요구한다. 그리고 예상 경비, 병원선택, 관광목적지, 체류기간 등 의료 여행 등에 대한 조언을 제공한다. 의료관광지로 여행을 하면 관광지의 의료관광 여행사에서 병원 등을 지정한다. 그리고 수술 등 의료서비스를 받은 후 귀국하는 절차다.

의료관광 관련된 쟁점이 몇 가지가 있다. 우선 의료서비스를 받기 위해 국가 간 이동을 할 때 위험성이 뒤따른다. 유럽이나 북아메리카 환자가 의료서비스를 받기 위해 인도나 동남아시아를 여행하는 경우 그 지역의 풍토병에 쉽게 감염될 수 있다. 또 수술을 받는 경우에는 그 직후 장기간 여행에 따른 피로 및 부작용 등이 발생할 수 있다. 의료서비스가 기대에 미치지 못했을 때, 그에 대한 소비자 불만 및 고충 처리의 어려움도 많다. 그런 문제를 해결하기 위해서 세계보건기구는 2004년에 〈환자안전을 위한 세계연맹〉을 창설하기도 했다.

법적 쟁점도 없지 않다. 미국이나 유럽에 비해서 의료비가 싼 이유 중 하나는 의료소송의 제한 때문이다. 의료관광 소비자의 입장에서 의료관광은 잘못된 치료에 대해서

한국의료관광의 현황

『한국 의료관광 총람 2012』에 따르면, 한국을 다녀간 의료관광객은 2009년 60,201명, 2010년 81,789명을 기록하였고, 2011년에도 전년대비 30% 이상 증가한 110,000명이 넘는 의료관광객이 다녀갔다. 의료관광객으로 인한 수입총액은 2009년 1500억 원에서 2011년에는 3,558억 원으로 증가했다. 의료관광객은 일반관광객보다 체류기간이 길고, 소비액이 크다는 점에서 취업 및 고용창출에 더욱 큰 경제적 파급력을 가진다. 예를 들면 의료관광은 10억 원당 취업유발계수가 21.2명으로 제조업(9.8명)에 비해 2배 이상 높게 나타나고 있다.

2010년 외국인 환자의 지역별 현황을 보면 서울이 전체 61.7%로 압도적으로 많고, 경기(13.3%), 대구(5.5%), 부산(5.0%), 인천(3.5%) 순이다. 국적별 현황을 보면 〈그림 1-3〉에서 보는 바와 같이, 미국(32.4%)이 가장 많다. 2009년에는 일본이 그 뒤를 이었으나 2010년에는 중국이 일본을 추월했다.

그림 1-3 : 국가별 외국인 환자 유치현황

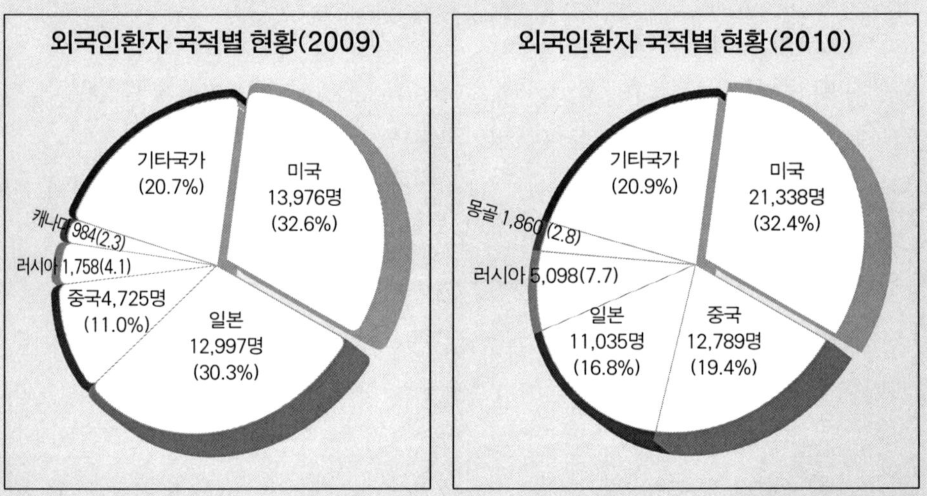

보험처리 및 소송을 하기가 어렵다는 문제가 있다. 의료관광 목적지의 의료서비스 제공자와 관련해서 윤리적 쟁점도 문제가 될 수 있다. 중국이나 동남아에서 의료관광 수요자에 대한 불법적 장기이식의 가능성이 제기되고 있다. 태국 같은 경우에는 몇몇 병원들이 외국의 돈 많은 환자에 치중하느라 국내환자를 소홀히 한다는 비판도 받는다. 그래서 의료서비스의 불평등 문제를 야기할 가능성이 많다.

그림 1-4 : 의료관광 시장의 구조

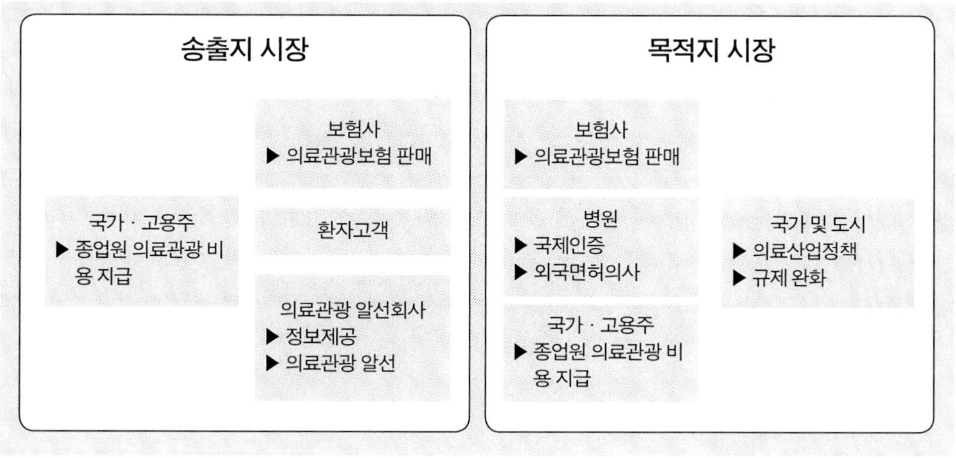

출처: 신재기, 유명희(2009), p66

또 하나의 한류, K-MEDI

K-Pop으로 대표되는 한류열풍이 아시아를 넘어 유럽 그리고 전 세계를 향해 뻗어 나가고 있다. 그런데 이제 K-Pop을 넘어 또 하나의 한류인 K-MEDI가 활성화되기 시작했다. 해외환자를 유치하는 의료관광이다. 특히 최근 동의보감이 유네스코 세계기록 유산으로 선정됨으로써 한방 의료관광이 주목을 받게 되었다.

이를 계기로 한국관광공사는 '글로벌 한방코리아'를 비전으로 설정하고, 2013년까지 한방 의료관광객 5만 명 유치와 5년간 4,000명의 취업 유발 및 9,000억 원의 생산유발 효과 달성을 정책목표로 발표한 상태다.

이에 의료관광 진료과목 중 가장 관심을 받고 있는 성형분야에서도 최근엔 양방뿐 아니라 '한방성형'이 주목 받고 있다. 한방성형은 얼굴, 다이어트, 몸매교정 등 많은 영역에서 진행이 되고 있으며 양방 성형외과와 견주어도 손색이 없다는 평을 받고 있다.

지난 10월 25일에는 러시아 공영방송국 바파로스 방송국에서 최근 인기를 끌고 있는 한방성형 중 침톡스 프로그램 촬영을 위해 강남 미채움한의원을 방문하기도 했다.

아울러 2010년 중국 연태시와 MOU체결을 한 후 연태시를 통해 들어오는 관광객을 대상으로 진료를 진행하고 있으며, 2011년 부산국제의료관광컨벤션을 시작으로 중국뿐 아니라 일본, 러시아 등 해외 의료관광시장에서 주목 받고 있다.

의료한류의 바람은 중동에서도 서서히 불기 시작하고 있다. 2010년에 중동지역에서 국내로 온 환자는 949명이었다. 아부다비 환자는 2009년 16명에서 2010년 54명으로 3배 이상으로 늘었다. 진료과목은 가정의학과(24.5%)가 가장 많았고 피부과(8.4%), 소아청소년과(8.3%), 내과(7.4%) 순이었다. 1인당 평균 진료비는 133만 원 수준이다.

아부다비를 포함한 UAE 국가들이 해외로 환자를 보내는 것은 의사 간호사 등 의료인력이 부족하기 때문이다. 연간 UAE 환자 13만 명이 해외 병원에서 치료를 받는다. 이 가운데 아부다비 환자는 3,000명. 1인당 평균 2,000만 원의 진료비를 쓴다. 치료비는 전액 국가가 부담한다. 복지부는 해외에서 치료받는 아부다비 환자의 10% 정도가 한국을 방문할 것으로 기대하고 있다.

출처: 이선영, '한류열풍, 한국만의 특화된 한방 의료관광 활성화로 이어져…. 한국경제, 2011. 10. 31.
노지현, '이제는 K메디컬이다', 동아일보, 2011. 11. 26 요약.

2

의료관광 마케팅 커뮤니케이션의 여러 접근법

의료관광 마케팅 커뮤니케이션의 여러 접근법

2장

앞 장에서 의료관광 산업의 기초에 대해서 살펴보았다. 의료관광 마케팅 커뮤니케이션(marketing communication for medical tourism)은 이러한 의료관광 산업의 토대 위에서 의료관광에 대해서 광고 및 홍보전략을 수립하고 실행하는 것이다. 이것은 마케팅과 커뮤니케이션, 그리고 의료와 관광이라는 4가지 영역이 중첩된 복합적인 영역이라고 할 수 있다. 이 장에서는 의료관광 마케팅 커뮤니케이션에 대한 접근방법으로 의료에 좀 더 주목하는 건강 커뮤니케이션 및 병원 서비스 마케팅의 관점, 그리고 관광에 좀 더 초점을 맞춘 목적지 브랜딩 및 글로벌 IMC(Integrated Marketing Communication)의 관점에 대해서 살펴본다.

1. 의료관광 마케팅 커뮤니케이션의 의미

의료관광이 의료와 관광이 결합된 영역이라는 것은 우리가 앞 장에서 살펴보았다. 그런데 의료관광뿐 아니라 마케팅 커뮤니케이션도 마케팅과 커뮤니케이션이 접목된 것이다. 흔히 광고 홍보를 마케팅 커뮤니케이션이라고 하는데, 이것은 다시 마케팅의 관점과 커뮤니케이션의 관점에서 볼 수 있다. 마케팅의 관점에서 보면, 광고나 홍보는 마케팅의 4P 즉, 제품(Product)/가격(Price)/유통(Place)/촉진(Promotion) 중에서 촉진(Promotion)에 속하는 것이다. 소비자들에게 상품을 널리 알리고 호의적 태도를 이끌어 내어 궁극적으로 구매하도록 설득함으로써 판매를 촉진시키는 마케팅 활동이다.

또 커뮤니케이션 관점에서 보면 설득 커뮤니케이션의 영역에 속한다고 할 수 있다. 커뮤니케이션에는 그 기준에 따라 여러 가지로 분류할 수 있다. 다루는 내용에 따라 정치(political) 커뮤니케이션/건강(health)커뮤니케이션/영상(visual) 커뮤니케이션/스피치(speech) 커뮤니케이션/과학(science) 커뮤니케이션/설득(persuasion) 커뮤니케이션 등 여러 분야로 나눌 수 있다. 광고 홍보 등의 마케팅 촉진활동은 이중에서 설득 커뮤니케이션에 속한다. 커뮤니케이션 과정을 보통 SMCRE 즉, 정보원(Source)/메시지(Message)/매체(Channel)/수용자(Receiver)/효과(Effect)라는 일련의 요소로 설명하기도 한다. 이 틀에 따른다면 광고와 같은 설득 커뮤니케이션은 광고주 혹은 광고대행사 같은 정보원이 상품을 촉진하는 메시지를, 광고매체에 담아, 소비자에게 전달함으로써 상표에 대한 호의적인 태도변화를 유도하여, 구매로 연결시키는 효과를 창출한다. 따라서 마케팅과 커뮤니케이션이 접목되는 의료관광 마케팅 커뮤니케이션은 마케팅의 관점에서는 의료관광에 대한 촉진이고 커뮤니케이션의 관점에서는 그에 대한 설득이라고 할 수 있다.

그림 2-1 : 의료관광 마케팅 커뮤니케이션의 영역

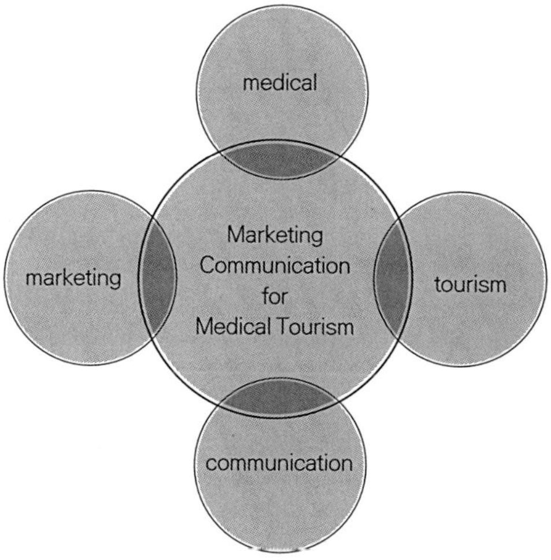

의료관광 마케팅 커뮤니케이션이 이렇게 의료, 관광, 마케팅, 커뮤니케이션의 4가지 개념이 중첩되는 영역이다 보니 그에 대한 접근방식도 여러 가지다. 내용적으로 그 강조점을 주로 의료에 중점을 두는지 혹은 관광에 두는지에 따라 다를 수 있다. 또 주로 어떤 전략적 틀을 주로 활용하는가에 따라서 마케팅에서 접근하는지 혹은 커뮤니케이션에서 접근하는지에 따라 다르다. 여기서는 크게 건강 커뮤니케이션(health communication), 병원 서비스 마케팅(service marketing), 목적지 브랜딩(destination branding), 그리고 글로벌 IMC(Global Integrated Marketing Communication)의 4가지 관점에서 다루고자 한다. 건강 커뮤니케이션과 병원 서비스 마케팅은 상대적으로 의료에 더 강조점을 둔 것이고, 목적지 브랜딩 혹은 장소 마케팅과 글로벌 IMC는 관광에 강조점을 둔 것이다. 또한 건강커뮤니케이션이 주로 커뮤니케이션 분야의 전략적 틀을 적용하는 접근방식이라면, 장소 마케팅과 병원서비스 마케팅은 마케팅의 틀에서 출발한 것이다. 글로벌 IMC는 말 그대로 통합적인 접근방식이라 할 수 있다.

2. 건강 커뮤니케이션의 관점

건강 커뮤니케이션에 대해서 미국 보건복지부는 '개인, 조직, 공중에게 중요한 건강 이슈에 관한 정보를 제공하고 영향력을 행사하며 동기를 부여하는 기술과 방법'이라고 정의하고 있다(Thompson, et al, 2003/2010). 이것은 개인적 사회적으로 요망되는 커뮤니케이션 결과로써 건강을 강조한다는 것, 그리고 사회전반의 건강을 향상시키기 위해 효과적인 커뮤니케이션 전략을 강구한다는 특징이 있다. 특히 고령사회가 되면서 건강에 대한 관심이 높아짐에 따라 건강 커뮤니케이션은 중요한 분야가 되었다.

가. 건강 커뮤니케이션의 범위와 주제

건강 커뮤니케이션도 다른 커뮤니케이션과 마찬가지로 여러 가지 범위에서 가능하다. 우선 대중매체를 활용한 매스커뮤니케이션(mass communication)의 일환으로 많이 시행된다. 공익광고나 텔레비전 교양 프로그램, 잡지 매체 등을 활용하여 암 예방캠페인 혹은 금연캠페인 등을 하는 것이 대표적인 건강 커뮤니케이션 활동이다. 건강 커뮤니케이션은 특히 지역사회의 영향력이 크기 때문에 지역사회에 기반을 둔 커뮤니케이션(community-based communication) 전략이 요구된다.

건강 커뮤니케이션은 조직차원의 커뮤니케이션(organization communication)도

가능하다. 병원이나 제약회사 건강관련 업체 혹은 건강관련 기관에서 조직 내 구성원들과 또는 조직 외의 구성원들과 어떻게 이해관계를 조정하고 조직문화를 건강하게 할 것인가도 건강 커뮤니케이션의 중요한 영역이다. 건강 커뮤니케이션이라고 하면 전통적으로 대인간 커뮤니케이션(interpersonal communication)이라고 생각하는 사람들이 많다. 주로 환자와 의사간의 커뮤니케이션을 뜻하는 것으로 본다. 스피치 커뮤니케이션에서 많이 얘기되는 것이다. 병원에서도 '환자이야기 1분 더 듣기' 같은 캠페인을 하는 것도 환자와 의사와의 커뮤니케이션이 중요하다는 것을 보여주는 단면이다.

커뮤니케이션은 흔히 두 사람 이상에서의 의사소통이라고 생각하기 쉽지만 개인 내 커뮤니케이션(intrapersonal communication)도 가능한데, 건강 커뮤니케이션도 마찬가지이다. 이것은 또 다이어트 행동처럼 건강과 관련한 쟁점에 대해 또 다른 자기와 대화하거나 자기설득을 수행하는 자아 커뮤니케이션일 수 있다. 또는 건강관련 정보에 노출이 되어 주목을 하고, 지각하고, 저장하고 인출하는 일련의 정보처리 과정에 대한 탐구라고도 할 수 있다. 따라서 이러한 개인 내 커뮤니케이션도 가능하다.

건강 커뮤니케이션의 주제는 크게 보면 세 가지로 나눌 수 있다. 즉, 건강 관련 정책, 헬스케어 비즈니스, 그리고 공중의 건강과 직접적인 관련이 있는 주제다. 우선, 건강 관련 정책은 건강 커뮤니케이션의 중요한 주제다. 산업이나 상품마다 정부 정책의 영향을 받는 정도가 다르다. 껌이나 패션 등이 직접적인 정부정책의 영향을 별로 받지 않는다면, 통신 분야는 주파수 할당이나 표준기술의 채택 등과 관련해서 영향을 많이 받는다. 국민의 건강과 직결되는 분야는 정부정책의 영향을 많이 받는다. 따라서 홍보영역 중에서 정부관계(government relation)나 공공문제(public affairs) 분야가 건강 커뮤니케이션과 관련이 깊다. 예를 들어 의료보험이나 영리병원과 관련되는 의료정책을 둘러싸고 주요 이해당사자 사이에 치열한 공방이 벌어지기도 한다. 따라서 유리한 여론 환경을 조성하기 위해 의견광고나 언론홍보 로비활동 등의 다양한 건강 커뮤니케이션 수단이 활용된다.

둘째, 헬스케어 비즈니스는 건강 커뮤니케이션의 또 다른 중요영역이다. 헬스케어 비즈니스는 병원은 물론 제약 산업, 건강보조식품, 운동기구 등을 포함하며 건강과 관련되는 영리적인 부분이 많다. 특히 제약회사는 전통적으로 우리나라의 중요한 광고주였다. 최근에는 건강보조식품이나 운동기구 관련 광고나 홍보활동이 많아지고 있다.

셋째, 건강 커뮤니케이션의 대표적인 영역은 공중의 건강과 직접적인 관련이 있는 주제다. 이것은 몇 가지 소주제로 나누어 볼 수 있다. 우선 질병관리와 예방은 건강 커뮤니케이션의 중요한 주제다. 우리가 흔히 생각하듯, 사람들의 건강과 관련 있는 것으로 우리나라에서는 질병관리본부에서 주관하고 있다. 특히 암 예방캠페인을 많이 하는데, 리본캠페인으로 통일했다. 핑크리본 캠페인은 유방암 관련, 블루리본 캠페인은 전립선암 관련, 골드리본 캠페인은 대장암 관련 캠페인이다. 2002년 코미디언 이주일 씨가 폐암으로 사망하면서 금연캠페인이 이슈가 되었고, 2011년에는 야구선수 최동원 씨가 대장암으로 사망한 것으로 알려지자 대장암이 관심을 모으면서 그에 대한 언론보도나 캠페인이 주목을 받았다. 암 외에도 건강 커뮤니케이션에서 많이 다루는 주제는 당뇨병이나 에이즈(AIDS) 그리고 비만예방 캠페인 등이다.

공중의 건강과 관련된 주제 중 상해와 폭력예방도 건강 커뮤니케이션의 중요한 주제다. 아동 및 노인 학대에 대한 공익캠페인이 대표적이다. 연인 사이에서 벌어지는 데이트 폭력 및 강간, 대학 교정에서 자행되는 캠퍼스 성희롱 및 성폭력 등도 많이 다루고 있다. 음주운전도 자신 및 타인에게 치명적인 상해를 입힌다는 점에서 이 범주에 들어갈 수 있다.

건강 관련 위기에 대한 대처와 반응은 공중건강 관련 커뮤니케이션의 또 다른 주제다. 음식안전과 자연재해 및 인위적 재해에 따른 보건행동 등이 여기에 속한다. 특히 신종 인플루엔자 환자나 조류독감, 구제역, 사스(SARS), 에이즈 등이 발생했을 때 그에 대한 언론의 보도태도가 건강 커뮤니케이션의 중요한 연구주제이기도 하다. 왜냐하면 건강과 관련된 이런 질병이 유행할 때 언론의 보도가 엄청난 영향을 미치기 때문이다. 예를 들어 조류독감이 전라도 어디에 발생했다는 언론보도만으로도 강원도 춘천의 닭갈비집이 타격을 입고, 구제역 발생으로 전국의 삼겹살 식당이 휘청하기 때문이다. 실제로 2010년 낙지머리에서 중금속이 검출된다는 서울시의 발표에 서해안의 연포탕집이 큰 타격을 입자 서해안 지역주민들이 대규모로 상경해 시위를 벌인 적도 있다.

흡연, 폭음/폭식, 모유수유, 가족계획 등 공중보건도 건강커뮤니케이션의 중요한 주제다. 그런데 동일한 주제라 해도 그 내용은 시대에 따라 많이 다를 수 있다. 가족계획에 대한 공익캠페인의 경우 1970년대는 산하제한을 강조했으나 요즘은 오히려 다자녀를 권장하고 있다. 한때는 분유광고 등을 통해 분유를 먹이는 것이 활동적인 현대 여성의 표상인 것처럼 인식되면서 모유수유 비율이 급격하게 줄었다. 이에 1980년대부터 세계보건기구(WHO)에서는 모유대체식품의 광고를 금지하기로 결정했고, 세계모유수유연맹(WNBA)과 함께 세계모유수유 주간을 제정하여 모유수유 캠페인을 지속적으로 벌이고 있다.

나. 상업적인 영역의 건강 커뮤니케이션 활동

앞에서 언급한 바와 같이 제약회사나 건강보조식품 혹은 운동기구 회사처럼 헬스케어 비즈니스와 관련된 기업의 홍보활동은 건강 커뮤니케이션의 중요한 영역이다. 이러한 헬스케어 비즈니스 관련 조직에서 홍보활동을 벌이는 이유는 4가지 정도다 (Thompson, et al, 2003/2010). 즉, 기업 이미지 제고와 브랜드 자산 구축, 규제 및 입법적 승인을 얻어내기 위한 긍정적 여론 환경의 조성, 비용절감 및 시간 절약, 판매촉진과 서비스 같은 마케팅 기능의 지원이다.

우선, 헬스케어 비즈니스 홍보활동의 중요한 목적은 기업의 이미지를 제고하고 브랜드 자산을 구축하기 위함이다. 이것은 특히 기업조직이 변화를 겪게 되거나, 신약 개발 혹은 신기술을 도입할 때, 신뢰받는 정보원으로서 기업브랜드를 확립하려 할 때 수행한다. 또 산업이미지를 교정하거나 회복하려고 할 때도 적극적인 홍보활동을 펼친다.

또, 규제 및 입법적 승인을 얻어내기 위해 긍정적인 여론 환경을 조성하려는 목적에서도 홍보활동을 펼친다. 예를 들어 2011년 우리나라에서 영리병원 설립허용과 관련한 입법문제 때문에, 이해 당사자들이 자신들에 유리한 여론을 조성하기 위해서 치열한 홍보활동을 전개했다.

뿐만 아니라 마케팅 비용절감 및 시간 절약의 효과를 위해서도 PR활동을 하고, 판매촉진과 서비스 같은 마케팅 활동을 지원한다. 처방의약품 광고라든지 건강보조제, 그리고 처방전 없이 약국에서 바로 살 수 있는 OTC(over-the-counter) 의약품 같은 경우가 여기에 해당한다. 퍼스널 마케팅(persnal marketing)도 홍보의 영역이다. 자신의 병원에 근무하는 의사 중에서 어떤 분야의 권위자가 있으면 신문이나 전문지에 의학칼럼을 쓰게 하거나 해당 방송 프로그램에 출연하게 한다. 병원의 자산은 의사이기 때문에 그 의사를 홍보함으로써 병원도 홍보가 되기 때문이다.

상업적인 영역이든 공중보건 관련 영역이든 건강 커뮤니케이션은 이론을 강조한다. 효과적인 건강 커뮤니케이션 캠페인은 적합한 이론에 의해 인도되어야 한다는 것이다. 건강 커뮤니케이션에 적용되는 이론은 합리적 행위이론을 비롯하여 많이 있다.(자세한 내용은 박동진 이진우, 2010 참조) 상업적 영역의 건강 커뮤니케이션에서 기업이미지 제고 및 브랜드 자산의 형성과 관련하여 주목해야 하는 분야가 위기에 대한 대처다. 위기가 발생했을 때 기업이미지를 훼손하는 경우가 많기 때문에 위기관리 커뮤니케이션이 중요하다. 특히 병원 같은 경우는 의료사고가 많이 난다. 미국이 의료수가가 높은 이유가 워낙 의료사고와 소송이 많이 걸리기 때문에 소송비용이 진료비에 포함되기 때문이다. 그래서 건강 커뮤니케이션에도 위기관리를 많이 한다. 위기관리와 관련하여 많이 원용되는 이론이 이미지 회복전략(image repair strategy)이다(Coombs, 1995).

표 2-1 : 위기의 4가지 유형

	의도적 위기	비의도적 위기
내적 위기	위반(transgressions)	사고 (accidents)
외적 위기	테러(terrorism)	과실(faux pas)

위기관리 이론에서는 위기를 4가지 유형으로 나눈다. 위기의 원인이 의도적이냐 비의도적이냐, 내적 위기냐 외적 위기냐에 따라서 위반, 테러, 사고, 과실로 나눈다. 위반은 말 그대로 어떤 규칙이나 법률을 의도적으로 어긴 것이다. 건강 커뮤니케이션에서 위반의 사례는 병원이나 건강관련 조직에서 의료보험을 횡령한 것이 언론에 보도되는 경우다. 이것은 내부와 관련되고 자기들이 알면서 의도적으로 한 경우이다. 사고는 병원에서 의사가 수술하다가 잘못되는 의료사고의 경우다. 이것은 의도하진 않았지만 내부적인 경우이다. 테러는 외부에서 위기가 야기되는 경우다. 타이레놀이라는 의약품에 독극물을 주입한 경우가 대표적인 사례다. 과실은 사고와는 약간 의미가 다르다. 과실을 뜻하는 faux pas는 원래 사회적 에티켓을 잘 지키지 않아 일으키는 과실을 말한다. 따라서 사고처럼 비의도적 위기이기는 하지만 내부가 아니라 외부와 관련된 위기다. 건강 커뮤니케이션에서 예를 드는 것이 로타실드라는 설사 관련된 백신이 있는데, 로타실드를 공급받는 병원에서 환자가 사망하여 위기가 닥쳐온 경우다.

이러한 위기관리나 이미지 회복 전략에 있어서 귀인이론(attribution theory)이 적용된다. 귀인이론은 어떤 현상의 원인을 어디에 귀인시키는가에 따라 그에 대한 태도가 달라진다는 것이다. '귀인(歸因)'이라는 말은 영어의 attribution을 번역한 것이다. 영어의 attribute to 는 '~의 탓으로 돌리다'라는 뜻이다. 따라서 쉽게 말하면 귀인이론은 '탓 이론'이라고 볼 수 있다. 우리말 표현에 '잘되면 내 탓, 못되면 조상 탓'이라는 속담이 있다. 이 속담이야말로 귀인이론의 핵심을 잘 요약한 말이다. 내가 잘되는 원인을 내 자신의 능력이나 자질 같은 내부적인 원인 때문이라고 생각하고, 잘 안 되는 이유는 조상처럼 외부의 상황적인 탓 때문이라고 돌린다. 마찬가지로 귀인이론에서는 귀인을 상황적 귀인과 기질적 귀인으로 나뉜다. 어떤 현상의 원인을 내부적인 것으로 돌리는 것이 기질적 귀인이다. 아니면 외부의 상황적인 요인으로 돌리는 것이다.

일반적으로 사람들은 다 제 잘난 맛에 산다. 이른바 자기본위 편향(self-serving bias)이 있다. 다 자기가 잘났다고 생각해서 자기가 잘되면 기질적인 귀인으로 돌리고, 못되면 상황적인 탓으로 돌려야 마음이 편해진다. 반대로 다른 사람이 잘되면 상황적인 요인으로 귀인시키고, 잘못되면 기질적인 요인으로 귀인시키는 경향이 있다. 예를 들어 자신이 심한 유행성 독감에 걸리면 재수가 없거나 다른 사람이 옮겼다고 외적인 상황 탓을 하는데, 다른 사람이 걸리면 건강관리를 잘못했기 때문이라고 그 사람의 내적인 요인으로 귀인시킨다. 자신이 건강하고 멋진 몸매를 갖게 된 것은 꾸준한 운동과 건강관리 때문이라며 내적 요인으로 귀인시키지만, 다른 사람의 멋진 몸매는 그저 부모 잘 만난 덕택이라며 외적인 상황 탓으로 돌린다.

귀인이론은 위기관리에도 적용된다. 위기가 의도적 원인에 의해서 발생했는가, 아니면 외적 상황 때문에 어쩔 수 없이 비의도적으로 발생했는가에 따라서 그러한 위기에 대한 태도가 달라진다. 위기의 4가지 유형 중 사고와 과실 같은 비의도적 위기보다 위반과 테러 같은 의도적인 위기에 사람들은 더 분노하고 적대적인 태도를 보인다.

어떤 병원에서 의사가 어려운 수술을 하다가 잘못해서 환자가 사망하는 의료사고가 발생할 수 있다. 또는 병원에서 의료보험의 허점을 이용하여 막대한 양의 의료비를 횡령한 사실이 언론에 대대적으로 보도되는 위반의 위기가 발생할 수도 있다. 이 두 가지 위기 중에서 병원 입장에서 더 심각한 것은 위반의 위기다. 사람들이 볼 때 의료사고의 원인이 의사의 미숙함 때문이기는 하지만 의도하지 않은 어쩔 수 없는 상황 탓이라면 분노와 적대감이 약간은 누그러질 수 있다. 하지만 병원 측이 처음부터 악의를 가지고 의도적으로 횡령을 했다면 그 위기의 원인이 의도적이고 내적인 것이라 생각해서 병원에 대해서 훨씬 적대적인 태도를 보일 수 있다. 따라서 위기의 원인을 어디로 귀인시키느냐에 따라 위기관리 전략을 달리 구사해야 한다.

위기관리 전략 중에서 수사학 이론을 원용하여 PR이나 정치 커뮤니케이션 등에 많이 활용하는 것이 이미지 회복 전략이다. 원래 정치인들이 위기가 닥쳤을 때 어떤 수사를 구사하여 자신의 실추된 이미지를 회복하는가를 분석하면서 추출된 이 전략은 건강 커뮤니케이션에도 적용될 수 있다. 여기에 적용되는 이미지회복 전략은 〈표2-2〉와 같이 크게 5가지로 나눌 수 있다.

표 2-2 : 위기관리의 이미지회복 전략

<table>
<tr><td rowspan="5">전 략</td><td colspan="2">부인 (denial)</td></tr>
<tr><td colspan="2">거리두기 (distance)</td></tr>
<tr><td>환심 사기 (ingratiation)</td><td>초월(transcendence)
자기입지 강화(bolstering)
타인칭찬 (praising others)</td></tr>
<tr><td>굴욕 감수 (mortification)</td><td>치유 (remediation)
참회 (repentance)
개정(rectification)</td></tr>
<tr><td colspan="2">고통 (suffering)</td></tr>
</table>

이러한 이미지 회복 전략을 건강 커뮤니케이션의 사례를 들어 설명을 해보면, 우선 부인(denial)은 말 그대로 위기의 원인을 부인하는 것이다. 이를테면 외국인 의료관광객을 유치한 병원에서 의료사고 혹은 법률위반으로 인해 병원의 이미지가 갑자기 추락하는 위기가 닥쳤을 때, 병원의 책임을 인정하지 않고 부정하는 것이다. 흔히 이미지가 추락하는 위기가 닥쳤을 때 제일 처음에 반응하기 쉬운 전략이 부인이다. 하지만 나중에라도 병원의 책임임이 분명히 드러나면 이러한 부인 전략은 더 큰 위기를 불러일으킬 수 있다.

두 번째 전략은 거리두기(distance)다. 부분적으로 자신의 책임을 인정하면서도 책임의 원인을 부분적으로 회피함으로써 적당히 거리를 두는 전략이다. 이를테면 의료사고나 의료법 위반 등에 대해서 병원 측이 '어쩔 수 없었다' 혹은 '불가피한 외부적인 원인 때문에 그렇게 됐다'며 외부적인 원인으로 귀인시키면서 거리를 두는 전략이다.

세 번째가 환심사기(ingratiation)다. 환심사기는 다시 3가지로 나뉠 수 있다. 초월(transcendence)은 더 큰 명분으로 포장하는 것이다. 예를 들어 어느 제약회사에서 동물실험을 무자비하게 하는 것 때문에 언론에 지탄을 받아서 기업의 이미지가 심각하게 훼손을 당하는 위기를 맞았다고 하자. 이 경우 부분적으로 잘못을 인정하면서도 '동물실험이 결국 인간의 생명을 구하기 위한 불가피한 것이었다'고 하면서 더 큰 명분으로 자신의 잘못을 포장하는 것이다.

다음은 자기입지 강화(bolstering)로 자신이 가진 다른 장점을 부각시키는 전략이다. 이를테면 앞에서 예로 든 제약회사의 경우 동물실험으로 비난을 받을 때, 자신들이 그동안 신약개발을 위해 얼마나 노력을 했고 그동안의 공헌 등 긍정적인 업적을 강조하는 것이다.

타인칭찬(praising others)은 자신의 잘못이 드러나는 위기가 발생했을 때 자신의 잘못을 비난하거나 조사하는 상대방을 칭찬하여 적대감을 완화시키는 전략이다. 예를 들면 부당보험을 챙긴 병원이 고발당해서 국세청이나 보건복지부 등 관련기관으로부터 조사를 받는 위기가 닥칠 수 있다. 이때 병원 측에서 조사기관으로부터 일종의 환심을 사기 위해서, 조사하는 기관이 공정하고 전문적으로 조사를 하고 있다며 칭찬을 하는 전략이다.

네 번째는 굴욕 감수(mortification) 전략인데, 이것도 다시 3가지로 나뉜다. 치유(remediation)는 모든 피해 비용을 보상해주는 것이다. 병원에서 의료사고나 병원비 횡령이 발생했을 때 거기에 대해서 어떤 형식으로든 피해를 보상하는 것이다. 참회(repentance)는 무조건 사과하는 전략이다. 위기의 원인이 전적으로 자신의 잘못이라고 인정하고 뉘우치는 모습을 보여주는 것이다. 개정(rectification)은 앞으로 다시는 이런 일이 일어나지 않도록 재발방지를 약속하는 전략이다.

다섯 번째는 고통(suffering)을 감내하면서 그것을 드러내는 전략이다. 묵묵히 고통을 감내하면서 자신들도 고통 받고 있다는 것을 하소연 하는 것이다. 예를 들어 잘못된 백신을 투여해서 환자들에게 엄청난 고통을 안겨준 병원이 언론을 통해서 자신들도 고통을 받고 있다고 하소연하는 것이다.

이미지회복 전략은 건강 커뮤니케이션뿐 아니라 대인간(interpersonal) 커뮤니케이션에도 적용될 수 있다. 정치인이나 연예인들이 위기가 닥쳤을 때 어떤 식으로 어떤 수사를 활용하여 대처하는가는 중요한 위기관리의 주제다.

다. 공중보건을 위한 공공 캠페인

건강 커뮤니케이션에서 중요한 또 하나의 영역은 공중의 건강을 촉진하기 위해 대중매체를 활용한 공중보건 캠페인(public health campaign)이다. 캠페인이라는 말은 원래 라틴어의 campagne라는 말에서 왔다. 평평한 벌판 즉, 평지(平地)를 뜻한다. 과거에 전투는 대부분 평평한 벌판에서 벌어졌다. 적과 대치하고 있는 벌판, 군사적인 작전이 수행되는 곳이 바로 campagne다. 이 말에서 캠페인이라는 말이 왔다. 캠페인이라는 말 자체에 군사적인 의미가 있다. 광고캠페인이라고 하면 군사 작전을 개시하듯이 작전을 하는 것이다.

미디어를 활용한 건강 캠페인에서 미디어가 할 수 있는 것과 할 수 없는 것을 명확하게 파악할 필요가 있다(Cocoran, 2007/2009). 미디어가 할 수 있는 것은 광범위한 노출이다. 암 예방이나 비만예방, 음식물 섭취 등에 관하여 사람들한테 널리 알리는 것은 가능하다. 일주일에 한 번씩 걸어가기, 계단 걸어 올라가기처럼 손쉬운 행동변화를 유발할 수 있다. 간결한 정보를 전달해서 지식을 어느 정도 향상시키는 것도 미디어가 할 수 있다. 건강과 관련된 의제를 공공의제로 설정하는 것도 가능하다. 예를 들어 유명인사의 죽음을 통해 폐암이나 대장암을 언론에서 중요 이슈로 다루는 경우다.

미디어가 할 수 없는 것도 있다. 우선 미디어를 통해서 구조적이고 환경적인 요인을 변화시키는 것은 쉽지 않다. 커뮤니케이션이라는 것은 그 사람의 내부적인 태도라든지 의식, 행동을 변화시키는 것이며, 그 주변의 구조적이고 환경적인 것을 변화시키기는 쉽지 않다. 행동변화에 있어서 촉진요인 없이 행동을 변화시키기가 미디어만 가지고는 쉽지 않다.

그리고 미디어는 면대면 지원을 할 수 없다. 물론 미디어를 통해서 면대면 지원을 어느 정도 촉진해주는 것은 있다. 미디어를 통해서 복잡한 정보나 기술을 교육하는 것은 어렵다. 일주일에 테니스를 한 번씩 치라고 설득할 수는 있지만 테니스 치는 교수법을 자세하게 교육시킬 수는 없다. 이미 강력한 태도와 신념을 가지고 있는 사람에게 그것을 변화시키는 것도 쉽지 않다. 미디어만 가지고 하기 어렵다. 따라서 여러 가지 대인 커뮤니케이션이라든지 다양한 프로그램과 연동하고, 너무 과도한 기대치와 목표를 설정하는 것은 자제하고, 현실적인 목표를 설정할 때 효과적인 미디어 캠페인이 가능하다.

마지막으로 미디어를 활용한 공중보건 커뮤니케이션은 소셜 마케팅(social

marketing)과도 관련이 있다. 여기서 효과적인 커뮤니케이션을 위한 몇 가지 원칙이 있다. 우선 공중을 정확하게 파악해야 한다. 공중을 정확하게 파악하려면 광범위한 수용자 조사를 하고, 관련 이론을 바탕으로 공중을 정확히 파악하고 특성이 무엇인지를 알아야 한다. 그 다음에 정확한 목표를 설정해야 한다. 목표를 설정할 때는 앞에서 언급한 것처럼 미디어 캠페인을 통해 할 수 있는 것과 없는 것의 한계를 파악해야 한다. 그 바탕 위에서 현실 가능한 목표를 설정해야 한다. 예를 들어 의사결정을 위한 정보를 제공하는 것인지, 설득을 하려고 하는 것인지, 정책변화를 위해서 무엇을 주장하려는 것인지 명확하게 설정해야 한다. 그러한 목표에 기반해서 여러 가지 전략과 프로그램이 집행되고 개입(intervention) 프로그램이 가동돼야 한다.

또 다른 원칙은 가치 있는 정보의 결정이다. 건강 커뮤니케이션은 다른 분야에 비해서 정보제공 캠페인(information campaign)의 형태를 띠는 것이 많다. 그런데 모든 정보를 다 중구난방으로 제공할 수는 없다. 많은 정보를 전달할 수 없기 때문에 캠페인 목표에 부합되고, 표적수용자에 맞고, 그들의 행동변화를 촉구할 수 있는 강력한 정보를 제공하는 것이 필요하다. 이때 메시지를 단순명료하게 전달하는 것이 효과적이다. 또 가급적이면 공신력 있는 정보원을 기용하고 다양한 매체를 활용해서 메시지를 반복해서 전달하는 것이 중요하다. 흔히 설득 커뮤니케이션의 일반적인 원칙과 유사하다.

3. 서비스 마케팅의 관점

의료관광은 기본적으로 병원의 의료서비스로부터 출발하여 관광 상품을 결합하는 경우가 많기 때문에 병원의 서비스 마케팅이라는 관점에서도 접근해볼 수 있다. 따라서 이것은 의료관광을 병원의 확대된 의료 서비스라는 관점에서 접근하는 것이다.

가. 서비스 마케팅의 영역 및 특징

서비스 마케팅은 그 대상 및 영역에 따라 보통 내부 마케팅과 외부 마케팅으로 구분한다. 병원을 일종의 마케팅 주체 혹은 서비스 제공자라고 보면, 병원의 입장에서 마케팅의 대상은 크게 내부 고객과 외부 고객으로 나눌 수 있다. 이것은 조직 커뮤니케이션 혹은 기업 PR에서 공중(the public)을 대내 공중과 대외 공중으로 나누는 것과 유사하다. 병원의 외부 고객 혹은 대외 공중은 환자이며, 외부 마케팅은 이들을 대상으로 한다. 내부 마케팅은 의료진 및 직원 등 내부의 공중을 대상으로 한다(안영창 등, 2007).

표 2-3 : 서비스 마케팅의 특징

서비스 마케팅서비스	재화마케팅
무형성	유형성
변화성	표준성
생산과 소비의 비분리성	생산과 소비의 분리성
소멸성 (일회성)	비소멸성

상품은 크게 재화(product)와 용역(service)으로 나눌 수 있다. 재화는 물질적인 제품이며, 용역이 바로 무형의(intangible) 서비스다. 병원과 관련해서 보면, 머리가 아프거나 간장이 좋지 않아서 병원에 갔을 때 머리나 간에 대해서 진찰을 하고 처방을 내려서 치료를 하는 행위는 용역으로써의 서비스다. 머리가 아프거나 간이 좋지 않은 환자에게 제공되는 두통약이나 간장약은 재화다. 즉, 재화 마케팅이 유형의 재화를 마케팅하는 것이라면, 서비스 마케팅은 무형의 서비스에 대한 마케팅이다. 따라서 마케팅 활동도 서비스 그 자체보다는 서비스가 제공하는 편익에 초점을 두어야 한다. 두통이나 간장병에 대한 진료와 치료 같은 의료 서비스 행위 자체보다 그러한 의료서비스를 받고 난 후 만성적인 두통이 사라졌거나 간이 좋아졌다는 등의 편익을 강조한다. 또 두통약처럼 감각기관을 통해서 미리 볼 수 있거나 만져보거나 냄새 맡을 수 있는 것이 아니기 때문에 서비스를 제공받기 전에 의료서비스에 대한 신뢰도나 인지도를 높여주는 것이 중요하다.

두통약이나 간장약 같은 재화는 누가 어디에서 구매하든 똑같기 때문에 표준화되어 있다. 반면에 머리가 아파서 병원에 갔을 때 의사로부터 받는 서비스는 사람마다 다르다. 두통과 같이 동일한 병명을 가지고 있다고 해도 환자마다 증상이 조금씩 다를 수 있고 그에 따라 진료나 처방 서비스가 다를 수 있다. 똑같은 환자라 해도 일주일 전과 일주일 후의 증상이 다를 수 있으며, 똑같은 증상이라 해도 의사마다 진료하는 방식이 다를 수 있고 처방이 다를 수 있다. 즉, 재화 마케팅의 특징이 표준성이라면 서비스마케팅의 특징은 가변성(variability)이다. 따라서 서비스의 질을 사전에 확실하게 예측할 수 없기 때문에, 서비스의 질을 일정 수준 이상으로 유지하기 위해 가급적 서비스 절차 등을 표준화하려하고 내부 조직원의 교육 훈련에 많은 노력을 기울인다.

재화 마케팅에서는 재화의 생산과 소비가 통상적으로 분리된다. 제약회사에서 생산된 두통약이나 간장약은 약국을 통해 유통되어 나중에 환자에게 제공됨으로써 소비된다. 머리가 아파서 병원에 가면 의사가 제공하는 진료 서비스를 받는다. 의사의 입장에서 보면 진료 서비스를 생산하는 바로 그 시점에서 환자는 진료 서비스를 소비하는 것이기에, 의사와 환자는 생산과 소비 과정에 함께 참가하게 된다. 관광 서비스도 마찬가지이다. 멋진 관광호텔에서 최고급 서비스를 받는 순간은 호텔서비스가 생산되는 동시에 소비되는 순간이다. 즉, 생산과 소비가 동시에 발생하는 비분리성(inseparability)이 서비스 마케팅의 특징이다. 따라서 서비스 마케팅은 직접 판매에 의존할 수밖에 없고, 여러 시장에서 동시에 판매할 수 없기 때문에 규모의 경제를 실현하기도 어렵다. 예를 들어 한 명의 의사가 하루 동안에 진료할 수 있는 환자의 수는 제한되어 있기 때문에 대규모의 마케팅은 불가능하다.

서비스는 생산과 동시에 소비가 일어나기 때문에 일회적이며 소모성(perishability)을 갖는다. 두통약이나 간장약도 물론 환자가 그것을 섭취함으로써 구체적인 물질은 소멸된다고 할 수 있다. 그러나 타이레놀이라는 두통약 혹은 우루사라고 하는 간장약은 표준화된 제품이기 때문에 다음에도 똑같은 제품을 구매해서 소비할 수 있다. 환자가 원하면 똑같은 품질의 규격화된 약품을 소비할 수 있다. 또 생산자의 입장에서도 이러한 약품의 보관 및 저장이 가능하여, 팔리지 않으면 재고로 남겨두었다가 나중에 판매할 수 있다. 그러나 병원에서 제공하는 의료서비스는 원칙적으로 매 순간 다르며, 생산과 동시에 소비되기 때문에 소멸된다. 동일한 환자가 비슷한 증상으로 동일한 병원의 동일한 의사로부터 의료서비스를 받는다고 해도, 그것은 결코 그 이전의 서비스와 동일할 수는 없다. 성수기 주말에 관광호텔의 빈 방은 그 기간 동안 판매하지 못하면 호텔서비스의 그 당시 가치는 영구히 사라지는 것이다. 서비스에 대한 수요가 끊이지 않고 시기적으로도 공급능력과 충돌하지 않는다면 문제는 상대적으로 적다. 하지만 수요의 변동 폭이 크고 예측불허일 정도로 그 난조가 심하다면 문제가 심각해질 수 있다. 따라서 수요와 공급이 조화를 이룰 수 있도록 가격할인이나 유통지원 및 촉진 프로그램 등 다양한 마케팅 전략을 구사할 필요가 있다.

나. 병원의 서비스 마케팅

아직까지 여러 제약이 많기는 하지만 병원도 최근에 마케팅이나 홍보라는 개념이 많이 도입되어 전략적 활동을 펼치고 있다. 병원의 기능 및 목표를 보면, 기본적으로 병원의 핵심기능은 환자를 진료하고 치료하는 의료기능이다. 그러나 병원은 자선단체 혹은 보건소가 아니기 때문에 어느 정도의 기업적 기능은 있다. 요즘 삼성병원이나 현대아산병원처럼 대기업이 병원에 진출하면서 병원에도 기업적인 측면이 많이 부각되고 있다. 영리병원 허용에 대한 논란은 병원이 갖는 기업의 기능과 관련된 측면이 있다. 병원이 갖는 또 하나는 기능은 지역적 기능이다. 전통적으로 병원은 그 지역 주민에게 의료서비스를 제공함으로써 지역 서비스(community service)의 중심이었다. 또 각 지역의 대학병원은 해당 지역 보건교육과 의학연구의 산실로써, 지역 의료 활동의 중심지 역할을 수행한다는 점에서 지역적 기능도 병원의 중요한 기능 중 하나다.

이러한 기능을 수행하는 병원조직은 몇 가지 특징이 있다. 우선 다른 조직과 달리 전문직이 주도적인 위치를 차지한다. 병원 조직의 중심은 의사와 간호사다. 물론 병원에는 여러 행정직원들이 많다. 또 전문가가 있는 조직은 병원 외에도 많이 있다. 그렇지만 병원은 의사와 간호사 그리고 이들을 보조하는 의료전문가들이 주도적인 위치를 점하는 조직이다.

병원이 기업의 기능을 어느 정도는 수행한다고 하지만 아직까지는 이윤추구가 병원의 명시적인 목표가 될 수는 없다. 기업의 목표는 이윤창출이지만 병원이 이윤창출을 목표로 내세우지 않는다. 따라서 병원이 수익이 나더라도 그 수익금은 병원시설을 보수하고 의료기기를 확충하거나 직원의 급여를 지급하는 등 병원에 재투자해야 한다. 논란이 되고 있는 영리병원이란 영리추구를 목표로 하는 병원으로써, 병원의 수익금을 주주에게 배당하거나 다른 용도로 투자할 수 있는 병원이다. 전통적으로 병원은 이윤창출을 통한 영리추구보다는 의술, 치료, 교육, 연구 이런 기능을 많이 강조하고 있다.

병원조직은 인간을 직접 대상으로 하며 그 기술체계가 상대적으로 높다. 의료행위는 인간을 직접 다루는 것이기 때문에 훨씬 고도의 기술체계와 윤리의식을 요구한다. 따라서 의사가 되기 위해서는 일반인보다 더 긴 대학교육과정을 마쳐야 하고, 수련의와 전문의 과정을 거쳐야 한다. 그만큼 병원조직의 기술체계는 높고 그에 대한 사회적 관심도 높아지고 있다. 특히 이제는 점점 고령사회가 되면서 건강에 대한 관심이 높아지고 그에 따라 의료서비스에 대한 사회적 관심도 고조되고 있다.

이러한 병원조직의 특징에서 의료서비스의 특성이 파생된다. 의료서비스는 비영리적이고 공공재적인 성격이 강하다. 또 의료서비스는 상대적으로 노동집약적이다. 여러 가지 첨단의료장비를 요구하지만 이것을 공장의 컨베이어 시스템처럼 자동화시켜 이용할 수는 없다. 의사와 간호사 한 명 한 명이 환자를 문진하고 처방해서 치료해야하기 때문이다. 또 병원이 의료적 기능, 기업적 기능, 지역적 기능 등 다양한 기능을 수행하는 것처럼 의료서비스도 다원적 목적을 수행하는 기관에서 제공한다. 즉, 병원이 제공하는 의료서비스는 단순히 환자의 치료뿐 아니라, 교육 및 연구 그리고 지역 보건체계의 중심적 역할도 수행한다.

병원조직에 서비스 마케팅이 도입된 배경에는 병원에 대한 사회적 관심이 고조된 측면은 물론 병원자체의 위기의식에서 출발한 측면도 있다. 요즘에는 건강염려증이란 말이 생길 정도로 건강에 대한 사람들의 관심은 높다. 그러다 보니 병원이나 의료서비스에 대한 관심이 증가하고 있고, 의료서비스에 대한 기대와 욕구도 증가하고 있다. 이러한 기대와 요구에 부응하기 위해 병원에서도 환자를 고객으로 인식하고 의료서비스를 제공하려는 마케팅 개념이 도입되기 시작했다.

의료서비스에 대한 점증하는 욕구와 기대수준은 병원의 경쟁을 격화시키고 있고, 이것이 필연적으로 병원에 서비스 마케팅을 도입하게 만든다. 이제 의료서비스의 경쟁은 지역적 단위에서 국가적 단위로 확대되고, 더 나아가서 국제적 단위로까지 확대되면서 의료관광이 하나의 산업으로 발전하고 있다. 즉, 과거에는 몸이 아프면 대부분 지역의 작은 병원을 찾아가거나 대학병원을 갔다. 그런데 고속전철이 개통되고 전국이 일일생활권이 되면서 가장 큰 타격을 입는 것이 지방의 병원서비스다. 지방에 살던 사람들이 진료 서비스를 받기 위해서 서울의 병원을 찾게 되면서 병원의 서비스경쟁은 전국적인 차원으로 확대되었다. 더 나아가 이제는 더욱 저렴하고 양질의 의료서비스를 받기 위해서 국경을 넘는 경우가 많아졌다. 앞에서 예로 들었듯이, 심장판막수술 비용이 인도의 경우 미국의 1/20밖에 되지 않는다. 그러니까 사람들은 인도에 가서 미국 못지않은 의료서비스를 받고 관광까지 겸하게 된다. 이렇게 의료서비스의 경쟁이 국제적 수준으로까지 확대되면서 관광과 결합하게 되고 그만큼 경쟁에서 도태되는 병원은 경영수지의 악화를 겪게 된다. 따라서 치열한 경쟁에서 살아남기 위해서 병원도 효율적인 마케팅 전략을 요구하게 되었다.

병원에서 의료서비스를 제고하기 위한 효율적인 서비스 마케팅 전략을 구사함에 있어서 가장 중요한 것은 의료서비스에 대한 신뢰도를 제고하는 것이다. 앞서 감각기관을 통한 직접적인 확인이 불가능한 무형의 서비스 마케팅에서는 서비스에 대한 신뢰가 중요하다고 하였는데, 이것은 의료서비스 마케팅에도 그대로 적용된다. 또 병원의 의료서비스에 대해 누구나 쉽게 이용할 수 있도록 접근가능성을 높이는 것이 중요하다. 가급적이면 사람들이 쉽게 이해할 수 있도록 설명하고 전문용어라도 알기 쉬운 말로 설명하는 것도 필요하다. 물리적 환경을 개선하고 의사와 환자의 관계를 개선하는 것 역시 중요하다. 의사와 환자의 커뮤니케이션은 건강 커뮤니케이션에서 중요한 영역이기도 하다.

다. 병원의 서비스 마케팅 커뮤니케이션 전략

서비스 마케팅에서 특히 의료관광의 광고홍보와 관련되는 것은 서비스 마케팅의 프로모션 전략이다. 과거 자격증을 획득하여 개업하기만 하면 안정된 수입을 보장하던 변호사나 의사도 이제는 경쟁이 치열해지고 있다. 경쟁이 치열해지면서 다양한 광고홍보 수단을 활용한 프로모션 전략을 구사하지 않을 수 없다. 특히 의료관광의 경우는 대부분 국제 관광이기 때문에 외국의 의료서비스 고객을 유치하기 위해 효과적인 프로모션 전략을 구사해야 한다.

서비스 마케팅에서 프로모션 전략을 구사하는 목적은 여러 가지가 있다. 가장 큰 목적은 서비스 상품을 널리 알리기 위해서다. 한국에 이런 의료관광 서비스상품이 있다는 것을 중국이나 러시아 동남아 소비자에게 고지하는 것이다. 단순히 고지하는 수준을 넘어서 그 상품이 어떤 것인지, 어떤 점이 좋은지 이해하도록 하는 인식창출 및 이해도 제고도 프로모션 전략 목표가 될 수 있다. 인식하게 하고 이해도를 제고하는 인지적인 단계보다 조금 진전된 목표가 태도형성이다. 즉, 한국의 의료관광 서비스상품에 대해서 긍정적인 이미지를 형성하고 그러한 이미지에 호의적인 태도를 갖도록 유도하는 것이 의료관광 프로모션 전략의 핵심적인 목표라 할 수 있다. 프로모션 전략의 최종 목표는 구매행동을 유발하는 것이다. 중국이나 일본 러시아 소비자가 한국 의료관광 서비스에 대해서 알고, 그 세부 내용을 이해하고, 그에 대해서 호의적인 태도를 형성하여, 결국에는 한국으로 의료관광을 떠나야겠다고 구매행동의도를 갖도록 하는 것이 의료관광 프로모션 전략의 목표다.

이러한 프로모션 목표를 실현함에 있어서 중요한 것은 전략적인 포지셔닝(positioning)이다. 즉, 의료관광 서비스 상품 혹은 그러한 서비스를 제공하는 조직을 소비자의 마음속에 확고하게 자리매김하는 것이 중요하다. 앞에서 서비스 마케팅의 영역을 크게 내부 마케팅과 외부 마케팅으로 나눌 수 있다고 했는데, 의료관광 서비스를 자리매김할 프로모션 전략의 표적 집단(target audience)도 마찬가지로 크게 내부 고객과 외부 고객으로 나눌 수 있다.

그런데 외부 및 내부 표적 집단을 조금 더 세분할 수 있다.

우선 의료관광 서비스를 최종 구매하는 소비자가 있다. 이를테면 일본 러시아 중국의 관광객에게 한국의 의료관광 서비스 상품을 프로모션하여 한국이 주변 경쟁국인 태국이나 싱가포르보다 훨씬 저렴하면서도 고품격의 의료관광 서비스를 제공하는 것으로 포지셔닝하는 것이다.

한국으로 의료서비스를 받고자 하는 외국의 관광객 외에 프로모션의 중요한 표적 집단은 내부의 서비스 공급자 집단이다. 즉, 병원에 근무하는 의사, 간호사, 행정조직에 있는 사람들이다. 이들을 대상으로 한 프로모션 전략의 일환으로써 병원에서는 교육훈련을 많이 시킨다. 특히 과거에는 의사가 환자의 병을 고쳐주고 그들의 생사여탈권을 가진 권능한 존재로서, 의사와 환자 사이에는 위계적인 질서가 형성되었다. 그러나 이제 환자는 돈을 내고 서비스를 구매하는 고객이고, 의사는 그들이 원하는 서비스를 제공하는 서비스 제공자로 인식이 전환되었다. 따라서 환자와 의사와의 커뮤니케이션을 많이 강조하여, 병원에서도 '환자 이야기 1분 더 듣기'와 같은 내부 캠페인을 벌이기도 한다.

의료관광 서비스 마케팅에서는 서비스를 최종 구매하여 소비하는 고객집단 및 내부의 서비스 제공집단 외에도 중간에서 이들을 연결하는 중간 집단의 역할도 중요하다. 중국이나 러시아의 의료관광객을 유치할 때, 현지에서 관광객을 모집하여 한국으로 보내는 여행사(outbound agency)가 있고, 이들을 받아서 한국의 병원으로 연계시켜 주는 여행사(inbound agency)가 있다. 그리고 병원에서 이들을 받아 안내하는 코디네이터들이 있다. 또 한국관광공사나 의료관광연합체, 그리고 병원홍보협회 같이 의료관광 서비스 마케팅 활동에 정책적, 혹은 산업적인 차원에서 영향을 미치는 영향자 집단이 있다. 의료 서비스는 각국의 의료정책에 영향을 많이 받고, 또 관광을 단체로 오는 경우가 많기 때문에 최종 소비자 못지않게 이들에게 한국 의료관광 서비스를 프로모션하는 것이 중요하다.

의료관광 서비스 마케팅에서도 일반적인 프로모션 수단을 활용한다. 즉, 의료관광에 대해 TV, 라디오, 신문, 잡지의 4대 매체 광고뿐 아니라 옥외광고나 교통광고 등을 활용할 수 있다. 또 의료관광박람회나 전시회, 의료관광에 대한 DM, 홍보용 안내 팸플릿 및 동영상, 보도자료 배포 등 다양한 수단이 활용가능하다. 특히 여행사를 통한 인적 판매(personal selling)는 다른 여행상품과 마찬가지로 의료관광에서도 중요한 프로모션 수단으로 활용될 수 있다.

4. 목적지 브랜딩의 관점

의료보다는 관광에 좀 더 무게를 둔 접근법이 목적지 브랜딩(destination branding) 혹은 장소 마케팅(place marketing)의 관점이다. 관광 목적지(destination)는 전인미답의 새로운 브랜딩 기회를 제공하기 시작했다. 세계관광조직(World Tourism Organization) 보고서에 따르면 이제는 관광지가 패션 액세서리처럼 되었다. 현대를 소비사회, 소비문화라고 한다. 즉, 그 사람이 어떤 브랜드를 소비하는가가 그 사람을 말해준다. 그 사람이 무엇을 입고, 무엇을 먹고 마시며, 어디에 살고, 어떤 자동차를 타며, 어떤 종류의 영화를 보는가에 따라서 그 사람의 사회적 지위, 성격, 라이프스타일이 드러난다.

마찬가지로 이제는 그 사람이 어떤 국가, 어떤 도시, 어떤 지역을 어떻게 여행하는가도 그 사람을 말해주는 중요한 징표가 되었다. 그 사람이 어떤 브랜드를 소비하느냐처럼 어떤 지역을 여행하는가가 그 사람을 말해주는 시대가 되었다. 만약에 어떤 사람이 뉴욕의 타임스퀘어라든지 파리의 루브르 박물관을 가면 그 사람이 도시적인 화려함을 즐겨하거나 예술을 애호하는 사람이라고 짐작할 수 있다. 반면에 네팔의 히말라야나 사하라 사막을 여행했다면 극단적인 오지 체험을 즐겨하는 사람이라고 간주한다. 목적지 자체가 갖는 브랜드 이미지가 있고, 그러한 이미지는 브랜드를 소비하는 사람들과 조응하기 때문이다.

더구나 이제 목적지 브랜딩은 단순히 관광산업의 범주를 넘어서기 시작했다. 어떤 목적지에 대한 브랜딩은 단순히 관광지뿐 아니라 투자유치 및 제품의 원산지 효과(country-of-effect)와 관련된다. 어떤 지역의 이미지가 높아짐으로써 그 지역에 투자를 활발하게 유치할 수 있고, 그 지역에서 산출되거나 만들어진 제품의 브랜드 이미지도 올라가는 효과가 나타난다.

가. 브랜드와 국가브랜드

미국마케팅협회(AMA)에서는 브랜드를 '한 사람 또는 그룹의 상품과 서비스를 인식하게 하고자 또는 경쟁사의 상품, 서비스와 차별화하기 위해 사용되는 이름, 용어, 상징물, 디자인 및 모든 것'이라고 정의한다. 브랜드는 우리말로 상표라고 쓰기도 한다. 상표(商標)는 심벌이나 로고처럼 주로 브랜드의 시각적인 측면만이 강조되는 감이 있어서, 브랜드라는 의미를 충분히 살리지 못하는 측면이 있다.

브랜드(brand)라는 말에는 '낙인(찍는다)'이라는 뜻이 있다. 브랜드의 어원이 원래 다른 것과 구별하기 위해 찍는 낙인이다. 옛날 서부개척 시대에 말을 기를 때 자기들이 사육하는 말이 다른 지역의 말과 구별되게 하기 위해서 낙인을 찍었다. '낙인이 찍히지 않은 동물'(unbranded range animal)이 바로 야생마이며 야생마를 뜻하는 maverick은 개성이 강해서 길들여지지 않는 독불장군(nonconformist)을 의미하기도 한다. 따라서 브랜드는 다른 유사한 것과 자신을 차별화하여 자신만의 가치를 드러내는 징표에서 출발한 것이다.

브랜드는 상품을 차별화 하고, 보장된 가치를 표현하며, 브랜드 이름 자체에서 브랜드의 특성 및 효용성을 전달한다. 예를 들면 '레이지 보이'(la-z-boy)라는 소파는 그 이름만 들어도 거기에 앉으면 너무나 편안해서 누구나 게으른 소년이 될 것 같은 느낌을 준다. '물먹는 하마'라는 브랜드도 습기제거제라는 제품의 특성과 효용성을 잘 전달하고 있다.

브랜드는 제품에 매력성을 부여하여 제품의 신뢰도를 제고한다. 또 유명인의 이미지나 긍정적인 이야기 등을 제품과 연합시킴으로써 긍정적인 정서를 불러일으켜서 호의적인 태도를 형성하게 한다. 더 나아가서 브랜드는 가격 프리미엄을 갖도록 하고 궁극적으로는 구매행동을 촉발한다. 즉, 소비자로 하여금 비슷한 품질의 제품임에도 특정 브랜드에 대해서는 더 높은 가격을 지불하는데 거부감이 없도록 하는 것이 브랜드

그림 2-2 : '레이지 보이' 광고

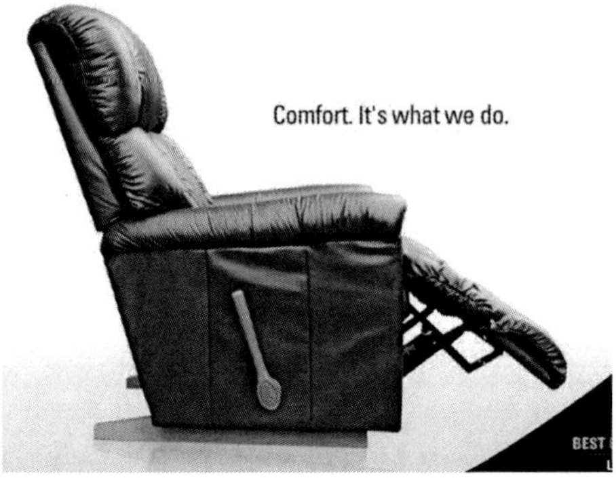

그림 2-3 : '물먹는 하마' 제품

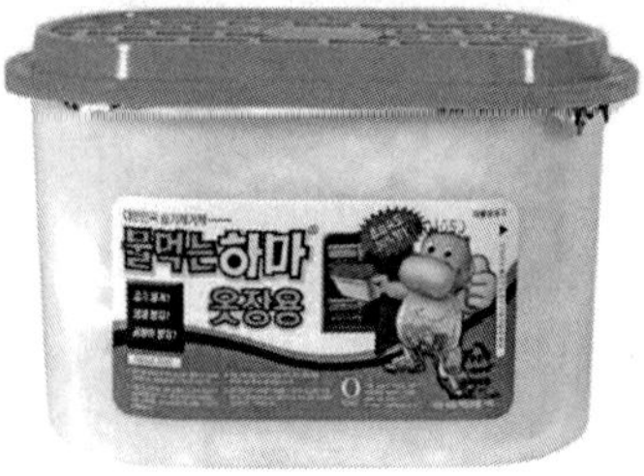

의 힘이다. 이른바 명품 브랜드는 품질의 차별화가 아니라 이미지 차별화를 통해서 매력성을 극대화하여 가격프리미엄을 구축한 브랜드다.

그래서 브랜드 자산(brand equity)이라는 것은 품질, 사회적 이미지, 가치, 신뢰도, 차별성 등 여러 측면의 속성이 포함되어 있다. 브랜드 자산은 기업이 시장에서 평가되어 거래되는 실제적인 자산이기도 하다. 브랜드 자산은 크게 심리적인 측면에서 접근하는 방식과 재무적인 측면에서 접근하는 방식이 있다. 심리적인 측면에서 접근할 때 브랜드 자산은 브랜드에 대한 지식(brand knowledge)이다. 이것은 다시 두 가지로 구성되는데, 브랜드를 얼마나 알고 있는가 하는 브랜드 인지도, 그리고 브랜드에 대해 얼마나 호의적인 이미지를 가지고 있는가 하는 브랜드 호의도이다. 심리학적인 관점에서 브랜드 자산을 접근할 때, 브랜드 자산은 소비자 설문조사를 통해 측정한다. 마케팅 및 소비자 행동에서는 주로 이러한 심리학적 관점에서 브랜드 자산을 접근한다.

브랜드 자산에 대한 재무적인 접근은 실제로 기업의 인수합병 때 적용된다. 공장자산, 건물, 종업원 및 주식, 자본금 등 유형의 자산 외에 브랜드가 가지고 있는 무형의 가치를 회계상 금전적으로 평가하는 것이다. 그래서 이를테면 인터브랜드 같은 브랜드 평가기관 등에서 코카콜라의 브랜드 자산 가치는 700억 달러라는 식으로 평가하기도 한다. 이런 의미의 브랜드 자산은 우리 일상에서 빈번하게 관찰되는 가게의 권리금이라는 것과 개념적으로 비슷하다. 예를 들어 어떤 분식집을 몇 년간 잘 운영하고 단골도 많이 확보하여 인근에서 꽤 유명해졌을 때, 그 가게를 인수하려면 원래의 집세보다 몇천만 원의 권리금을 더 주어야 하는 경우가 있다. 이때 지불하는 권리금이 그 가게의 브랜드 자산을 현금으로 환산한 것이라 볼 수 있다.

브랜드 혹은 브랜드 자산의 개념을 국가에도 적용하면서 요즘 국가브랜드라는 표현을 많이 한다. 우리나라도 2009년에 국가브랜드위원회를 출범시켜 국가이미지 제고를 위해 여러 가지 활동을 전개하고 있다. 하지만 국가에 브랜드라는 개념을 적용시키는데 심리적인 거부감을 갖는 사람도 많이 있다. 이런 주장을 하는 사람들에 따르면, 국가는 초월적 위엄을 가진 실체로서 기업과는 본질적으로 다른 특성을 갖는다. 따라서 기업을 재브랜딩하는 것은 가능하지만 국가를 재브랜딩(re-branding the country)한다는 개념은 용납하기 어렵다.

우리나라는 특히 일제강점기 동안 나라를 잃어버렸었다. 나라를 되찾기 위해 독립운동을 했던 순국선열들은 국가브랜드라는 말에 격앙된 반응을 보일지 모른다. 국가를 상품처럼 브랜드화 한다는 것은 어떤 의미에서 나라를 파는 행위다. 오늘날 국가를 치약이나 껌, 구두, 옷 같은 상품과 마찬가지의 브랜드라고 얘기하면 아마 격노할지도 모른다.

국가의 재브랜딩이라는 개념을 용납하기 어렵다고 했지만 어떤 의미에서 프랑스의 근대사는 국가 재브랜딩의 과정이었다고 해석하기도 한다(Morgan, Pritchard, & Pride, 2004/2007). 한국의 현대사도 그런 관점에서 보면 국가 재브랜딩이라고 할 수 있다. 1948년 남한에서 처음으로 대한민국 단독정부를 수립했을 때, 5·16 군사정변으로 박정희가 제3공화국 및 유신정권을 출범시켰을 때, 1980년 전두환이 다시 군부독재를 연장했을 때, 1987년 이후에 민주화되고 이후 문민정부와 국민의정부로 이어지는 일련의 한국현대사 과정은 국가 재브랜딩 과정이었다고 볼 수 있다.

국가브랜드, 국가 마케팅에 대한 거부감은 정치광고에 대한 초창기의 거부감을 연상시킨다. 하지만 지금은 정치하는데 있어서 광고나 마케팅 기법을 많이 도입하여 정치 광고와 정치 마케팅이 보편화되었다. 국가브랜드라는 개념도 유사한 궤적을 보이고 있다. 국가를 상품으로 취급하는 국가브랜딩 전략에 거부감을 보이기도 했지만, 이제는 대통령이 나서서 국가를 팔기 위해 국가브랜드위원회까지 조직했다.

영화를 비롯한 대중매체를 통해 특정 국가에 대한 브랜드 이미지가 좋아지면서 관광이나 기업유치 등에서 이익을 볼 수 있다. 이런 경우 브랜드 자산(brand equity)과 마찬가지로 국가브랜드 자산 혹은 국가 자산(country equity)이라는 개념도 가능하다. 국가브랜드 자산이란 소비자가 어떤 브랜드를 어떤 국가와 연결시켜서 생각하는 감정적인 가치이다. 브랜드 자산이라는 것은 결국 브랜드에 대한 지식으로써 브랜드 인지도와 브랜드에 대한 연상으로서의 이미지로 구성된다. 국가 자산도 마찬가지다. 그 국가를 들어봤느냐 하는 인지도와 그 나라하면 떠오르는 것이 무엇인가라는 연상 혹은

영화와 국가브랜드

영화는 의도하든 의도하지 않든 국가브랜드 구축에 막대한 영향을 미친다. 국가브랜드 이미지 구축을 위해 많은 노력을 한 사례로 터키를 들 수 있다. 터키의 경우 미국의 영화 때문에 국가 이미지가 실추되어 그것을 회복하기 위해 많은 노력을 기울였다. 1970년대 〈Midnight Express〉라는 미국영화가 실화를 바탕으로 한 충격적인 영상을 보여주어서 화제가 되었다. 그 영화에서 터키의 부패상, 감옥, 지저분한 뒷골목, 인권유린 등이 적나라하게 보임으로써 터키의 국가 이미지는 막대한 타격을 입었다. 그 영화를 본 사람들은 겁이 나서 다시는 터키라는 나라에 가고 싶지 않도록 만들었다. 그러한 실추된 국가 이미지를 회복하기 위해서 터키정부와 관광청은 상당한 노력을 기울여 터키를 그리스와 필적할만한 관광지로 만들었다.

터키와는 반대로 제2차 세계대전 직후에 어수선하고 지저분한 로마의 뒷골목을 〈로마의 휴일〉이라는 영화에서 매력적으로 그렸다. 이 영화는 로마 관광청의 스폰서를 받아서 제작되었다는 얘기가 있다. 그만큼 이 영화는 이탈리아 로마의 국가 이미지를 드높여 로마가 다시 관광명소로 발돋움하는데 기여를 했다.

영화는 아니지만 우리나라도 드라마 〈겨울연가〉가 일본이나 아시아 여러 나라에서 큰 반향을 일으키자 한때 강원도 춘천으로 수많은 일본 관광객이 몰려들었다. 〈반지의 제왕〉 촬영 장소였던 뉴질랜드는 그 영화의 촬영지를 활용하여 관광객을 불러 모으기도 했다. 이렇듯 미디어에서 비춰진 국가 이미지가 굉장히 중요하다.

그림 2-4 : 영화 〈미드나이트 익스프레스〉와 〈로마의 휴일〉 포스터

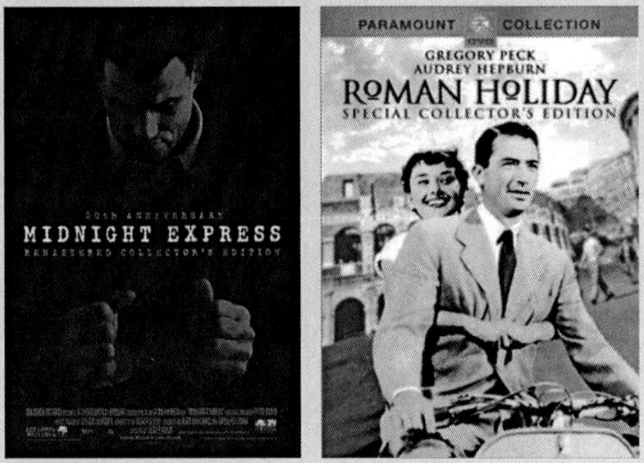

이미지로 구성된다.

우리나라도 국가브랜드의 관점에서 보면 88올림픽이 긍정적인 효과를 낳았다고 이야기를 한다. 그 이전까지 사람들이 한국 혹은 대한민국이라고 하면 어떤 나라인지 잘 몰랐다. 기껏해야 6 • 25전쟁, 독재, 데모 등 부정적 이미지가 대부분이었다. 지금은 한국의 인지도도 매우 높아졌고, 한국의 이미지도 긍정적인 방향으로 변했다. 평창 동계올림픽 같은 경우 한국에서도 특히 강원도 평창을 알리고 호의적인 이미지를 갖게 하는 굉장히 중요한 기회가 될 수 있다.

국가 자산은 관광 목적지뿐 아니라 소비자의 상품구매 과정이나 투자, 거주지 결정 등에도 영향을 미친다. 산업화된 나라에서 상품을 구매할 때 특히 이런 국가 자산의 원산지(country-of-origin) 효과가 나타난다. 이것은 국가 내의 지역도 마찬가지이다. 영광 굴비, 제주 은갈치, 남양주 먹골베, 홍천강 수라쌀 등 여러 지역의 특산물에 지역의 원산지 효과가 나타나듯이 국가 단위에서도 그렇다. Made in China, Made in Japan, Made in USA가 그 자체로 갖는 선입견이 있다. 그런데 한국에서 묘한 것은 일본이나 미국에서 만든 것은 일(본)제 혹은 미(국)제라고 표현하면서 중국에서 만든 것은 중국산(中國産)이라고 표현한다. 단순히 농산물이 아니라 중국에서 제조된 공산품도 그렇게 표현한다. 이것은 한국 소비자들 사이에서 중국의 원산지 효과가 일본이나 미국과 비교해서 부정적이라는 것을 단적으로 보여주는 사례다. 아무래도 산업이 이미 고도로 발달한 미국이나 일본에 비해서 개발도상국은 원산지 효과가 강력하지 않을 수 있다. 하지만 특정 분야에서는 특정 국가의 원산지 효과가 압도적인 경우도 있다. 예를 들어, 콜롬비아 커피는 콜롬비아에서 조직적이고 지속적으로 마케팅을 해서 Cafe de Colombia 심벌마크와 후안 바레즈(Juan Valdez)가 소비자들에게 익숙해졌다. 커피에 관한한 콜롬비아의 원산지 효과가 긍정적으로 작용하고 있음을 알 수 있다.

특히 구매과정에서 국가 자산은 소비자의 정보처리 과정에 유용한 단서로 활용된다. 소비자는 생산국에 관한 정보를 품질에 대한 척도로 사용한다. 예를 들면 여행은 직접적이거나 감각적으로 체험할 수 없는데, 이런 경우 특정 국가의 이미지가 여행지 선택 과정에서 중요한 단서로 작용한다. 하지만 어떤 제품을 직접 보고 만지고 사용해 볼 수 있어서 감각적 확인이 가능한 경우에도 국가브랜드 자산은 구매하는 특정제품의 평가에 영향을 미친다. 왜냐하면 사람들은 편견이 있기 때문이다. 이것은 많은 실증연구를 통해서도 입증된다. 똑같은 품질의 제품에 하나는 미국(Made in USA)이라고 표시하고 다른 하나는 미얀마(Made in Myanmar) 혹은 수리남(Made in Suriname)이라고 표시를 한다. 그러면 소비자들은 동일한 제품에 대해서 미국이라고 표시한 제품의 품질이 더 우수하다고 평가한다. 이것이 바로 원산지 효과다(Morgan, Pritchard, & Pride, 2004/2007).

그림 2-5 : 원산지를 강조한 커피 광고

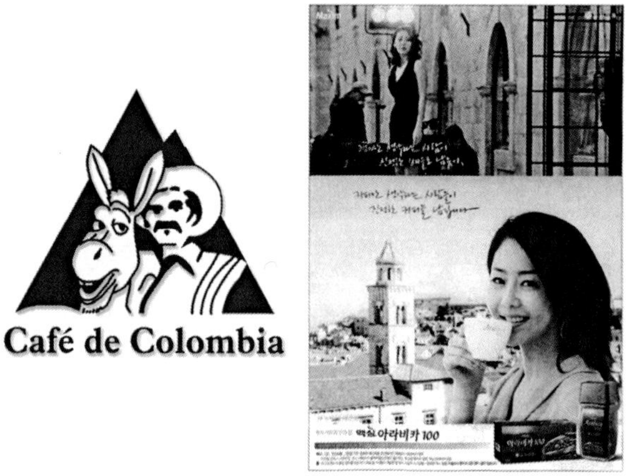

그런데 이러한 원산지 효과는 글로벌 파워브랜드의 경우에는 완화되기도 한다. 예를 들어 나이키 제품은 그것이 미국에서 생산된 나이키든 중국에서 생산된 것이든 큰 차이가 없다고 소비자들은 생각한다. 비록 원산지 혹은 조립국이 다르더라도 글로벌 파워브랜드는 본사차원에서 품질관리를 하리라고 믿기 때문이다.

국가 자산의 원산지 효과에 영향을 미치는 또 다른 요인이 소비자의 자문화중심주의(consumer ethnocentrism)와 소비자 적대감(consumer animosity)이다. 자문화중심주의는 자기나라 자기문화가 최고라고 생각하는 것이고, 소비자 적대감은 어떤 특정한 나라 제품에 대해서 적대적으로 대하는 것이다. 이것은 말린치스모 효과(Malinchismo effect)라고 한다. 말린치스모는 멕시코의 매국노로서 잉카제국에 스페인이 쳐들어 왔을 때 잉카제국의 공주였다. 스페인과 중간에 통역을 하면서 적장의 정부가 되어 나라를 팔아먹은 공주다. 우리나라로 치면 일제에 나라를 팔아먹은 이완용과 비슷하다. 말린치스모 효과라는 것은 어떤 나라의 제품을 샀을 때 매국노라고 적대감을 표시하는 것이다. 일본 제품에 대해서 중국 및 한국의 소비자들이 적대감을 표시했고, 제2차 세계대전 때 학살당했던 역사적 기억때문에 유태인들은 독일제 쓰는 것을 싫어한다. 프랑스가 남태평양에서 핵실험을 해서 호주와 뉴질랜드 사람들이 프랑스 제품에 대해서 적대감을 나타낸다. IMF때도 애국심을 고취하는 애국심 마케팅을 우리나라도 많이 했었다. 815콜라가 그때 애국심 마케팅 전략을 구사하면서 나왔는데, 점점 개인주의 문화가 되어서 옛날만큼 애국심 마케팅이 잘 먹히지는 않는다. 일반적으로 보면 개인주의 문화보다는 집단주의 문화에서 이러한 애국심 마케팅이 더 효과가 있다.

나. 전략적 장소 마케팅

오늘날 글로벌 시장이 확대되면서 국제 경제에서 경제 우위를 확보하기 위해 국가 브랜드 관리를 한다. 특히 전략적인 장소 마케팅이 세계시장에서 국가의 위상을 높이기 위해서 필수적인 요인이다. 국가 이미지를 관리하고 관광객을 유치하고 공장 및 기업을 유치하기 위해서다. 그래서 의료관광에서는 의료관광 목적지로써 춘천 같은 도시, 강원도 같은 지역, 대한민국 같은 국가, 그런 차원에서의 마케팅이 가능하고, 이는 장소 마케팅이 된다.

그중에서 첫 번째로 이미지 관리가 있다. 앞에서 언급한대로 〈Midnight Express〉의 경우 한편의 영화로 인해서 터키가 입은 막대한 이미지의 폐해가 있기 때문에 그것을 극복하기 위해서 노력을 했다. 〈겨울연가〉 드라마 한 편 때문에 우리나라 춘천에 관광객이 많이 몰렸던 것처럼 영화에 나왔던 어떤 지역을 찾아가는 소비자 행동이 많이 나타나고 있다. 이때 자국 및 경쟁 브랜드에 이미지 평가가 필수인데 브랜드 이미지가 서로 상충하는 경우가 있다. 예를 들어, 친환경 및 첨단 산업이라고 하는 경우이다. 어떤 도시가 친환경적이라고 얘기하면서 첨단산업단지라고 얘기를 하는 것은 서로 충돌 할 수 있다. 두 마리 토끼를 다 잡으려고 하는 경우다. 그런 경우에는 SIM(Strategic Image Management) 즉, 전략적 이미지 관리가 필요하다. 표적수용자를 세분화해서 그에 맞는 이미지를 구축하는 것이다. 모든 사람에게 모든 내용을 무조건 다 적용하는 것이 아니다. 기업을 대상으로 해서는 첨단 IT산업단지로, 관광객에게는 친환경 생태도시임을 강조한다. 이때 목표로 하는 이미지가 갖추어야 할 조건에는 현실성, 신뢰, 단순성, 매력, 독특성이 있다. 현실적이어야 하고, 믿을 수 있어야 하고, 단순하면서, 독특하여 매력적이어야 한다.

장소 브랜드 이미지 관리에 여러 가지 수단이 있는데 그중에 하나가 매력적인 슬로건이다. 스페인의 슬로건이 '태양 아래 모든 것', 플랑드르가 '유럽최고의 사업지', 마이애미가 '남미 금융의 수도' 이런 식으로 각 지역마다 슬로건이 있다. 요즘엔 지자체마다 경쟁이 되어서 뉴욕의 슬로건은 'I love New York', 서울은 'Hi Seoul'이다. 강원도는 'Lively Kangwon'이다.

그 다음에 많이 활용하는 것이 시각적인 이미지이다. 파리하면 에펠탑, 런던의 빅벤(Big Ben), 모스크바의 붉은광장, 뉴욕의 자유의 여신상, 리우데자네이루의 예수상 등이다. 서울의 대표적인 시각적 상징물이 무엇이냐에 대해서 서울N타워와 남대문 사이에 논쟁이 있었는데 남대문은 불타버렸다. 파리의 에펠탑, 뉴욕의 자유의 여신상처럼 서울을 대표할만한 상징물이 딱히 없다. 지방의 도시도 각자 시각적 상징물이 있는 경우가 있다. 안동시는 하회탈이고 경주는 첨성대나 불국사를 시각적 상징물로 많이 사용한다. 하지만 분명하지 않은 경우가 많다.

이벤트도 장소 브랜드 관리의 수단으로 사용된다. 브라질의 카니발(Carnival), 영구의 윔블던대회(Wimbledon Tournament)가 대표적이다. 독일의 옥토베페스트(Oktoberfest)는 10월에 뮌헨에서 열리는 맥주축제다. 이것과 비슷한 것이 중국의 칭

그림 2-6 : 뉴욕의 상징 '자유의 여신상'

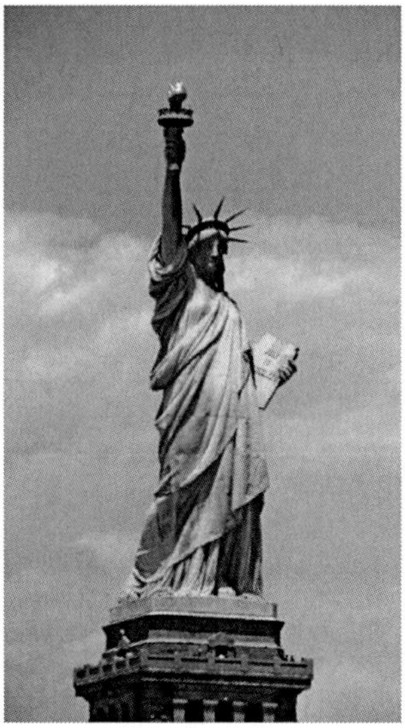

그림 2-7 : 리우데자네이루의 예수상

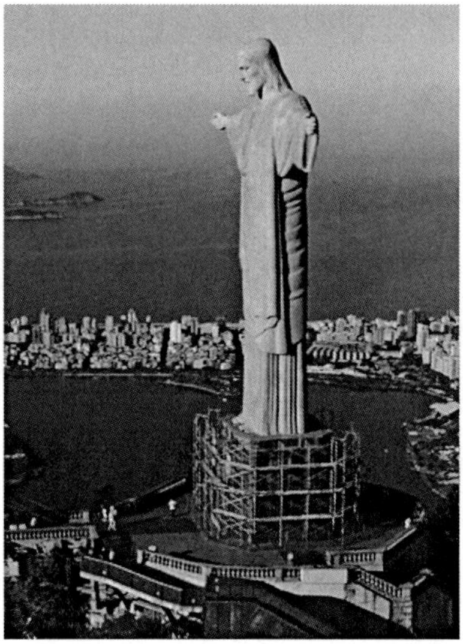

타오 맥주축제다. 요즘은 가히 축제의 시대다. 각 지역 및 도시별로도 축제가 많다. 우리나라는 화천의 산천어축제, 청도 소싸움축제, 함평 나비축제, 보령 머드축제, 안동 탈춤축제 등이 있다.

우리나라 문화체육관광부의 통계에 의하면 우리나라 전국의 축제가 1,500개다. 거의 매일 전국 어딘가에서 5개의 축제가 벌어진다. 그렇지만 외국과 비교하면 이것은 많은 것도 아니다. 통계에 의하면 미국은 텍사스 한 개 주에만 축제가 1,000개다 (Crompton & Mckay, 1997). 미국은 50개 주인데 4만개 정도의 축제가 있음을 짐작할 수 있다. 미국에도 County Fair라고 해서 지역의 조그마한 축제가 많다. 축제를 벌이면서 그 지역 상가의 주민이나 상인들이 농산물 등을 파는 장터 정도의 규모다.

매력적인 슬로건이나 시각적 이미지 이벤트 등을 통해 장소브랜드 이미지를 관리할 때 주의할 점은 부정적인 이미지와 싸우지 말라는 것이다. 그보다는 긍정적 이미지를 만들려고 노력하는 것이 효과적이다. 그것이 일종의 프레이밍(framing)이다. "코끼리 생각하지 마. 코끼리 아니야." 이렇게 이야기할수록 사람들은 코끼리를 더 생각하게 된다는 것이다. 그럴 때는 그냥 다른 것을 이야기 하는 것이 좋다. 옛날에 시카고는 갱들의 도시로써 범죄 이미지가 강했다. 1930년대 유명한 갱 알 카포네의 도시였다. 시카고는 범죄 이미지를 강화시키는 "우리는 범죄로부터 안전합니다"라는 슬로건 보다는 프로농구단 시카고 불스(Cicago Bulls)와 마이클 조던을 부각시켰다. 범죄가 없는 안전한 도시라며 부정적 이미지와 싸우기보다는 마이클 조단을 통해 활력 있는 이미지를 창출했다.

장소 마케팅을 통해 관광객을 유치할 때는 표적수용자와 관광 상품에 대한 정확한 분석이 요구된다. 이때 여러 가지 주제가 가능하다. 요즘에 자연생태를 강조하는 이른

그림 2-8 : 독일의 옥토버페스트

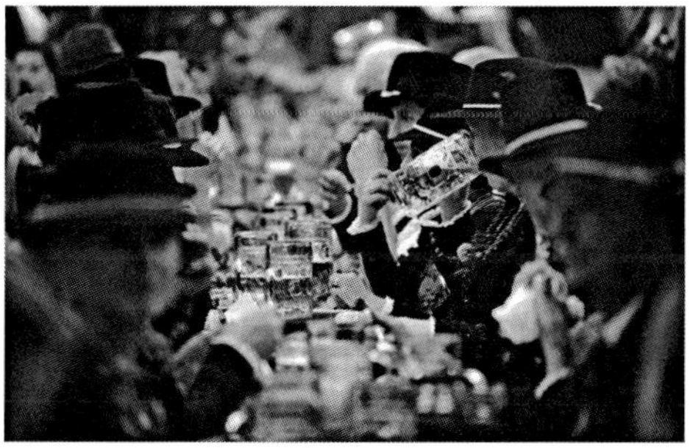

그림 2-9 : 칭타오 맥주축제

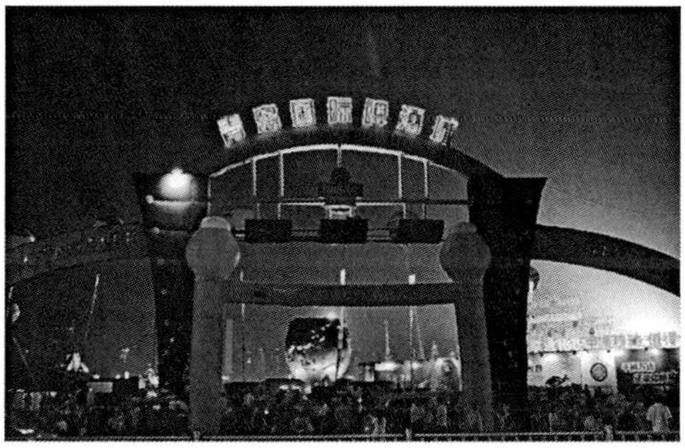

그림 2-10 : 시카고의 갱 알 카포네

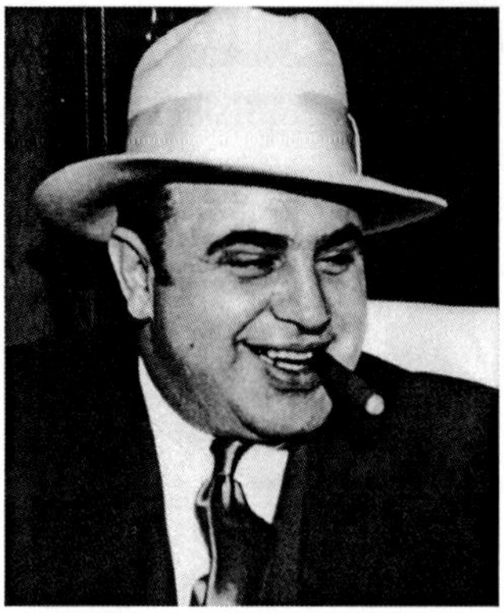

그림 2-11: 시카고 프로농구단 시카고 불스

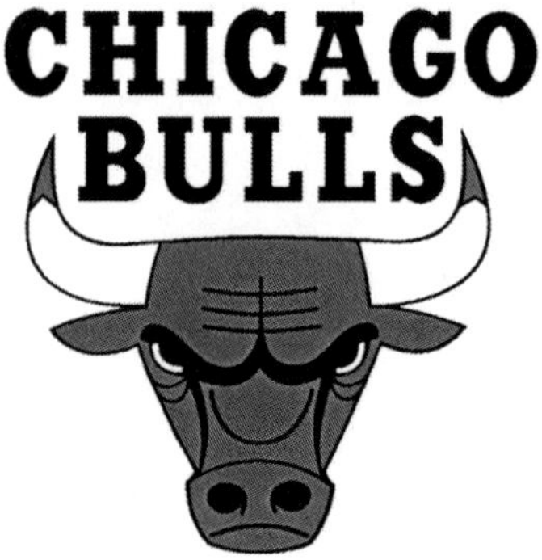

바 생태관광도 많다. 또 모험과 게임을 강조해서 예전에는 잘 가지 않던 사막이나 히말라야 아마존 등 오지를 체험하는 관광도 있다. 미국의 라스베이거스나 우리나라의 정선 카지노 같이 환락과 여흥을 강조하는 관광도 많다. 월드컵이나 윔블던테니스대회, 보스톤마라톤 등 스포츠 행사와 연계된 여행도 많다. 문화와 역사는 관광의 전통적인 주제다. 특히 이탈리아의 로마나 프랑스 파리 등은 선조들의 문화 유적을 활용하여 관광수입을 올리고 있다. 이런 여러 가지 관광주제 중 최근에 나온 것이 의료다. 의료와 관광을 결합하여 의료서비스를 받기 위해서 관광이 가능하다는 생각을 하게 되었다.

고대 유적지라든지 자연의 아름다움이라든지 문화유산, 예술 같은 것을 강조하는 관광은 기존의 자원을 활용한 관광이다. 로마나 파리 등은 선조들의 화려한 문화유산 덕분에 가만히 앉아서 관광객을 끌어 모으고 있다. 베트남의 하이롱만은 유네스코에 등재될 정도의 아름다운 자연풍광 덕분에 관광객을 불러 모으고 있다. 기존의 유적이나 자연환경이 아름다우면 그것을 관광자원으로 최대한 활용한다. 하지만 그런 관광자원이 없다면 여러 가지 요소를 인위적으로 조성할 수 있다. 그래서 축제라든지 이벤트를 하거나 스포츠행사를 벌여서 인위적으로 관광객을 유치할 수 있다. 유명한 예술가나 연예인 등과 관련된 이야기가 있으면 그 또한 매력적인 관광자원이 될 수 있다.

효과적인 장소 마케팅을 위해서는 저렴하고 효과적인 캠페인 전략을 전개할 필요가 있다. 1998년 프랑스 월드컵 때 자메이카는 자메이카의 국가이미지를 친근하게 만들기 위해서 이벤트를 벌였다. '레게 보이즈'(Reggae Boys)로 불리는 축구팀에서 거의 5층 높이 정도의 엄청난 축구공을 만들어서 수도인 킹스톤에서 출발하여 뉴욕, 런던, 파리까지 가지고 갔다. 올림픽 때 성화 봉송하듯이 5층 높이의 커다란 축구공을 굴린 것이다. 그리고 사람들에게 자메이카의 행운을 기원하는 사인을 그 공에 하게 하여 화제를 불러 일으켰다. 이 이벤트는 생각보다 비용도 많이 들지 않았다. 하지만 효과는 엄청났다. 88만 달러의 비용으로 500만 달러의 효과를 보았다고 추정했다. 1999년 미디어위크(Media week)는 이 캠페인에 '100만 달러 이하의 돈을 들인 최고의 캠페인상'을 수여했다(Morgan, Pritchard, & Pride, 2004/2007). 이처럼 국제적인 스포츠 행사는 장소 마케팅을 구사할 수 있는 좋은 기회다. 우리나라의 평창 동계올림픽 때도 창의적인 아이디어만 있으면 저렴하면서도 효과적인 캠페인을 벌일 수 있을 것이다.

요즘은 온라인상에서 SNS(Social Network Service) 등과 연계하여 바이럴 마케팅을 활용하기도 하는데, 이런 것들이 효과적인 장소 마케팅의 전략이 될 수 있다. 스포츠 행사뿐 아니라 문화예술도 장소 마케팅의 중요한 수단이 될 수 있다. 오늘날 세계 예술의 중심지가 프랑스 파리에서 미국의 뉴욕으로 넘어가면서 뮤지컬을 공연하는 브로드웨이 거리나 현대적인 미술관인 MoMA(Museum of Modern Art)는 관광객의 발길이 끊이지 않는 뉴욕의 명소가 되었다. 스페인 빌바오의 초현대적인 구겐하임 미술관(Guggenheim Museum)은 빌바오의 위상을 크게 높여주었다.

그림 2-12 : 초현대적인 디자인으로 유명한 스페인 구겐하임 미술관

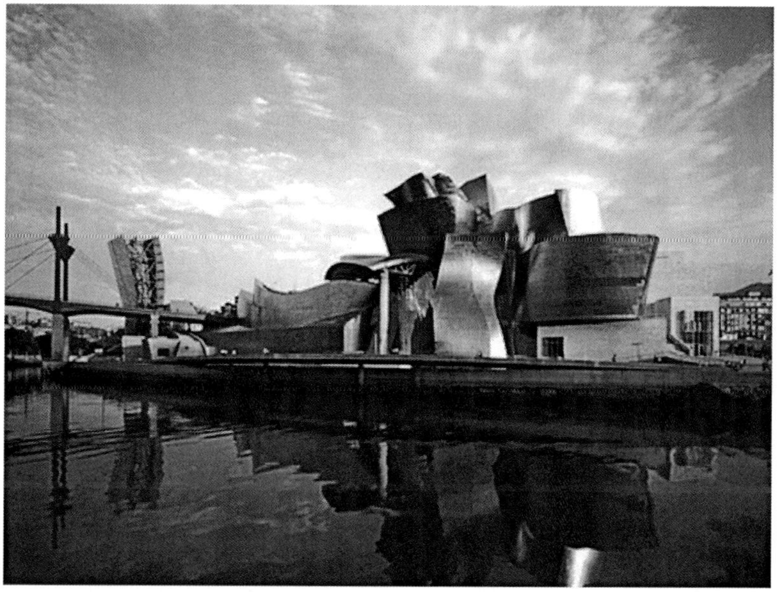

장소 마케팅과 국가브랜딩의 새로운 영역은 기업 및 투자자 유치다. 이것은 국가뿐 아니라 한 국가 내의 지역에서도 마찬가지이다. 우리나라에서도 지자체 단체장들이 지역에 기업을 얼마나 많이 유치했는가를 자신의 중요한 치적으로 내세운다. 그만큼 공장 및 기업유치가 장소 마케팅의 중요한 영역이 되었다. 투자자를 유치한다든지 기업을 유치하기 위해서 자기네 지역의 이미지를 끊임없이 마케팅해야 된다는 것이다. 특히 이제는 다국적 기업들이 세계 각지에 자신의 공장을 세우기 때문에 나라별로 이런 다국적 기업을 유치하기 위해 치열한 마케팅 전략을 구사한다.

그런 사례 중 하나가 1996년 코스타리카의 인텔사 공장유치다. 인텔사의 국제 입지 선정 팀에서 라틴아메리카에 공장을 세우려고 할 때 수많은 나라들이 3~5억 달러 수준의 투자유치를 위해 치열한 경합을 벌였다. 결국 브라질, 멕시코, 칠레, 코스타리카로 후보지가 좁혀졌는데 이중에서 브라질, 멕시코, 칠레는 상대적으로 남미에게 잘 알려진 곳이었다. 그럼에도 불구하고 이들을 제치고 상대적으로 불리하다고 여겼던 코스타리카가 선정되었다. 코스타리카가 공장유치를 위해 장소 마케팅의 여러 원칙을 매우 전략적으로 사용한 결과다. 코스타리카는 이를 위해 교수 및 관료 기업인 등으로 구성된 위원회를 구성하고 국제적인 투자홍보 전문회사를 고용하였다. 또 인텔사에서 정보를 요구하기 전에 필요로 하는 정보를 미리 제공할 정도로 헌신적인 노력을 기울여 마침내 투자유치에 성공했다.

이처럼 경쟁시장에서 성공하는 장소 마케팅을 구사하기 위해서는 상황분석을 잘해야 한다. 이른바 SWOT분석이다. 즉, 강점(Strength)/약점(Weakness)/기회요인(Opportunity)/위협요인(Threat)을 분석한다. 그리고 강력한 브랜드, 스토리의 근거가 될 수 있는 산업이나 인물, 자연, 역사적인 사건을 선택해야 한다. 장소 마케팅에서도 이제 스토리텔링을 많이 활용해서 이야깃거리가 있는 것을 많이 한다.

그리고 개별 브랜드 활동에 적용될 수 있는 브랜드 우산도 장소 마케팅에서 중요하다. 브랜드 우산이라는 것은 패밀리 브랜드 같은 것이다. 전체적인 우산 아래에 개별적인 브랜드들이 있는 것이다. 브랜드 우산은 개별 브랜드를 통합하는 전체적인 브랜드다. 우리나라 같은 경우에는 삼성이라든지 현대 같은 기업브랜드가 일종의 브랜드 우산이라고 얘기를 할 수 있다.

장소 마케팅도 전체의 개별적인 브랜드를 포함하는 브랜드 우산을 개발해야 한다. 각 지역의 즐거움, 품질, 안전, 정직, 발전하는 나라 등을 많이 활용한다. 발전 가능성이 있는 브랜딩 활동에 충분한 자금을 할당한다. 그리고 신뢰할 수 있는 품질관리 시스템을 마련하는 것이 좋다. 요즘에는 우리나라도 지자체에 관광을 가면 나름대로 품질관리(quality control)를 많이 하고 있다. 어디 갔는데 화장실도 더럽고 관리가 잘 안되면 기껏 쌓은 이미지가 안 좋아질 수 있다. 그래서 신뢰할 수 있도록 서비스 품질을 관리하는 것이 중요하다.

5. 글로벌한 통합적 마케팅 커뮤니케이션(IMC)의 관점

가. IMC의 개념과 특징

의료관광에 대한 또 다른 접근법은 Global IMC다. IMC란 Integrated Marketing Communication 즉, 통합적 마케팅 커뮤니케이션이다. 광고홍보 분야의 종사자에게는 대단히 친숙한 개념이다. IMC란 일정기간에 걸쳐 현재고객과 잠재고객, 그리고 그 밖에 관련된 내외부의 이해집단에 대해 측정가능하고 설득적인 브랜드 커뮤니케이션 프로그램을 기획/개발/실행/평가하는 일련의 전략적 사업과정이다. 여기서 중요한 것은 다양한 커뮤니케이션 수단을 통합적으로 활용한다는 것이다. 더 이상 웬만한 규모의 광고주치고 전통적인 4대 매체 (TV, 라디오, 신문, 잡지) 광고만 하는 경우는 별로 없다. 어떤 캠페인을 할 때 여러 가지 이벤트라든지 DM, 전시, PR 프로모션이라든지 등을 동시에 통합적으로 시행한다. IMC는 무엇보다 다양한 커뮤니케이션 수단을 통합적으로 활용하고, 이때 다양한 수단의 전략적인 역할을 서로 비교 분석해서 전략적인 의사결정을 해야 한다. 따라서 IMC는 브랜드를 중심으로 한 기획과정이란 점에서 일종의 설득적인 브랜드 커뮤니케이션 플래닝이다.

IMC가 등장하게 된 배경은 쉽게 짐작할 수 있다. 무엇보다도 오늘날 커뮤니케이션 메시지가 급증을 했다. 매체가 많아진 것이다. 텔레비전만 해도 과거에는 공중파 3사밖에 없었지만 오늘날은 케이블 채널, 위성방송, DMB 방송, IP-TV등 엄청 많아졌다. 그래서 오늘날을 과정보화사회(over-informed society)라고 얘기하기도 한다. 매체가 많아지고 정보가 많아지면서 광고나 홍보 같은 설득적인 메시지도 엄청 늘어났다. 그에 따라 광고효과가 지속적으로 하락하고 마케터들이 광고효과에 대해서 의문을 갖게 되었다. 소비자들은 웬만해서는 광고에 현혹되지 않는다. 따라서 광고 외에 다양한 커뮤니케이션 수단을 활용하게 되었다.

그리고 데이터베이스 기술이 발달하면서 비용도 감소되었다. 과거에는 소비자가 무엇을 구매하는지 알기가 어려웠다. 요즘은 식료품도 이마트 같은 곳에서 산다. 거기에서 카드를 사용하기 때문에 소비자가 무엇을 샀는지 다 나온다. 그 결과 기업은 소비자 구매행동에 대해 엄청난 데이터베이스를 축적할 수 있게 되었다. 그것으로 소비자에 대해서 훨씬 과학적으로 접근할 수 있었고, 소비자 한 사람 한 사람에 대한 프로파일링을 하기 위한 비용도 감소했다. 그리고 경쟁이 과열화되니까 기업전략이 능동적으로 대체되어야 할 필요성이 생겼다.

IMC에는 몇 가지 특징이 있다. 기존의 접근법은 inside→out이었다. 내부에서 출발해서 outside로 간다는 것이다. 그런데 IMC는 outside→in이라는 것이다. 바깥에서 출발한다. 기업의 내부가 아니라. 철저히 소비자로부터 출발하는 전략이다. 그리고 브랜드 접촉관리(brand contact management)를 강조한다. 아무리 광고를 하더라도 소비자들이 브랜드 이미지라든지 브랜드 자산을 알게 되는 것은 다양한 채널을 통한다. 예를 들면 롯데리아라는 브랜드에 대한 지식은 어디서 얻느냐, 광고뿐만 아니라 롯데리아에 대한 신문기사, 롯데리아 지점 직원, 롯데리아의 인테리어, 패키지 봉투, 쓰레기, 쟁반 등 이런 모든 것에서 롯데리아에 대한 이미지를 형성한다. 단순히 브랜드 매니저가 광고만 해서는 안 된다. 소비자를 둘러싸고 있는, 브랜드와 접촉할 수 있는 여러 가지 접점들을 관리해야 한다.

그림 2-13 : 삼성 갤럭시 노트의 다양한 브랜드 접촉관리

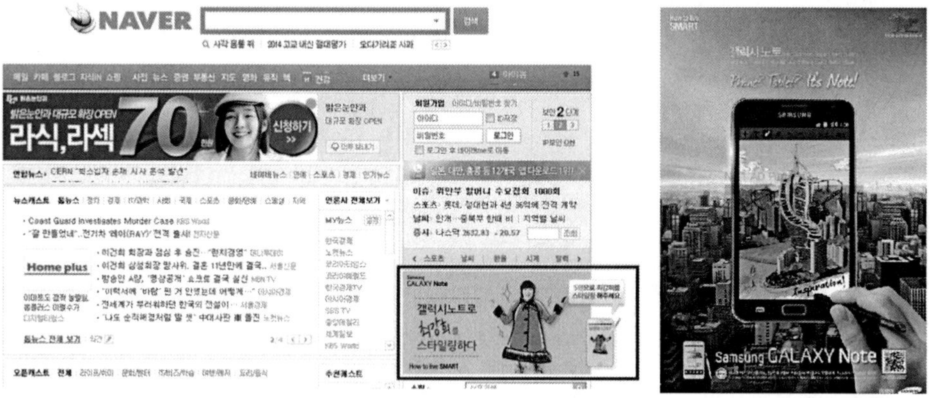

IMC에서는 수평적 조직을 지향한다. 수평적 조직이라는 것은 팀제 같은 것이다. 기존에는 본부장, 국장, 부장, 차장, 과장, 대리로 위계적으로 되어 있다. 그런데 그게 아니라 브랜드를 중심으로 팀이 되어 있는 것이다. 브랜드를 중심으로 팀장 및 수평적으로 팀이 구성되는 그런 조직이다.

그리고 소비자 행동을 중시한다. 이전에는 광고목표에서 판매를 중시하다가 커뮤니케이션 목표에 치중해야 했다. 직접적으로 구매행동을 측정하기 어려웠기 때문이다. 그런데 지금은 앞에서 언급한 데이터베이스가 발달했기 때문에 실제로 광고를 내보내고 나서 이 사람들이 어디 가서 얼마나 샀는지가 데이터베이스를 통해서 나오니까 실제적인 구매행동을 측정하기가 더 수월해졌다. 그래서 구매행동을 더 중시한다.

IMC는 제로베이스 기획을 한다.

제로베이스(Zero-based) 기획이라는 것은 무(無)에서 시작한다는 것이다. 소비자를 중심으로 해서 소비자의 현재 욕구를 중심으로 하기 때문에 기존에 이 캠페인이 성공했다는 내용보다는 현재의 목표라든지 성과를 중시한다. 또 Multiple channel, single voice라고 해서 다양한 채널을 구사하지만 단일한 목소리로 단일한 콘셉트가 전달되어야 한다. 브랜드에 대해서 광고에서는 이렇게 얘기하고 이벤트에서는 저렇게 얘기하고 PR에서는 또 다르게 얘기해서는 안 된다. PR이 됐든 이벤트가 됐든 DM이 됐든 광고가 됐든 여러 가지 매체를 통해서 다양한 채널을 활용하지만 그 콘셉트는 동일하게 하나의 목소리로 나가야 한다. 이것이 IMC의 특징이다. 글로벌 IMC도 여기에서 크게 벗어나지 않는다.

나. 시장의 글로벌화와 G-IMC의 등장

글로벌 IMC가 어떻게 나왔는지는 시장의 4단계 변화를 통해 설명한다(Schultz, 2000/2003). 첫 번째로 전통적인 시장은 제조업 중심이었다. 생산자가 중심이 되었기 때문에 소비자는 시장에 나와 있는 물건만 살 수 있었다. 그래서 커뮤니케이션의 흐름도 물건을 만드는 생산자를 중심으로 한다. 이때는 생산자가 정보를 매체를 통해서 소비자에게 전달하는 일방향(one way) 커뮤니케이션이었다.

그 다음 단계가 유통업 중심 시장이다. 이른바 유통혁명이 일어나면서 유통업자가 주문을 하면 제조업체가 거기에 따른다. 시장이 유통업자 중심으로 돌아간다. 옛날에는 가격이 다 똑같았다. 지금은 어디서 사느냐에 따라서 가격이 다르다. 똑같은 제품을 백화점에서 살 때, 양판점에서 살 때, 홈쇼핑 채널에서 살 때, 인터넷에서 살 때, 가격은 조금씩 다를 수 있다. 유통업체가 주도를 하기 때문이다.

그러다가 세 번째 단계인 쌍방향 시장으로 변했다. 시장의 통제력이 소비자의 수중으로 오면서 소비자가 중심이 되었다. 디지털화와 정보기술이 발달하면서 소비자가 모든 정보에 접근이 가능해졌다. 쌍방향의 정보 흐름이 일어나게 되었다. 그러면서 IMC가 나타났다.

거기에서 더 나아가서 최종 단계로 글로벌 시장이 되었다. 지역이나 상품, 서비스 중심이 아니라 고객의 활동을 중심으로 조직을 재편하게 되었다. IMC의 차원이 글로벌화 된 것이다. 글로벌 시장은 경영자가 생산물, 조직적 구조, 작동 시스템과 프로그램을 다른 나라 또는 다른 지역으로 단순히 옮긴 다국적 기업 이상의 차원이다.

이것은 의료관광에도 적용해볼 수 있다. 의료관광, 의료서비스는 아직까지 병원이 주도하는 측면이 있다. 소비자는 그냥 병원에서 제시하는 의료서비스를 받는다. 병원이 중심이 되는 것이 제조업 중심 시장이다. 그러다가 유통업 중심 시장은 의료관광 상품을 개발하는 에이전시 중심시장이 될 수 있다. 그리고 의료서비스 제공업자가 아니라 의료의 소비자가 중심이 되는 쌍방향 시장이 될 수 있다. 그것이 좀 더 국가 간의 경계를 넘어 설 때 글로벌 시장이라고 얘기를 할 수 있다.

마케팅 커뮤니케이션에서 기존의 IMC에서 글로벌 IMC로 바뀌게 된 요인들이 있다. 이중에서 광고와 판촉의 글로벌화는 요인이 아니라 결과라고 얘기 할 수 있다. 보다 직접적인 요인이라고 얘기할 수 있는 것은 글로벌 소비자의 출현이다. 소비자들이 글로벌해졌다는 것이다. 글로벌 소비자를 얘기하는 것은 상당히 오래되었다. 1960년대 이미 국제마케팅에서 세계시장이 하나로 통합되고 있고 글로벌 소비자가 등장한다고 하였다. 흔히 예로 드는 것이 코카콜라다. 뉴욕에 있는 젊은이나 한국에 있는 젊은이나 방콕에 있는 젊은이나 모두 코카콜라 마시고 맥도날드를 먹는다.

그리고 소비자는 전자매체에 의해서 비슷해졌다. 최근에 한류가 우리나라에서 일본, 동남아시아를 넘어서 중국, 프랑스, 미국, 러시아도 퍼진다고 한다. 그런 것이 가능해진 것은 글로벌 소비자가 출현했기 때문이다. 유튜브의 출현으로 가능해졌다. 유튜브를 통해서 K-Pop이 알려졌다. 옛날에는 CD를 구입해야 했는데 이제는 언제든지 인터넷을 통해서 소비할 수 있다. 우리나라뿐 아니라 음반 산업이 글로벌화 되고 글로벌 소비자가 출현을 한 것이다.

그러면서 통합적 접근의 중요성을 인식하게 되었다. 앞에서 얘기한 것처럼 한두 개의 채널을 이용하는 것이 아니라 다양한 채널을 활용해야 한다는 것이다. 그 과정에서 다이렉트 마케팅과 데이터베이스 마케팅이 각광받기 시작했다.

글로벌 IMC를 위해서 글로벌 마케팅 조직이 필요하게 되었다. 글로벌한 차원에서의 통합이 필요하고, 그 나라의 국가 환경에 대해서 민감성을 증대시켜야 하고, 기업의 풍토가 글로벌 하게 바뀌어야 한다. 외국에 대한 학습이 되어야 한다.

글로벌 IMC의 요건을 보면 우선 글로벌 절차와 표준을 마련해야 한다는 것이다. 제품 지역이 아닌 고객에서 출발을 한다는 것이고, 출발할 때 고객의 가치에서 출발한다. 현재고객뿐만 아니라 잠재고객에서 어느 세분시장이 기업의 수익에 기여할 수 있는지 평가하고 기업의 수익을 많이 내줄 수 있는 집단에 집중을 해야 한다. 쌍방향적인 대응역량을 배양해야 되고 복합적인 시스템의 관리능력도 요구된다. 잠재고객하고 현재고객, 고객 중에서도 로열 고객이 있고 악성 고객이 있는데 이런 고객들을 다양하게 관리할 수 있는 것이 필요하다. 그리고 브랜드의 가치를 창출해야 하고, 재정적인 측정에 초점을 맞춰야 하고, 수평적인 조직을 운영을 해야 한다.

글로벌 IMC의 기획 과정을 보면, 우선 글로벌 고객의 데이터베이스를 분석한다. 이것은 상황분석과 비슷하다. 어느 표적시장이 재정적으로 우리에게 수익을 가져다줄 수 있는지 고객에 대한 가치평가를 한다. 브랜드와 만나는 브랜드 접점을 확인하고, 고객들이 특히 선호하는 매체를 파악을 한다. 브랜드와 기업과의 관계를 설정한다. 우리 브랜드에 호의적이고 충성도가 높은 고객이 있고, 경쟁사에 호의적인 소비자도 있다. 그것들을 잘 파악해서 적절한 관계를 설정한다.

그 다음 메시지와 인센티브를 개발하고 전달한다. 여기서 얘기하는 인센티브는 판촉의 측면을 얘기하는 것이다. 고객의 입장에서 여러 가지 사은 대잔치, 퀴즈잔치, 가격 할인 등이 인센티브다. 고객 입장에서 투자대비 수익을 추정하고, 거기에 대한 투자와 할당을 하고, 그리고 시장상황적인 평가, 측정을 한다. 마케팅 커뮤니케이션의 일반적인 기획 과정과 비슷하다.

글로벌 IMC 관점에서 의료관광을 접근 할 수 있다. 즉, 의료관광 소비자 데이터베이스를 구축할 수 있다. 그 다음에 어떤 관광객들이 우리에게 수익을 많이 창출하는지 파악할 수 있다. 그리고 의료관광에 대한 접점과 선호도를 파악하고, 한국 내지는 특정

지역과의 관계를 설정하고, 거기에 관한 메시지와 판촉적인 인센티브를 개발한다. 그리고 ROCI(Return On Customer Investment)를 추정한다. 우리가 이러한 마케팅 커뮤니케이션 노력을 기울였을 때 고객들이 특정지역에서 의료관광을 해서 얻을 수 있는 투자대비 수익을 추정을 해볼 수 있다. 그것에 따른 집중적인 투자와 할당을 하고, 시장상황적인 측정이 이루어 질 수 있다.

외국 언론도 주목하는 한국의 성형수술 관광

미국의 유력 일간지인 USA Today에서 '성형수술을 위해 의료관광객이 서울로 몰려들다'라는 제목의 기사를 통해 '성형 한류' 열풍을 조명했다. 다음은 이 기사내용의 요약이다.

서울에는 자체적으로 '뷰티 벨트'가 형성되어 200여 개의 성형외과 병원이 성업 중이다. 이들의 성형수술은 최첨단 기술력과 손재주를 앞세워 아시아인은 물론이고 아시아계 미국인들 사이에서 호평을 받고 있다. 특히 한류 열풍이 불면서 한국의 배우나 가수를 닮고 싶어 하는 외국의 관광객이 서울로 몰려들고 있다. 대부분의 한류스타들이 성형수술을 받았기에 고객 대부분은 자신들이 좋아하는 스타가 한 수술을 받기를 원한다.

베트남인 응엔 반 안 씨(31)는 싱가포르 출신 남편과 함께 코 성형수술을 받기 위해 서울의 유명 성형외과 병원을 찾았다. 송혜교의 열혈팬인 그녀는 "송혜교가 성형수술을 한 것으로 알고 있지만 그녀의 아름다움은 매우 자연스럽고 조화를 이뤘다"고 평가했다. 한국 드라마에 나오는 배우들이 모두 아름다우며, 자신도 그렇게 아름다워지고 싶기에 수술을 두려워하지 않는다고 밝혔다.

성형 한류에 빠진 아시아 나라들 가운데 특히 중국이 한국의 마법에 걸려 관광객이 급증하고 있다. 중국인들은 서양인보다 한국 연예인의 얼굴형이나 화장 패션 등이 동양인에게 더 잘 맞는다고 여겨 쌍꺼풀 수술 등을 많이 한다. 서울에서 규모가 가장 큰 성형외과의 경우 전체 고객 중 30%가 외국인이며, 이들 가운데 중국인이 90%에 달한다.

하지만 가장 큰 시장은 미국에서 온 관광객으로 이들이 전체 외국인 의료관광객의 32%를 차지한다. 주로 주한미군과 그 가족, 그리고 미국에 거주하는 한국계 미국인 및 동양계 미국인들이다. 한국의 성형수술 비용은 미국의 2/3 가격이기 때문에 이들이 선호한다. 또 백인들은 얼굴에 칼 대는 것을 꺼리고 주로 가슴수술이나 지방흡입술, 주름제거 수술을 선호하는 반면에 동양인들은 쌍꺼풀이나, 코, 광대뼈 교정 등 얼굴과 몸을 바꾸는 대수술을 주저하지 않고 과감하게 감행한다.

출처 : Calum MacLeod, 'Medical tourists flock to Seoul for cosmetic surgery', USA Today, 2011. 12. 26. 요약 번역

3

마케팅 커뮤니케이션과 문화적 차원

마케팅 커뮤니케이션과 문화적 차원

3장

이번 장에서는 의료관광과 문화적 차원에 대해서 살펴보겠다. 의료관광은 소비자들의 국제적인 이동을 전제로 한다. 한국 의료관광의 경우 주요 소비자는 국내환자들이 아니고 러시아, 일본, 중국이라든지 미국 혹은 유럽, 동남아 환자들이다. 따라서 의료관광 마케팅 커뮤니케이션 전략을 수립하기 위해서는 문화적 차이를 이해하는 것이 중요하다. 이 장에서는 왜 의료관광 마케팅 커뮤니케이션에서 문화가 문제가 되는가, 문화란 무엇이며 어떻게 표출되는가에 대해서 살펴보고, 특히 시간 및 종교의 문화적 차원에 대해서 살펴본다.

1. 문화의 의미와 중요성

가. 왜 문화인가?

문화적 차이를 이해하지 못할 때 서로 간에 불필요한 오해를 하게 되어 커뮤니케이션이 제대로 되지 않는다. 그래서 어떤 경우 문화란 시너지(synergy)의 원천이 되기보다 충돌의 원천이 되기도 한다. 문화의 차이란 작게는 불쾌를 자아내고 때로는 재앙을 부른다(Anokwa, Lin & Salwen, 2003). 이런 일화가 있다. 다국적 기업의 미국인 상사가 한국인 직원을 질책할 때다. 한국인 부하직원은 자신의 잘못을 뉘우친다는 의미에서 상사의 얼굴을 보지 않고 뒤통수만 긁었다. 미국인 상사의 입장에서 그것은 더 화나게 만드는 행동이었다. 상사가 꾸짖고 있었는데 얼굴도 쳐다보지 않고 뒷머리만 계속 만지는 행동이 대단히 무례해보인 것이다. 한국 사람은 내가 잘못하면 '죄송합니다. 죽을죄를 졌습니다. 제가 감히 어떻게 얼굴을 쳐다봅니까'라는 의미에서 고개를 들지 못하고 상사를 쳐다보지 않는다. 문화적 차이를 이해하지 못하면 이렇게 비즈니스 상황에서 심각한 문제를 야기할 수 있다.

그림 3-1 : 베네통의 인쇄광고

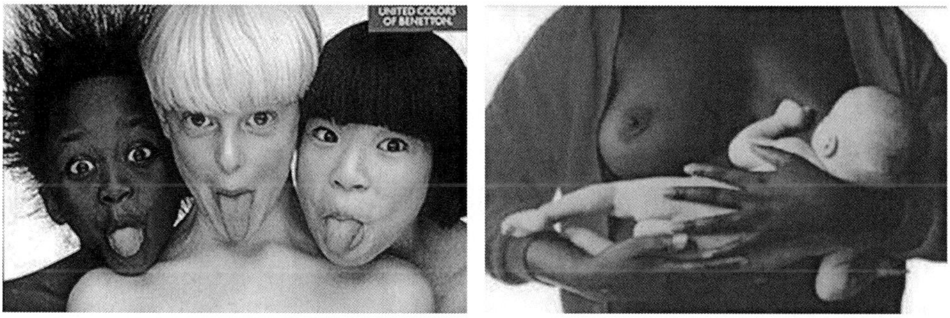

광고 마케팅에서도 마찬가지다. 베네통 광고는 전 세계에 동일한 광고를 집행하는 것으로 유명하다. 이런 표준화 전략을 구사하다보니까 문화적 충돌이 일어난다. 〈그림 3-1〉은 베네통 광고다. 백인종 흑인종 황인종의 어린아이 3명이 나오는 왼쪽의 광고는 논란이 많았다. 특히 속살을 보이는 것을 금하는 중동에서 아이들이 혀를 날름거리는 이 광고는 어린이 포르노라고 해서 반발을 불러 일으켰다.

흑인 여자가 백인 아기에게 젖을 먹이는 오른 쪽 광고는 미국 내 흑인들로부터 반발을 샀다. 미국에서 흑인 유모가 백인을 키웠던 아픈 역사적 기억을 상기시킨다는 이유에서였다. 이러한 문화적 차이는 흑인의 역사적인 경험을 공유하지 않은 외부인들은 이해하기 어려운 측면이 있다. 이것은 마치 우리나라에서 2004년에 한 유명 여배우의 누드 화보에 대한 시민단체의 반발과 유사하다. 외국인이 보면 그저 단순하게 토속적인 누드화보로 보일 수도 있다. 하지만 우리나라 사람들에게는 일제강점기 종군위안부의 아픈 역사적 기억을 되살리기 때문에 받아들이기 어려웠다.

관광마케팅과 관련된 문화적 차이를 보여주는 광고는 〈그림 3-2〉의 호주 관광청 광고다. 이 광고는 관광객을 맞이하기 위해 준비하는 호주의 아름다운 모습을 보여주면서 마지막에 'So where the bloody hell are you?'라는 슬로건으로 마무리한다. 우리말로 하면 '당신은 도대체 어디에 있나요?'정도 될 것이다. 그런데 여기서 'bloody hell'이라는 표현이 문제가 되었다. 말 그대로 하면 '피투성이 지옥'이다. 우리말의 '빌어먹을' '우라질' '염병' '맙소사' 정도와 비슷하게 사용되는 감탄사다. 이러한 표현이 문제가 되어서 영국에서는 이 광고에 대한 패러디도 등장했으며 결국 방영이 금지되었다. 이처럼 같은 영어권 국가라 해도 나라마다 같은 표현에 대한 뉘앙스에 미묘한 차이가 있으며, 그것이 뜻하지 않게 큰 논란을 불러일으킬 수 있다.

그림 3-2 : 호주관광청의 TV 광고

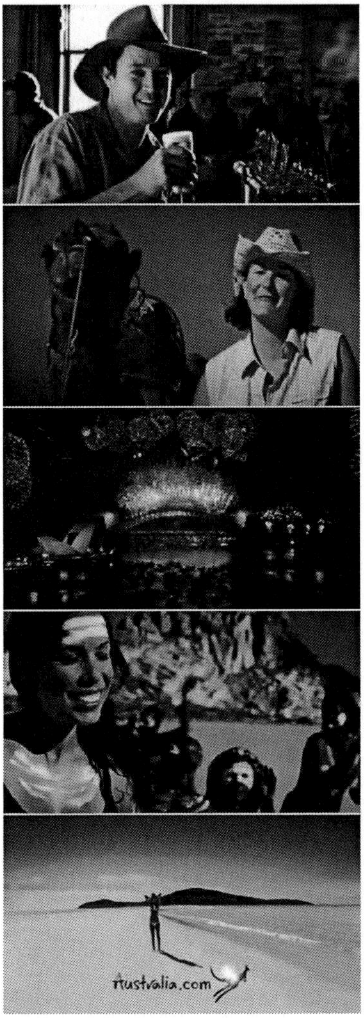

나. 문화의 정의와 쟁점

흔히 '문화적이다'라고 하면 '예술적이다' '고상하다' '세련되었다' '교양이 있다'는 의미로 많이 쓴다. 하지만 국제마케팅에서 사용되는 문화라는 개념은 이 보다 훨씬 넓은 의미를 갖는다. 호프스테드(Hofstede, 1991)라는 인류학자는 문화는 어떤 환경에서 사람의 집단적인 정신적 프로그램밍(collective mental programming)이라고 했다. 문화는 단순이 개인적인 특성이 아니다. 동일한 교육과 문화에 의해 조건화된 많은 사람들을 포괄한다. 따라서 우리가 하는 일상적인 모든 것이 문화라고 볼 수 있다.

호프스테드는 〈그림 3-3〉처럼 문화는 일종의 양파와 같다고 했다. 한 사회의 문화는 그 사회의 가치, 제의, 영웅, 상징을 통해 표현된다는 것이다. 한 사회마다 중요시하는 가치가 다르다. 충효(忠孝) 혹은 집단 내에서의 조화를 가치 있게 여기는 사회가 있는가 하면, 민주주의나 개인의 자율성을 가치 있게 내세우는 사회가 있다. 한 사회에서

그림 3-3 : 문화의 표현

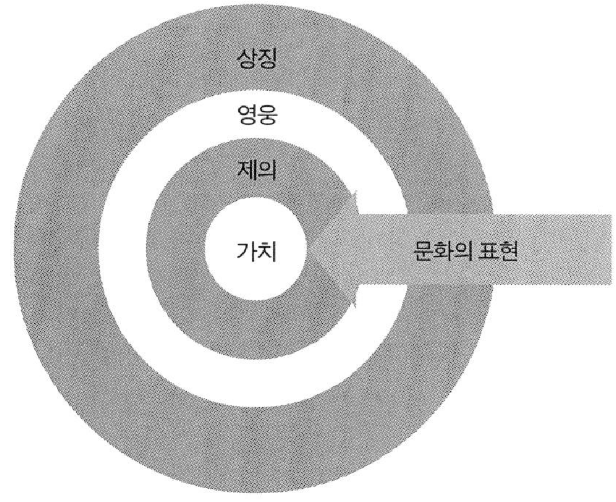

출처 : de Mooij(1998), p45

내세우는 가치에 의해서 문화가 표현된다. 문화는 제의(祭儀)를 통해서도 표현된다. 미국사람들은 추수감사절 때 칠면조를 먹고, 우리나라 사람들은 추석 때 송편을 먹는다. 우리나라는 결혼식 때 신부가 서양식 하얀 웨딩드레스를 입고 하객들 앞에서 결혼식을 올린 후 한복을 입고 또 시부모님께 폐백을 드린다. 전통과 서구문화가 혼재된 한국문화의 현주소가 이러한 제의를 통해서도 드러난다.

문화는 영웅을 통해서도 표현된다. 만화나 영화에서 표출되는 미국사회의 대표적인 영웅은 슈퍼맨이나 배트맨, 스파이더맨 등이다. 이들 영웅은 개인주의 등 미국문화의 특징을 그대로 드러낸다. 1970년대만 해도 한국사회의 영웅은 강제구 소령 같은 군인이었다. 수류탄에 자기 몸을 던져서 장렬하게 사망함으로써 다른 부대원들을 구한 그는 집단을 위해 자신을 희생하는, 다분히 국가주의적 영웅이었다. 그와 대조되는 것이 2000년대 SKT의 기업이미지 광고 '사람을 향합니다' 시리즈 광고 중에서 '영웅'편이다(〈그림3-4〉 참조). "우리는 모두 누군가의 영웅입니다"라는 카피는 오늘날 한국사회가 소중하게 여기는 가치와 영웅이 무엇인가를 잘 나타낸다. 바로 이런 영웅을 통해서 한 사회의 문화가 표출된다.

다음으로 여러 가지 상징을 통해서도 문화는 발현된다. 똑같은 상징이라도 문화에 따라 그 의미가 다르다. 까마귀는 서양에서 재수 없는 새, 불길한 흉조의 상징이다. 그런데 원래 동양에서는 길조(吉鳥)로 여겨졌다. 특히 만주나 몽골 등 우랄 알타이 문화

그림 3-4 : SKT 광고 '우리는 모두 누군가의 영웅입니다'

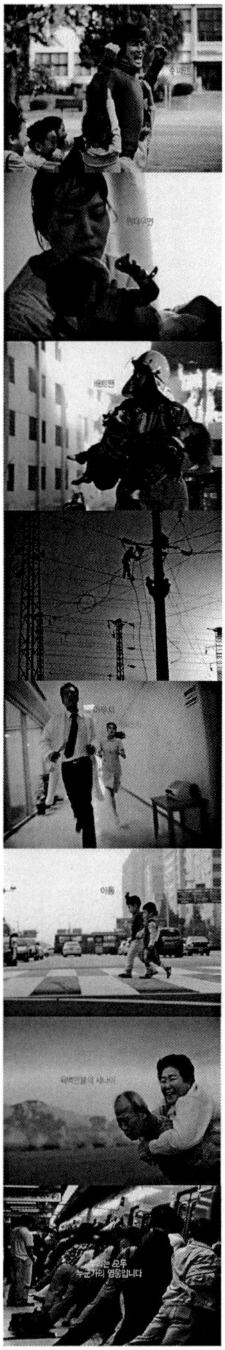

에서 까마귀는 지혜의 상징이었다. 다리가 셋 달린 까마귀인 삼족오(三足烏)는 옛날 고구려의 상징이었다. 또 반포보은(反哺報恩)이라는 사자성어도 있다. 까마귀만큼 자기 부모한테 잘 하는 새가 없다고 하여, 효성스러운 새로 표상되었다.

까마귀가 동양에서 지혜의 상징이었다면 서양에서는 부엉이가 지혜의 상징이었다. 독일의 철학자 헤겔은 '미네르바의 부엉이는 황혼이 되어야 그 날개를 편다'라는 유명한 말을 남겼다. 여기서 부엉이는 지혜의 신 미네르바의 상징으로, 이 말은 철학과 현실과의 관계를 은유적으로 표현한 것이다. 그런데 전통적으로 우리나라에서는 부엉이가 죽음을 상징하는 불길한 새였다. 『조선왕조실록』에 보면 부엉이가 대궐에서 울면 불길하다 하여 해괴제(解怪祭)라는 제사를 지낸 것으로 나온다. 문화가 상징을 통해 표현되면서 문화 사이의 갈등이 상징투쟁으로도 나타난다. 우리나라 문화가 서구화되면서 전통 문화에서 지혜의 상징이었던 까마귀는 재수 없는 새로 여겨지고, 불길함을 상징하던 부엉이는 지혜의 새로 표상된다.

때문에 문화의 차이와 유사성을 잘 이해해야 한다. 문화의 차이를 이해함에 있어서 '여기서 만들어지지 않은 신드롬'(Not-invented-here syndrome)이라는 것이 있다. 자기들이 만든 것이 아니면 즉, 원래의 토속적인 것이 아니면 사람들은 그것을 거부하는 경향이 있다. 따라서 다른 문화에 대해 균형잡힌 시각을 갖는 것이 중요하다.

국제 마케팅 커뮤니케이션에서는 특히 두 가지 딜레마가 있다(de Mooij, 1998). 하나는 자문화중심주의(Ethnocentrism)다. Ethno라고 하는 것은 ethnic

그림 3-5 : 까마귀는 동양 전통문화에서 길조였다. 고구려의 상징 삼족오 문양

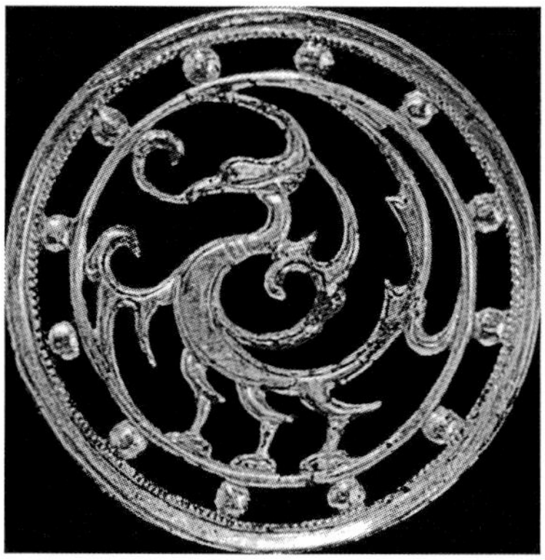

그림 3-6 : 서양에서 지혜를 상징하는 미네르바의 부엉이

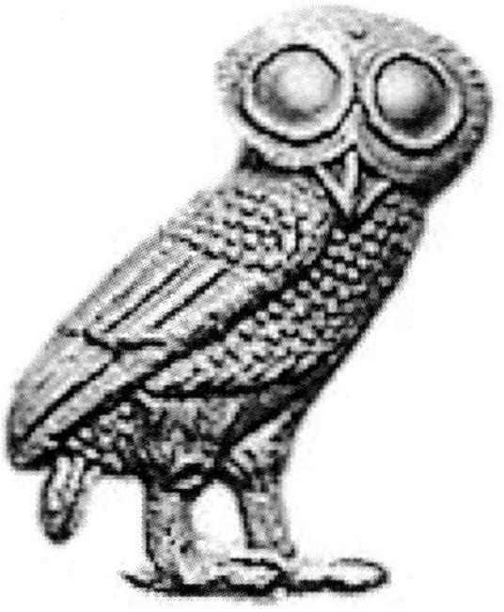

즉, 인종이다. 자기의 문화 인종(ethno)을 중심으로(centric) 생각하는 사고방식이다. 사람들은 다 '자기문화에 갇힌 죄수'(prisoners of one's own culture)라 할 수 있다. 개인적으로 자기가 제일 잘났다고 생각하는 자기본위 편향(self-serving bias)이 문화적 차원으로 확대된 것이다. 이러한 자문화중심주의는 뿌리가 깊다. 동양에서 중국은 자기문화가 최고이고 나머지는 전부 오랑캐라고 여기는 중화사상(中華思想)에 사로잡혔다. 서양에서도 고대 그리스에서는 자기네만 문명인이고 나머지는 전부 바르바로스(Barbaros)로 여겼다. 바르바로스란 그리스어를 쓰지 않는 야만인이란 뜻으로 오늘날 바바리안(barbarian)이란 말도 여기서 유래했다. 이런 자문화중심주의를 극복하는 것은 오늘날 국제 마케팅 커뮤니케이션의 실무자가 갖추어야 할 가장 기본적인 자세다.

문화를 이해하는 데 있어서 또 하나 중요한 것은 에틱(etic)과 에믹(emic) 사이에서 균형을 유지하려는 태도다. 원래 etic이란 말은 음성론을 뜻하는 phonetic에서 유래했고 emic은 음운론을 뜻하는 phonemic에서 왔다. '아~'라는 소리를 다루는 음성론은 보편적이다. 그런데 그러한 소리를 '아'나 'あ' 혹은 'A'로 다르게 표상하고 인식하는 음운론은 상대적이다. 음성(phonetic)은 누구나 똑같지만 음운(phonemic)은 문화마다 다르다. 마찬가지로 에틱은 음성처럼 문화중립적(culture-neutral)이며 보편적이다. 다른 문화의 행동을 기술하기 위해 외부의 보편적인 준거틀을 이용하는 것이다. 에믹은 문화구속적(culture-specific)이다. 특정한 하나의 문화 행동을 기술하기 위해 내부자적 관점에서 접근하는 것이다. 국제 마케팅 커뮤니케이션의 전략을 구사할 때는

에틱적 관점과 에믹적 관점이 서로 적절하게 균형을 이루어야 한다. 이를테면 러시아 소비자를 겨냥하여 의료관광 홍보 전략을 구사할 때, 러시아 문화의 내부적인 관점에서 그 문화를 이해하고 기술하는 것도 필요하고, 다른 문화의 외부자적인 시각에서 일반적인 마케팅 커뮤니케이션의 준거틀을 활용하여 접근하는 균형적인 태도가 요구된다.

2. 시간의 문화적 차원

문화적 차원을 이해하는 것이 중요함을 보여주는 영역이 시간이다. 시간이라는 것 자체는 보편적이다. 하지만 시간에 대한 우리의 생각 및 시간이 표출되는 양상은 문화마다 다르다. 어떤 문화에서는 시간을 물레방아처럼 돌고 도는 것으로 이해한다. 어떤 문화에서는 시간을 되돌아가는 것 없이 끊임 없이 흘러가는 것으로 표상한다. 서구의 광고에서는 시계를 효율성의 상징으로 많이 사용하지만, 다른 문화권에서는 전혀 다르게 이해될 가능성이 있다. 문화마다 시간에 대한 관념이 다르기 때문이다. 따라서 시간의 문화적 차원에 대해 이해하는 것은 국제 마케팅 커뮤니케이션에서 흥미 있는 영역이다(de Mooij, 1998).

가. 시간의 도상학

시간이 문화적으로 어떻게 이해되고 있는가를 알기 위한 한 가지 방법은 시간이 예술사에서 어떻게 표현되었는가를 살펴보는 것이다. 예술사에서 시간이 어떻게 표현되었는가를 파악하는데 도움이 되는 학문이 도상학(Iconography) 혹은 도상해석학(Iconology)이다. 서양의 미술사를 보면 도상(圖像) 즉, 아이콘(Icon)이라는 것이 있다. 오늘날 컴퓨터에서 여러 가지 명령어를 알기 쉽게 표현한 것이 아이콘 즉, 도상이다. 이처럼 각 그림에는 무엇인가를 상징하는 도상이 있다. 누구나 가장 쉽게 알 수 있는 도상은 큐피드의 화살이다. 그림에서 보통 큐피드는 화살을 들고 있고, 이 화살에 맞으면 대책 없이 사랑에 빠진다는 의미는 누구나 쉽게 파악할 수 있는 도상이다.

물론 이렇게 누구나 쉽게 알 수 있는 도상도 있지만, 많은 경우 도상의 의미를 파악하기는 쉽지 않다. 그림 속에 나타난 도상이 미술사에서 어떻게 표현되고 그 의

초상화에 숨겨진 의미

그림을 보고 누구나 쉽게 알 수 있는 도상도 있지만, 많은 경우 전문가가 아니면 예술사에 나타난 도상의 의미를 파악하기 쉽지 않다. 이를테면 나폴레옹의 초상화를 보면 나폴레옹이 윗옷의 단추를 풀고 그 속에 손을 넣고 있다. 나폴레옹이 이런 포즈를 취한 것은 위장병이 있어서 배가 아파서 늘 손으로 배를 문질렀기 때문이라는 설이 있다. 그런데 서양의 많은 초상화를 보면 나폴레옹 뿐 아니라 의외로 많은 사람들이 비슷한 포즈를 취하고 있음을 알 수 있다. 19세기 인물인 마르크스는 물론 심지어 20세기 인물인 스탈린의 초상화도 보면 동일한 포즈를 취하고 있다.

초상화에서 이런 포즈를 취한 인물들의 공통점은 모두 프리메이슨(Freemason)이라는 조직의 일원이었다는 것이다. 프리메이슨은 원래 중세 석공들의 친목 모임에서 출발한 조직으로 지금도 활동한다. 프리메이슨은 근대에 들어서면서 계몽주의 사조에 호응하여 세계시민주의적인 의식과 함께 자유주의와 박애주의적 입장을 취했다. 그러면서 많은 유럽의 지식인 정치인들이 가입한 비밀조직이 되었다. 서양 근대사에서 프랑스 대혁명 등 중요한 정치적 사건에 관련이 있다고 하지만 과장된 면도 있다고 한다.

뉴턴이나 나폴레옹, 아이슈타인, 루스벨트, 심지어 마르크스, 스탈린도 다 프리메이슨이었다는 주장이 있다. 나폴레옹을 비롯하여 마르크스나 스탈린 초상화에서 비슷한 포즈를 취한 것은 자신이 프리메이슨의 일원임을 암시한 것이라는 설이 있다. 즉, '나는 프리메이슨을 위해 일하고 프리메이슨을 믿으며 프리메이슨의 일부다'라는 것을 나타내는 일종의 도상(圖像)인 셈이다.

그림 3-7 : 동일한 포즈를 보여주는 나폴레옹과 마르크스의 초상화

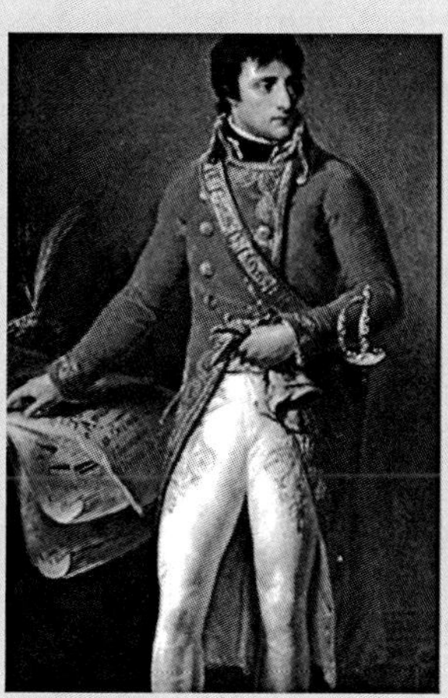

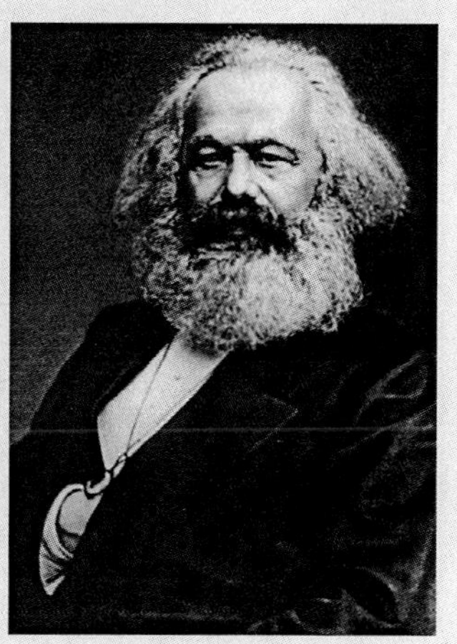

미가 무엇인가를 해석하는 학문이 도상학 혹은 도상해석학이다. 파노프스키(Erwin Panofsky)라고 하는 유명한 예술사학자가 있다. 그는 「아버지 시간」이라는 논문에서 시간이 어떻게 표현되는가를 도상해석학적으로 분석한 바 있다(Panofsky,

1967/2002).

재미있는 것은 시간에 대한 도상해석학의 출발을 이탈리아 바워리(Bowery) 저축은행 광고 분석에서부터 시작했다는 점이다. 이탈리아의 저축은행 광고의 심벌마크를 보면 백발의 앞머리를 휘날리면서 낫을 들고 달려가는 노인이 있다(〈그림 3-8〉 참조). 예술사학자인 파노프스키는 사람들이 흔히 지나치는 이 광고를 보면서 서양미술사에서 면면히 이어져오는 '아버지 시간의 도상'을 떠올린다고 했다. 또 그 도상학적 연원을 고대 메소포타미아까지 거슬러 올라가면서 시간이 서양미술사에서 어떻게 표현되었고 역사적으로 어떻게 변천했는가를 고찰했다.

그림 3-8 : 바워리 저축은행광고의 심벌마크와 시간의 신 크로노스

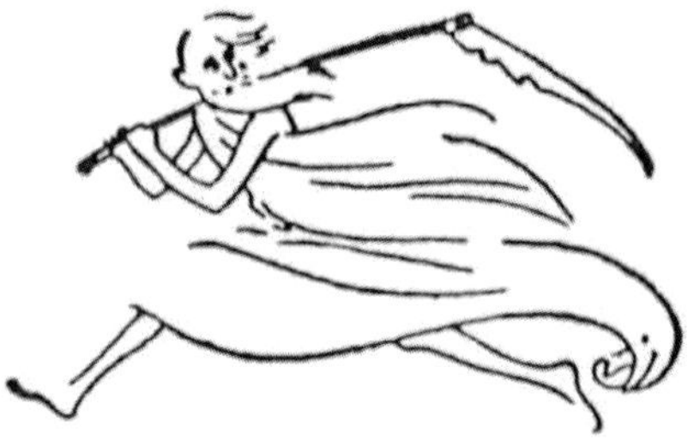

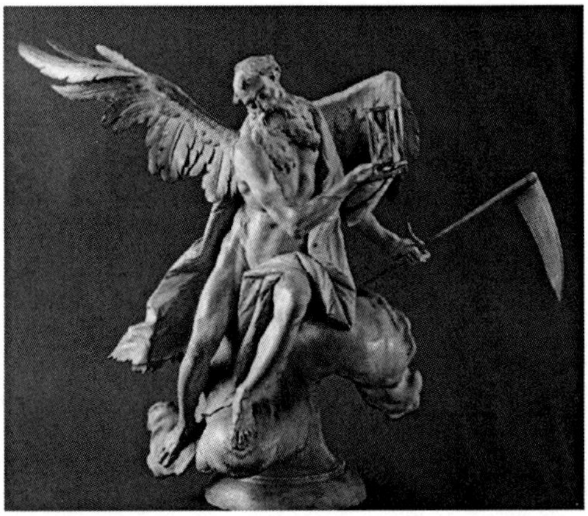

원래 서양에서 시간은 아버지로 표상되고 공간은 어머니로 표상된다. 즉, '아버지 시간'(Father time)이란 표현과 '어머니 대지'(Mother nature)란 표현을 많이 쓴다. 대지(大地)의 여신은 가이아 혹은 텔루스다. 대지는 우리를 어머니처럼 따뜻하게 품어준다. 그런데 시간은 잔혹한 아버지다. 서양미술사에서 아버지 시간은 크로노스 혹은 사투르누스로 표현된다. 크로노스는 그리스 신화에서 시간의 신이며, 로마 신화에서 농업의 신인 사투르누스와 동격이다. 크로노스는 티탄족의 하나로서, 태초의 신인 우라노스의 아들이며, 제우스의 아버지다. 크로노스는 아버지 우라노스를 거세하여 몰아냈지만, 자식이 자신을 몰아낸다는 예언이 두려워 자식이 태어날 때마다 집어삼켰다. 하지만 결국 아들 제우스에게 패해서 타르타르에 감금된다.

원래 서양미술사에서 아버지 시간은 이러한 크로노스/사투르누스의 도상으로 표현된다. 신화의 초창기에 등장한 신이기에 다소 침울하고 괴팍한 노인으로 표현되고 농업의 신이기에 낫을 들고 있다. 보통 날개가 달려있으며 대부분 벌거벗었고, 여기에 모래시계, 자신의 꼬리를 집어 삼키는 뱀이나 용이 첨가되기도 한다. 아버지 시간의 도상에 꼭 등장하는 낫은 모든 것의 목을 베어버리는 잔혹함을 나타내며 '마치 낫처럼 스스로에게 되돌아오는 시간'으로 많이 해석된다. 자식을 집어삼키는 크로노스처럼 자신에 의해 창조된 모든 것을 집어삼키며, 그 이미지는 자신의 꼬리를 집어삼키는 뱀으로 그려진다. 기회의 신 이미지와도 중첩 되어 앞머리를 휘날리지만 뒷머리는 없다. 시간이란 다가올 때 앞머리를 낚아채야지 뒤돌아갈 때는 잡으려 해도 뒷머리가 없다. 바워리 저축은행 광고는 서양 미술사에서 면면하게 전해지고 있는 아버지 시간의 도상 중 일부를 나타낸 것이다.

그런데 시간에 대한 이러한 도상학적 분석을 통해 드러난 시간개념은 다분히 서양적인 표상일 수 있다. 우리가 익숙한 많은 도상 및 이미지는 다분히 서양적인 것이 많다. 의외로 동양문화권의 관념 혹은 도상은 다른 경우가 많다. 이를테면 광고나 만화 영화에 수없이 나타나는 인어공주의 도상도 서양의 것이다. 인어공주 비슷한 표상이 동양에도 있었다고 한다. 『산해경』(山海經)에 보면 중국 사람들도 물속에서 반인반어(半人半魚)가 있다고 생각했다. 다른 것은 동양에서는 성인 남자다. 서양은 인어공주, 동양은 인어아저씨인 셈이다.

그림 3-9 : 안데르센의 동화 『인어공주』에 나오는 빌헬름 페데르센의 삽화

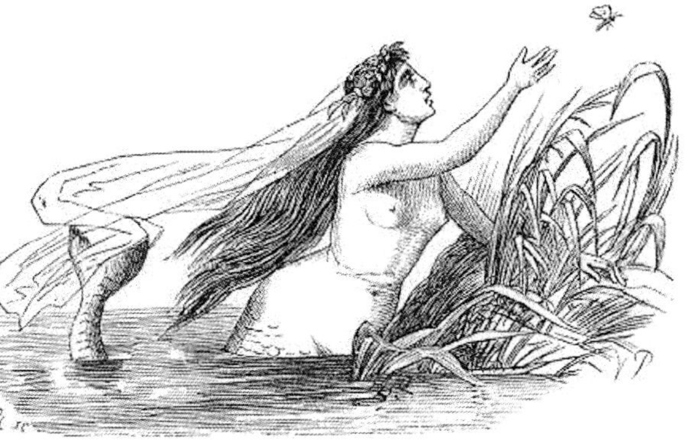

그림 3-10 : 중국고전 『산해경』에 나오는 인어아저씨 그림

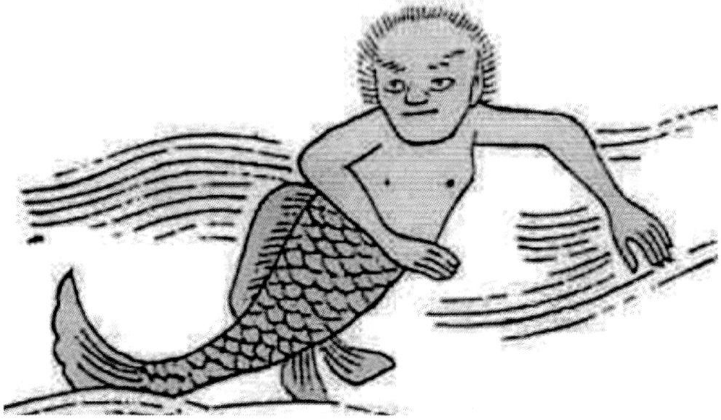

나. 시간의 분류

고대 그리스에서는 시간을 두 가지로 분류했다. 앞에서 언급한 크로노스와 카이로스다. 크로노스는 과거에서 미래로 그냥 쭉 흘러가는 시간이다. 우리가 흔히 생각하는 시간으로써 양적인 시간이고, 물리적 시간이며, 수평적 시간이라 할 수 있다. 카이로스는 인간의 삶이나 우주의 발전과정에서 전환점을 이루는 어떤 결정적인 순간, 혹은 기회의 시간이다. 질적인 시간이고, 수평적으로 쭉 흘러가는 그 시간 중에서 어떤 한 순간의 단면을 자른 순간이라는 점에서 수직적인 시간이다. 초월적인 존재를 경험하는 종교적인 시간, 혹은 몰아의 경지에서 예술작품을 감상하거나 창작하는 심미적 시간이 카이로스적 시간의 대표적인 사례다.

광고에서는 크로노스적인 시간보다는 질적으로 충만한 카이로스적 시간을 보여주는 경우가 많다. 〈그림 3-11〉의 맥심커피 광고에서는 애인과 함께 하는, 커피처럼 진한 순간을 보여준다. 무심히 흘러가는 물리적인 시간을 멈추게 하고 싶은 그 순간, 사랑이 시작되는 질적으로 충만한 카이로스적인 시간이다.

리바이스 광고 중에서 '엘리베이터 판타지' 편은 크로노스적 시간과 카이로스적 시간을 동시에 보여주는 흥미 있는 사례다. 이 광고에서 두 남녀가 우연히 엘리베이터를 같이 탄다. 엘리베이터를 타고 내려오는 1분도 안 되는 짧은 순간에 등장인물은 판타지에 빠진다. 상상 속에서 두 사람이 만나서, 사랑에 빠지고, 결혼식을 올리고, 임신하고, 아기를 낳는다. 물리적인 시간은 불과 1분도 채 되지 않는 지극히 짧은 순간이다.

그림 3-11 : 맥심커피 광고

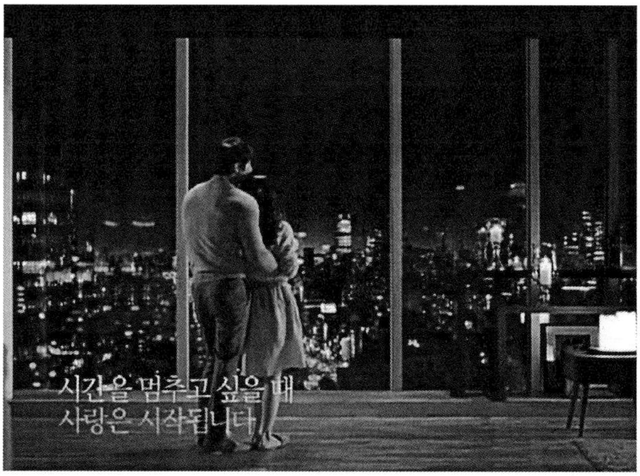

그 짧은 순간에 최소한 1년 이상이 되는 인생의 가장 행복한 시간이 그야말로 주마등처럼 지나간다. 양적인 크로노스적 시간은 1분도 채 되지 않는 순간이지만 카이로스

그림 3-12 : 카이로스적 시간과 크로노스적 시간을 동시에 보여주는 리바이스 광고

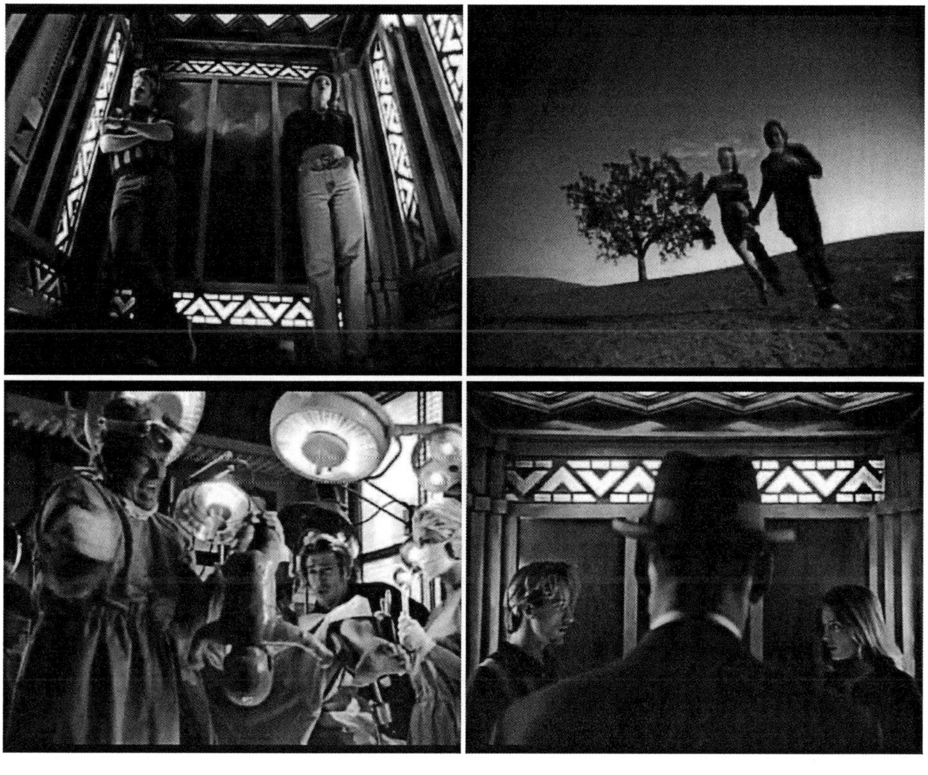

적인 시간은 질적으로 충만한 무한대의 순간이다.(〈그림 3-12〉 참조)

동양과 서양의 문화적인 차이를 더 극명하게 보여주는 것은 모노크로닉(monochronic)한 시간과 폴리크노닉(polychronic)한 시간의 구분이다. 이것은 사람들이 시간을 어떻게 관리하는가를 가지고 분류한 것으로 줄여서 M시간과 P시간으로 부른다. M은 Mono의 약자로 단일하다는 뜻이고, P는 Poly의 약자로 복수의 의미다. M시간의 문화는 시간이 단선적으로 진행한다고 보며, 한 번에 하나씩 처리하는 문화다. P시간의 문화는 시간이 단선적으로 진행한다고 보지 않고 어떤 점에서는 순환적이라고 보며 동시에 여러 가지를 처리하는 문화다.

요즘은 많이 없어졌지만 약속시간에 늦게 나타나는 이른바 '코리안 타임'이라고 하는 것도 P시간의 문화적 특성을 보여준다. 일분일초를 다투며 컨베이어 벨트처럼 항상 시간을 정확하게 활용하려는 문화는 M시간의 문화다. 느긋하게 이것저것을 동시에 하는 문화는 P시간의 문화다. 전통 사회가 P시간의 문화라면 서양의 근대는 M시간의 문화라 할 수 있다. 〈그림 3-13〉과 〈그림 3-14〉에서 보듯 광고에서도 M시간의 문화와 P시간의 문화가 다르게 표현된다.

특히 M시간의 문화에서는 시간은 돈이고 권력이라는 상징성을 갖는다. 어떤 공연에서도 가장 인기 있는 주인공 가수는 맨 나중에 나온다. 약속시간에 보통 지위가 낮은 사람이 먼저 나가서 기다려야지, 지위 높은 사람을 기다리게 하는 것은 예의가 아니다. 시간을 얼마나 마음껏 활용할 수 있느냐가 그 사람의 지위와 권력을 상징적으로 보여준다. 영국의 여왕은 시계를 보지 않는다는 말이 있다. 최고 권력자는 시간에 구애받지 않는다. 시간은 그를 중심으로 흘러가는 것이며, 아랫사람이 그의 시간에 맞추어야 한다.

일본은 공적 영역에서는 M시간의 문화가 적용되고, 사적 영역에서는 P시간의 문화가 적용된다고 한다. 그런데 일본인뿐 아니라 대부분 현대인은 두 가지 시간개념을 혼용해서 쓰고 있다. 업무상 중요한 약속일 때는 시간을 정확하게 지키고 효율적으로 활용하려 한다. 그런데 여러 명의 친구들이 함께 만나는 지극히 사적인 모임에서는 조금은 느긋하게 시간을 허비한다.

그림 3-13 : 일분일초를 다투는 M시간의 문화를 보여주는 광고

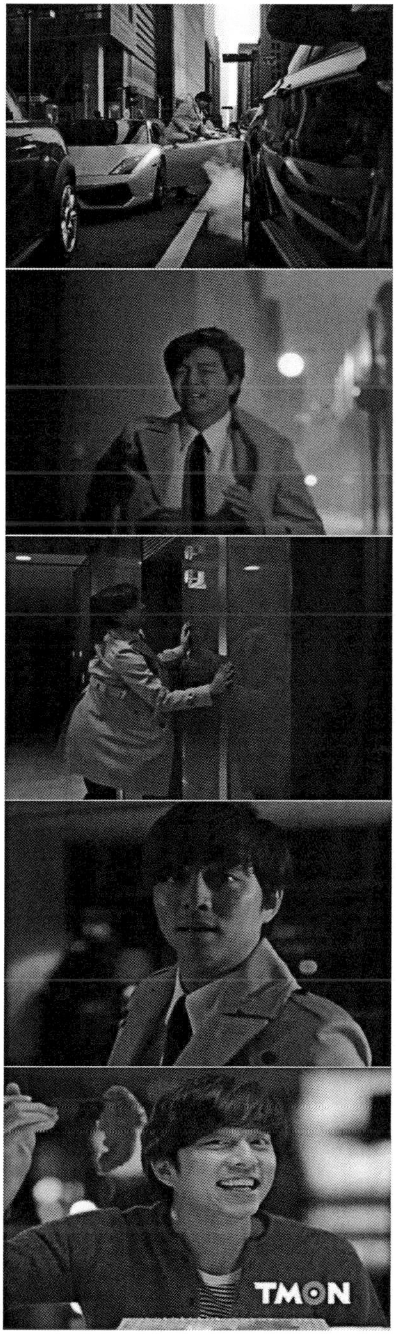

그림 3-14 : 느긋하게 한 번에 여러 가지 일을 하는 P시간의 문화를 보여주는 광고

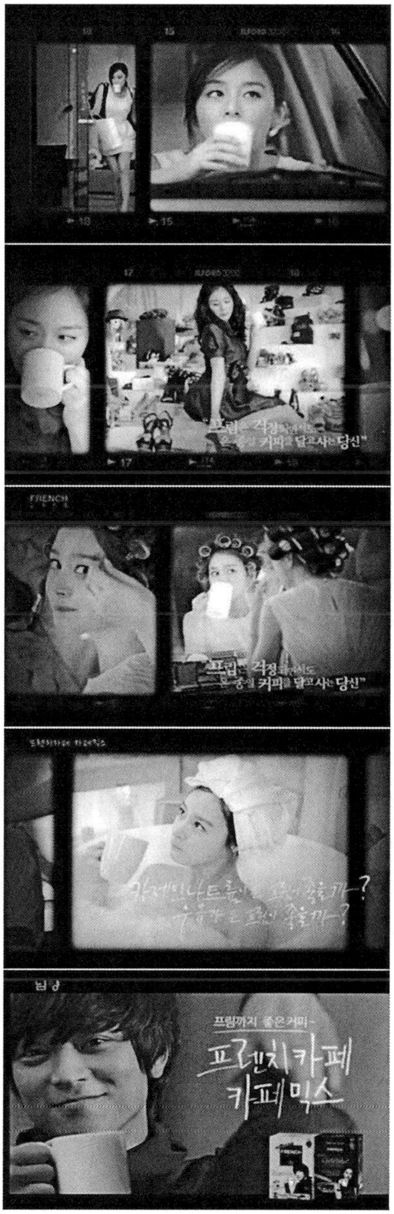

3. 종교의 문화적 차원과 마케팅 커뮤니케이션

가. 문화의 토대, 종교

흔히 가장 보편적이라 생각하는 시간을 이해함에 있어서도 문화적 차원이 개입됨을 살펴보았다. 시간 못지않게 국제 마케팅 커뮤니케이션에서 문화적 차원의 중요성을 보여주는 영역이 종교다. 잘 살펴보면 종교는 우리 문화 속에 깊이 스며있다. 종교가 우리 생활에 밀접히 관련되어 있다는 것은 그 나라 최고 권력자의 취임식을 보아도 알 수 있다. 미국에서 대통령이 취임할 때는 성경 위에 손을 얹는다. 부시 대통령 취임식 장면을 보면, 성경에 왼손을 얹고 그 성경을 영부인이 들고 오른손으로 선서한다. 일본의 총리 취임에서는 천황이 중요하다. 일본의 토착종교인 신도(神道)는 천황을 섬긴다. 일본 총리는 천황으로부터 임명장을 받는다. 그때 천황에게 90도로 허리를 굽혀서 예를 표한다. 최고 권력자의 임명식만 보아도 그 나라가 어디에 기초한 문화인지 알 수 있다.

마케팅 커뮤니케이션의 토대는 경제활동이다. 경제와 종교의 관계를 살펴보면 다음과 같다(신인섭 신기혁, 2004). 우선 공휴일, 특히 국경일은 종교에 따라 크게 다르다. 국경일은 광고 마케팅과도 밀접하게 관련되어 있다. 공휴일에 선물이 오고가고 매출

그림 3-15 : 성경 위에 손을 얹고 취임선서를 하는 미국의 부시 대통령

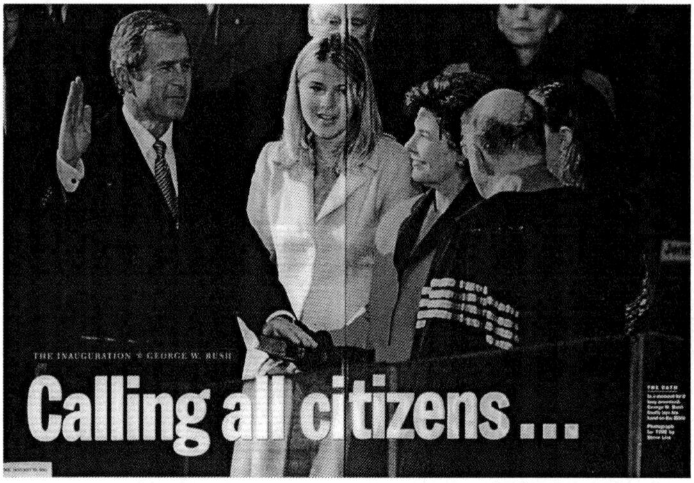

이 늘어나며 그 어느 때보다 마케팅 활동이 치열해지기 때문이다. 소비패턴은 종교의 영향을 많이 받는다. 이슬람교도는 돼지고기를 먹지 않고, 힌두교도는 쇠고기를 먹지 않는다. 여성의 경제적 역할은 문화에 따라 차이가 심하다. 여성의 사회참여가 제한되는 이슬람 국가에서 볼 수 있는 바와 같이, 그 밑바탕에는 종교가 깔려 있다.

종교단체도 경제활동과 관련되는 일이 있다. 종교행사 때 대규모 종교기관이 소비의 주체이기도 하고, 신제품 도입이 그 시장의 지배적인 종교단체나 기관의 의견과 상치될 경우에는 문제가 될 수 있다. 특히 제품을 촉진하는 광고가 특정 종교와 상충할 때 문제가 많이 발생한다. 이처럼 종교는 문화 특히 경제활동과도 깊은 연관성이 있기 때문에, 의료관광과 같이 국제적인 비즈니스를 하려면 이러한 점을 파악하는 것이 중요하다.

그림 3-16 : 일본종교 신도는 천황을 섬긴다. 아키이토 일본 천황으로부터 깊이 고개를 숙이고 임명장을 받는 일본 고이즈미 총리

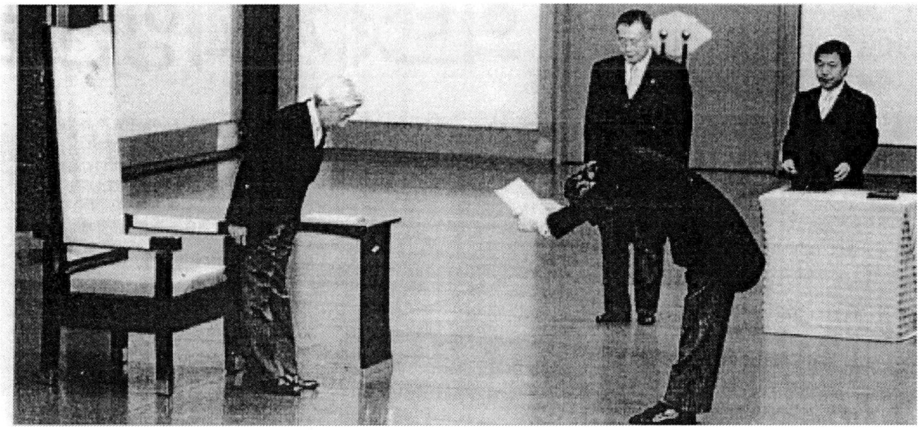

나. 종교와 광고

마케팅 커뮤니케이션에는 그 나라의 문화가 스며있고, 문화는 종교에 기초한다. 따라서 의료관광의 마케팅 커뮤니케이션을 이해하려면 종교를 이해하는 것이 중요하다. 〈그림 3-17〉은 아우디자동차 광고다. 아우디자동차가 도전해온 것들, 그리고 아우디가 도전할 수 없는 유일한 것, 그것은 바로 성경뿐이라는 메시지다.

그림 3-17 : 아우디 광고

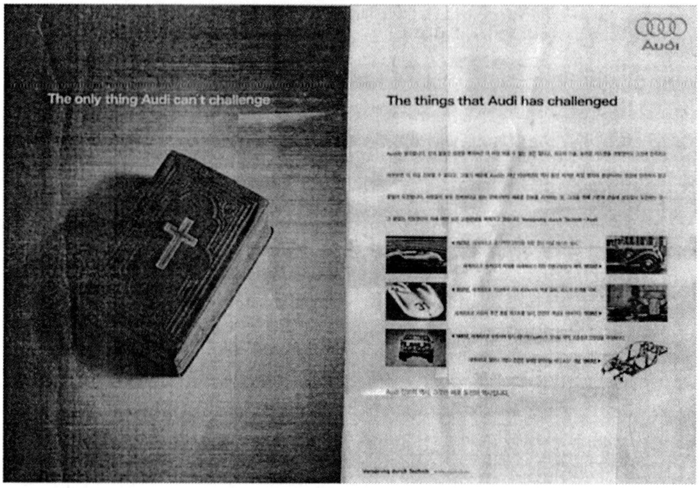

그런데 광고에서 이렇게 종교를 다룰 때는 조심해야 한다. 어떤 종교를 광고에서 노골적으로 드높일 때 그 종교를 믿지 않는 비신자들로부터 반발을 살 수 있기 때문이다. 또 어떤 종교의 신성함을 모독하는 표현은 해당 종교를 믿는 신도들로부터 역시 반발을 살 수 있다.

우리나라 수협은행의 방송광고는 지나친 종교편향이 논란이 된 사례다. 수협은행이 방송광고에서 '하나님의 깊은 사랑은 깊고 넓은 바다입니다. 주님의 사랑을 키우는 은행, 수협은행'이라고 멘트를 했다. 이것이 국정감사에서까지 문제가 되었다. 공적 이익을 실현하기 위한 어민들의 자주적인 협동조직인 수협의 정체성에 비추어볼 때 지나친 종교편향이라는 것이다.

광고의 표현이 특정 종교에 대한 신성모독이라는 주장은 가장 흔한 논란거리다. 안토니오 페데리치라는 이탈리아의 아이스크림 광고는 가톨릭계의 반발 때문에 영국 광고기준청(ASA)의 조사를 받았다. 광고는 만삭의 수녀가 성당 안에서 아이스크림을 떠먹는 모습을 보여준다. 그리고 이런 자극적인 광고 카피를 붙였다. '죄 없는 잉태 … 아이스크림이 우리의 종교'. 영국 광고기준청은 이 광고가 가톨릭을 조롱하고 왜곡했다며 영국에서 금지시켰다.(〈그림 3-18〉 참조)

우리나라의 현대자동차 광고도 월드컵 기간 중에 종교적인 문제로 논란이 된 적이 있다. '웨딩'(Wedding)이란 이 현대의 이미지 광고는 라틴음악이 나오고 남미의 한 성당을 배경으로 한다. 성당에는 예수대신에 축구공이 면류관을 쓰며, 신자들은 성체를 받는 대신 무릎을 꿇고 피자를 받아든다. 흰색 유니폼을 입은 축구 신도들은 축구공이 그려진 스테인 글라스를 향해 성스러운 의식을 진행한다.

남미의 축구열기를 종교와 결부시킨 이 광고가 방송된 후 가톨릭 신자들을 중심으로 신성모독이라는 비난이 쏟아졌다. 각종 가톨릭관련 포럼에는 '안티가톨릭 현대 광고'란 이름으로 동영상과 관련 글이 삽시간에 퍼져나갔다. 가톨릭 신자들은 미국 현대에 광고를 중단할 것을 종용하는 이메일을 보내기 시작했다. 이에 현대는 사과의 뜻을 밝히고 중단했다. 현재 해당 광고는 미국 현대사의 공식 홈페이지에서도 사라진 상태며, 동영상 공유사이트에서도 저작권을 이유로 내려진 상태다.(〈그림 3-19〉 참조)

이러한 신성모독적 표현으로 늘 논란을 일으켰던 광고는 베네통이다. 베네통은 이미 1990년대에 수녀와 신부가 키스하는 광고를 보여 종교계의 반발을 산 바가 있다.(〈그림 3-20〉 참조) 2011년에 베네통은 서로 미워하지 말라는 의미에서 'Unhate' 캠페인을 선보였다. 사진합성을 통해 서로 대립하고 갈등관계에 있는 전 세계의 정치지도자나 종교지도자들이 키스하는 일련의 광고들이다.

그림 3-18 : 페데리치아 아이스크림 광고

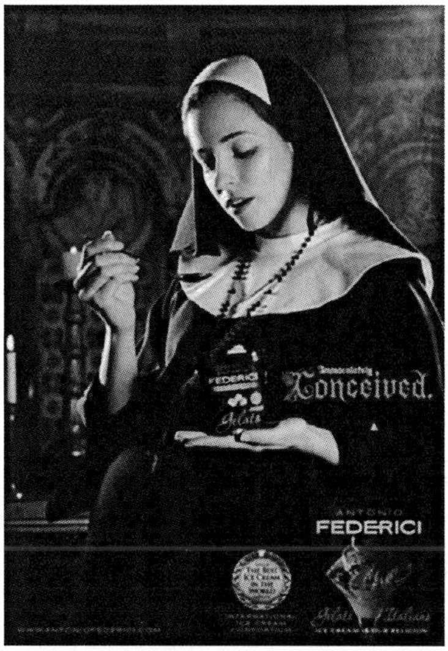

그림 3-19 : 미국의 현대자동차 광고

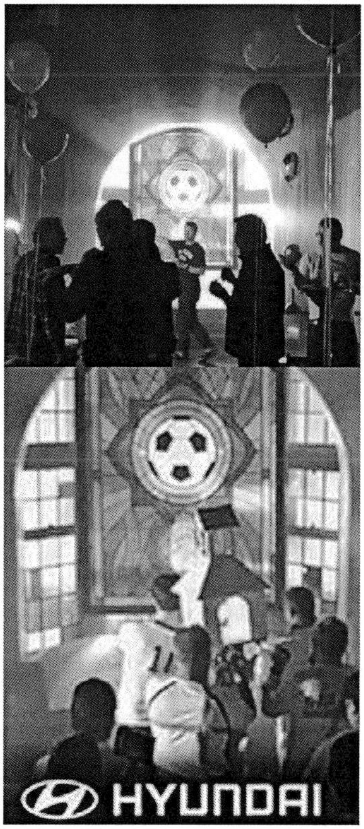

이중에는 교황 베네딕토 16세와 이집트 알아즈하르 모스크의 종교지도자 아흐메드 알타예브가 키스하는 광고가 있다. 김정일과 이명박이 키스하는 광고도 있다.(〈그림 3-21〉 참조) 교황청은 즉각 항의했다. 상업적인 광고에 교황의 사진을 조작한 것을 용납할 수 없으며, 교황에 대한 존경심이 결여됐고 신도들의 종교적 정서를 해쳤다고 비판했다. 이에 베네통측은 곧바로 사과한 뒤 교황이 등장하는 광고를 중지했다. 종교가 문화의 토대이고 우리 생활에 깊이 스며들어 있는 만큼, 종교를 다룰 때는 각별히 주의해야 한다.

3-20 : 수녀와 신부의 키스로 논란이 된 베네통 광고

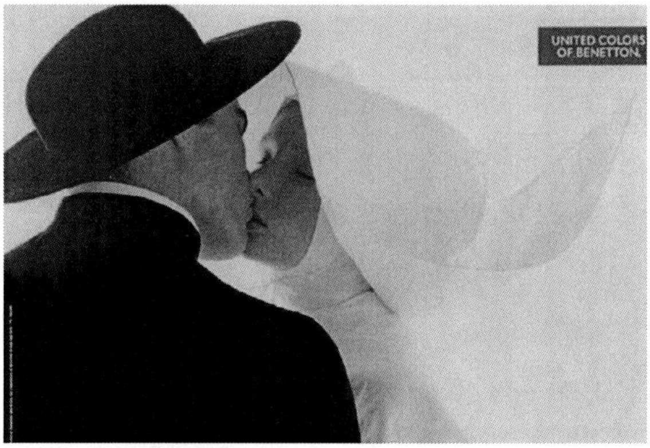

그림 3-21 : 베네통의 Unhate 시리즈 광고 중의 한 편으로 김정일과 이명박이 키스하는 광고

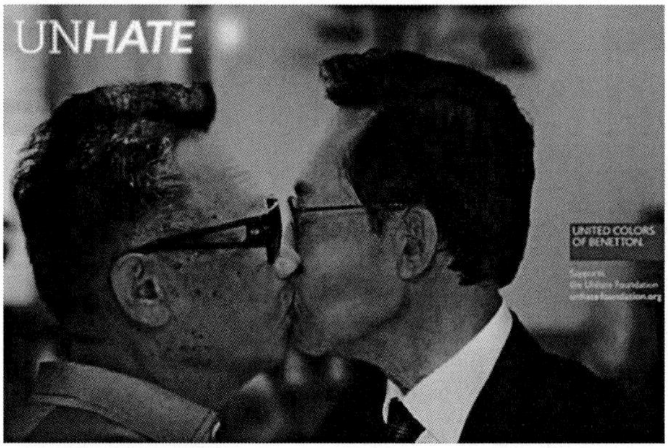

'나눔 의료'로 진화하는 한국 의료관광

말레이시아 소녀 탄 휘린(19)은 정신질환을 앓는 아버지가 뿌린 염산 탓에 얼굴 대부분이 망가졌다. 2009년 사건 당시 같이 잠자던 어머니는 바로 숨졌고, 그녀는 한쪽 눈의 시력까지 잃고 말았다.

2년이 지나 탄은 대학을 졸업하고 사회에 나갈 준비를 하던 중 화상으로 인한 일그러진 얼굴이 장애로 다가왔다. 어려운 사정을 전해들은 말레이시아 국회의원 제프우이는 탄의 성형수술을 돕기로 작정했다.

그는 수소문 끝에 한국의 한 성형외과에서 시행하는 사회봉사 프로그램 '뉴 페이스 뉴 드림'를 알게 됐고, 병원과 접촉한 결과 탄의 성형수술을 성사시켰다. 탄은 수술을 받기 위해 2011년 12월 13일 한국에 입국, 한 달 이상 국내에 머무르며 눈썹과 눈 주위 및 아랫입술과 턱 부위의 1차 수술을 받았다.

탄의 항공료 및 체제비는 말레이시아에서 부담하기로 했다. 시술 경비 및 시술 이후 체제비는 한국의 한 성형외과에서, 나머지 간병비 등은 메디컬 코리아 나눔에서 지원된다.

우리나라의 의료 기술이 세계적인 수준으로 도약하면서 2000년대 이후 대형병원들을 중심으로 관광 의료가 적극적으로 추진됐다. 일본, 중국 환자들이 여름휴가와 방학 기간에 성형수술을 받으러 한국을 방문하는 것은 이제는 흔한 일이다.

최근에는 단순한 관광의료에서 한 발 나아가 해외에서 치료가 힘든 환자들에게 각종 수술을 지원하는 사회공헌 프로그램인 '나눔 의료'로 확대되고 있다. 메디컬 코리아 나눔 의료 사업은 이 같은 취지로 추진되고 있는 가장 성공한 프로젝트 중 하나다.

메디컬 코리아 나눔 의료 사업은 성형을 비롯한 한국 의료 분야의 성공 경험과 노하우를 국제 사회와 공유하자는 목적으로 진행되고 있다. 2010년부터 해외 어린이 환자를 대상으로 수술비와 치료비, 항공료와 체재비도 지원한다.

2011년 들어 서울대병원, 서울성모병원, 세브란스병원, JK 성형외과 등 국내 9개 의료기관이 러시아, 몽골 등 9개국 32명의 어린이 환자 등을 대상으로 나눔 의료를 실천했다.

출처 : 정유진, '세계적인 한국 의료기술 관광의료에서 나눔 의료로', 이데일리, 2011. 12. 16. 요약

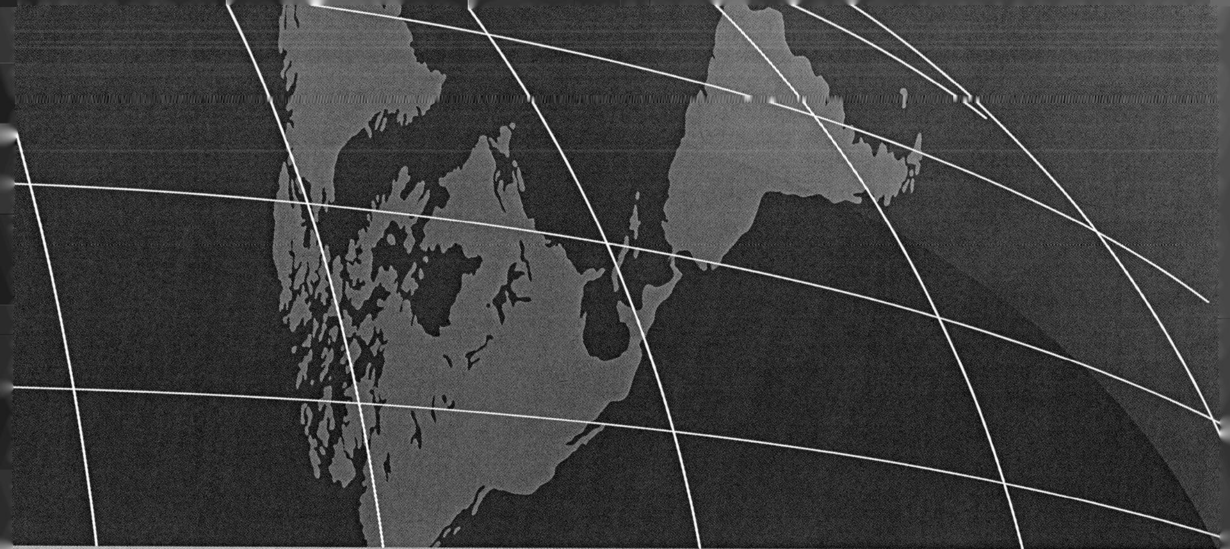

4

마케팅 커뮤니케이션의 문화유형학

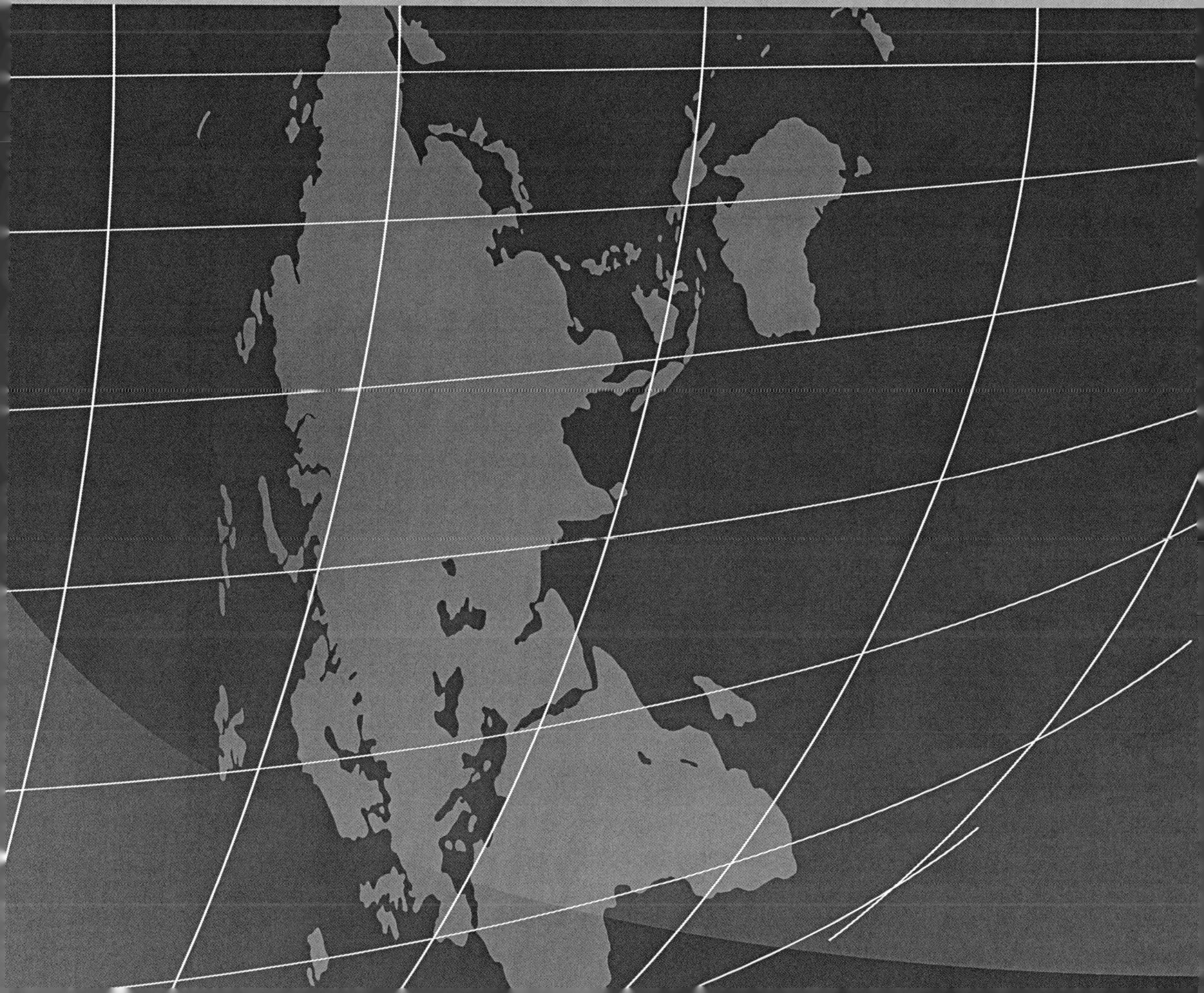

마케팅 커뮤니케이션의 문화유형학

4장

문화적 차이 및 문화의 유형에 대해서는 그동안 문학이나 철학 역사 등 인문학 분야의 학자들이 논의를 많이 했다. 그런데 국제광고나 국제 마케팅에서 많이 원용되는 이론적 틀은 문화인류학자인 호프스테드(Hofstede, 1991)와 홀(Hall, 1984)의 문화유형학이다. 이번 장에서는 호프스테드와 홀의 문화유형학을 살펴보고, 이어서 동양과 서양을 비교하는 니스벳(Nisbett, 2003/2004)의 문화심리학을 살펴본다.

1. 호프스테드의 문화유형학

호프스테드는 원래 네덜란드의 문화인류학자다. 그의 문화유형학(typology of culture)을 체계화한 책이 『문화와 조직』(cultures and organizations)이다. 기존의 여러 가지 문화론들은 대부분 인문학적 접근이 많아서 개념적이고 추상적인 차원이 많다. 그런데 호프스테드는 광범위한 데이터를 통해 실증적으로 문화적 차이를 규명했다. 그는 30년에 걸쳐서 IBM에서 조사한 데이터를 토대로 문화유형학을 제창했다. IBM은 전 세계에 지사가 있는 다국적 기업이기에 각 나라 IBM 직원들 간의 차이가 어떻게 나타나는가를 조사한 것이다. 72개국, 20개의 언어로 11만 6천 개의 설문지를 만들어 조사를 한 후 그 데이터를 1967년과 1973년에 만들었다. IBM의 데이터 외에 23개국에서 실시한 중국가치조사(Chinese value survey), 유럽을 대상으로 조사한 EMS 자료, 그리고 각 나라의 광고를 내용분석 했다. 이 데이터를 바탕으로 모두 4가지의 문화적 차원을 구분했다. 즉, 집단주의/개인주의, 권력거리, 남성성/여성성, 불확실성의 회피다. 후에 이 4가지 문화적 차원이 너무 서구중심적이다는 비판을 받자 장기지향성/단기지향성이라는 차원을 하나 더 넣었다. 그래서 호프스테드의 문화유형학은 다섯 가지 차원으로 구성되어 있다.

가. 개인주의/집단주의

첫 번째 차원은 개인주의/집단주의다. 이 차원의 지수는 개인주의(Individualism)의 약자 IDV로 표기한다. 이 차원은 원래 호프스테드 이전에도 많은 사람들이 이야기한 것이고 우리도 흔히 알고 있는 차원이다. 개인주의라는 것은 자기 혹은 가까운 가족만을 생각하고 개인의 주체성을 중심으로 하는 것이다. 개인주의는 '나 의식'(I conscious)이 강한 것이다. 거기에 비해서 집단주의는 집단적인 유대감에 기초해서 타인을 의식하고 집단 간의 조화를 중시하는 것으로 '우리 의식'(We conscious)이 발달했다. 방송의 토크쇼를 보더라도 문화적 차이가 금방 드러난다. 우리나라의 토크쇼에서는 대부분 많은 초대 손님과 진행자 및 진행을 돕는 보조진행자가 나온다. 집단적으로 이야기하는 문화다. 하지만 미국의 토크쇼들은 대부분 진행자가 그날의 초대 손님과 단독으로 이야기를 나누는 형식이다. 개인주의 문화다.

그림 4-1 : 초대 손님이 여러 명인 한국의 토크쇼 〈놀러와〉와
초대 손님과 단독으로 대화하는 미국의 〈오프라 윈프리 쇼〉

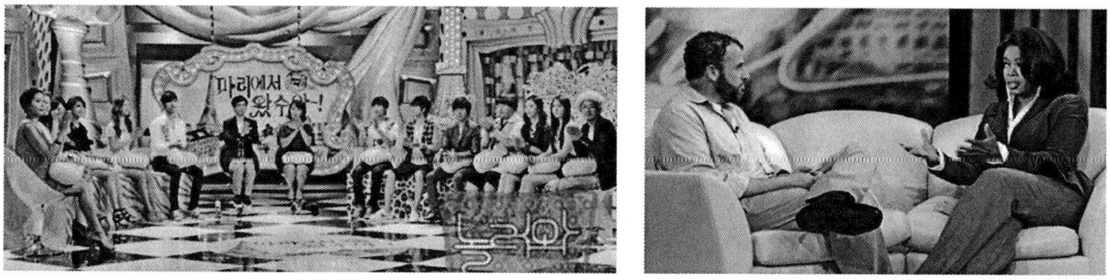

집단주의 문화에서는 집단 내의 조화를 중시한다. 만약 집단과 잘 어우리지 못하면 집단적인 압력이 들어간다. '모난 돌이 정 맞는다'는 속담은 이러한 집단주의적 압력을 잘 나타낸다. 한국적 커뮤니케이션의 특성이라고 이야기하는 '눈치'라는 행동양식도 집단주의 문화에 두드러진 커뮤니케이션 양식이다.

자아개념도 개인주의와 집단주의가 다르다. 그동안은 자아개념에 독립적 자아(independent self) 혹은 의존적 자아(dependent self)라는 개념만이 있었다. 최근에 상호의존적 자아(interdependent self)라는 개념이 새로이 부각되었다. 그에 따라 집단주의 문화에서 자아는 별도로 독립되어 있는 자아도 아니고, 의존적 자아도 아니며, 상호의존적인 자아라는 주장이 제기되었다.

집단주의보다는 개인주의 문화가 더 보편주의적 특성을 보여준다. 집단주의 문화는 집단을 중시하기 때문에 집단 내(In group)와 집단 외(out group)를 구분하는 경향이 강하다. 즉, 우리 식구, 우리 동네, 우리 회사, 우리 민족 이런 것들에 대한 애착이 굉장히 강하다. 집단 내에서 구성원끼리의 결속을 강조하고 집단 바깥과는 구분을 두는 경향이 강하다. 그래서 자기 집단의 특수성 등을 강조한다. 반면에 개인주의는 극단적으로 말해서 그냥 다 개인이다. 어떤 한국 문화에 속한 한국 사람으로서의 내가 아니라 그냥 나일 따름이다. 그러다보니 다 똑같은 것이다.

그렇다면 사적 영역과 공적 영역의 구분을 더 분명하게 하는 문화는 무엇일까? 개인주의 문화다. 집단주의 문화에서는 집단의 일원으로서 개인이기 때문에, 사적 영역과 공적 영역의 구분이 모호해지는 경우가 많다. 더 나아가서 집단의 공적인 영역이 우선시 되는 경향이 있다. 미국사회는 공적 영역과 구분되는 사생활(privacy)이라는 걸 매우 중시한다. 자기가 업무시간 외에 초과근무를 했으면 명확하게 그에 대한 급료를 청구하고 회사는 지불해야 한다. 우리나라 직장에서는 일이 바쁠 때 밤늦도록 야근을 시키면서도 초과수당을 지불하지 않고 어물쩍 넘어가는 경우가 많다. '우리는 한 가족'이라는 미명 아래 공적인 영역과 사적인 영역의 구분이 모호하다. 물론 최근에는 우리나라도 초과근무 수당을 정확히 지급하는 직장이 많아지고 있다. 그만큼 한국사회가 개인주의 문화로 바뀌고 있다는 뜻이다.

호프스테드는 전 세계 IBM의 65개국 정도를 대상으로 각 문화적 차원을 지수화하여 그 순위를 매겼다. 그에 따르면 개인주의 지수가 가장 높은 나라는 미국이다. 한국은 43위다. 극단적인 집단주의 문화는 아니지만 비교적 집단주의적인 면에 속한다고 할 수 있다.

물론 한 사회에서도 세대 차이가 있다. 한국 사회에서도 이전 세대가 집단주의적 특성을 보여준다면 젊은 세대는 상대적으로 개인주의적 특성을 더 강하게 보여준다. 그럼에도 전체적으로 볼 때 미국사회 등과 비교하면 한국사회는 집단주의적인 특성을 보여준다. 그런 것을 잘 보여주는 사례가 언어다. 10년 혹은 20년 전에 비해 문화가 개인주의로 변해도 언어는 그렇게 금방 변하지 않는다. 이른바 언어상대성 가설에 따르면 언어구조상의 차이는 사고과정의 차이를 낳는다(Niesbett, 2003/2004). 언어를 보면 우리나라 문화가 아직까지는 집단주의 문화라는 것을 알 수 있다.

그림 4-2 : 한국의 광고는 미국의 광고보다 한 광고에 등장하는 인물이 집단적인 경우가 많다

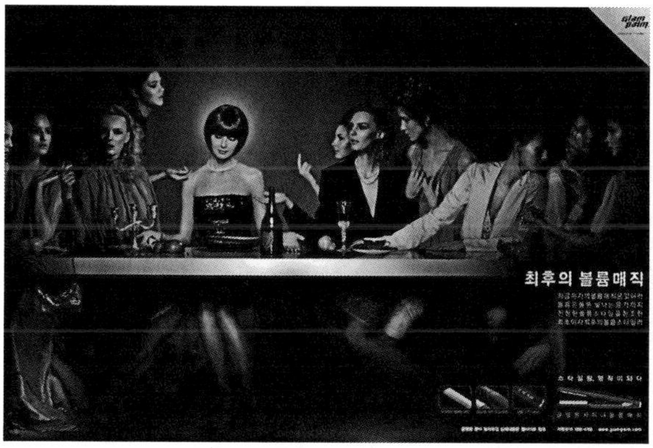

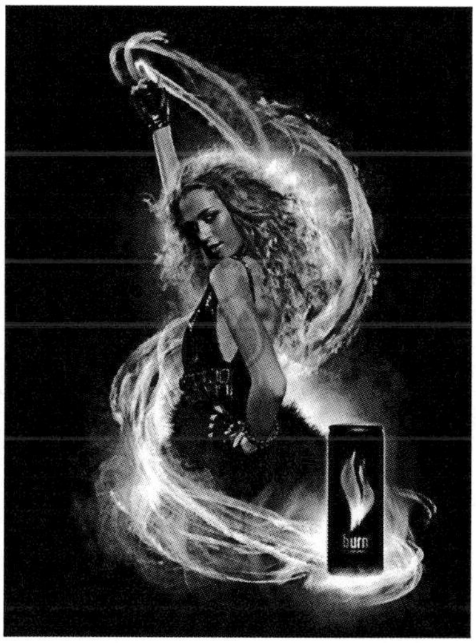

우리나라의 어법에 보면 우리 학교, 우리 선생님이라고 흔히 표현한다. 영어로 표현하면 my school, my teacher다. 즉, 나의 학교, 나의 선생님이다. 하지만 우리는 우리 모두의 학교이며 우리 모두의 선생님이라는 것을 강조한다. 그러다보니 심지어 우리라고 표현할 수 없는 것까지 우리라고 표현한다. 예를 들면 우리 남편, 우리 마누라라는 표현이 있다. 우리 남편이라고 하면 아내가 여럿이 있는 경우에 우리들의 남편이라고 표현한다. 과거 조선시대처럼 일부다처(一夫多妻)제일 때는 가능한 표현이다. 그런데 요즘 같은 일부일처제 사회에서 우리 남편이란 표현은 어색하다. 더구나 우리 마누라라고 표현하면 남편이 여럿이란 말인가? 일처다부(一妻多夫)제 사회가 아니라면 우리 마누라라는 표현은 어폐가 있다. 하지만 우리는 그렇게 표현한다.

개인주의/집단주의의 문화적 차이는 광고에서 그대로 반영된다. 이것은 한국과 미국의 광고에 대한 내용분석을 해보면 알 수 있다. 이를테면 한국의 유머광고에 대한 연구에 의하면, 통계적으로 비교해볼 때 한국의 광고에 등장하는 인물 수가 미국 광고보다 더 많다. 집단주의 문화인 한국에서는 인물이 단독으로 나오기보다는 여럿이 같이 등장하는 경우가 많다는 것이다.(윤태일, 2008) 마치 토크쇼 형식에서 개인주의와 집단주의 문화에 차이가 있는 것과 마찬가지다. 물론 이것은 통계적으로 그렇다는 뜻이다. 미국 광고에도 집단적으로 인물이 등장하는 경우가 많고, 한국 광고에도 한 사람만 나오는 경우가 많다. 하지만 전체적으로 많은 광고를 비교하여 통계 분석했을 때, 확률적으로 미국 광고에 등장하는 인물 숫자보다 한국광고에 등장하는 인물 숫자가 더 많다는 것이다.

나. 권력거리

권력거리(power distance)란 '한 사회에서 상대적으로 권력을 덜 가진 구성원들이 권력의 불평등한 분배에 대해서 용인하는 정도'를 말한다. 권력거리가 크다는 것은 쉽게 말하면 그 문화가 계급적이고 위계적이라는 것이다. 이 위계성이 가장 강한 집단은 군대다. 군대에서 '계급이 깡패다'는 말이 있다. 계급에 의해서 모든 것이 결정된다. 모든 것은 제자리에 있어야 한다는 것이다. 동양의 전통적인 유교사회에서는 장유유서(長幼有序), 부부유별(夫婦有別) 등 위계질서를 강조했다. 어른과 아이 사이에, 부모와 자식 사이에, 남편과 아내 사이에 다 자기의 역할이 정해져있다.

권력거리 지수가 높다는 것은 그 사회가 그만큼 위계적이라는 것이다. 호프스테드의 데이터에 의하면 이 지수가 가장 높은 나라는 말레이시아이고, 가장 낮은 나라는 오스트리아다. 도서국가인 말레이시아가 가장 위계적이고 권위적인 문화라면, 산악국가인 오스트리아는 가장 평등한 문화라고 할 수 있다. 한국은 전체 65개국에서 27위다. 말레이시아에 비해선 덜하지만 비교적 위계적이라고 할 수 있다.

우리 문화가 위계적이라는 것도 우리말을 보면 알 수 있다. 위계성을 잘 나타내는 것이 존댓말이다. 영어에서 2인칭대명사는 전부 You로 표현한다. 우리말에는 너, 당신, 그대, 전하 등 여러 구분이 있다. 언어에 존대어가 발달되었다는 것은 그 문화의 위계성을 반증한다. 우리나라는 존댓말이 극존칭에서부터 하대까지 대단히 발달되어 있다. 위계성에도 여러 가지가 있다. 부부유별 혹은 삼종지도(三從之道)처럼 남녀 간의 위계성, 장유유서처럼 연령에 따른 위계성은 가장 기본이다. 그밖에 직위에 따른 위계성, 지식 및 학력에 따른 위계성, 소득수준에 따른 위계성 등 많다.

이러한 한국 사회의 위계성을 뒤틀어 버림으로써 화제가 된 영화가 바로 〈조폭마누라〉다. 이 영화는 흥행에도 성공해서 3편까지 나왔다. 포스터를 보면 카피가 '꿇어!'다. 권력거리가 먼 사회에서 권력을 쥔 윗사람이 아랫사람에게 내리는 강압적인 명령이다. 이 영화에서 주인공은 여자이고 나이도 어리다. 그런데 그녀보다 나이도 많은 남자 조폭 깡패들이 90도로 허리를 숙이며 깍듯이 인사를 한다. 일종의 판타지다. 한국 사회의 전통적인 위계질서를 뒤엎는데서 오는 묘한 쾌감을 자극한 것이 영화흥행의 한 요인이었을 것으로 추정된다.

그림 4-3 : 권력거리가 먼 한국의 조폭문화를 배경으로 한 영화 〈조폭마누라〉의 포스터

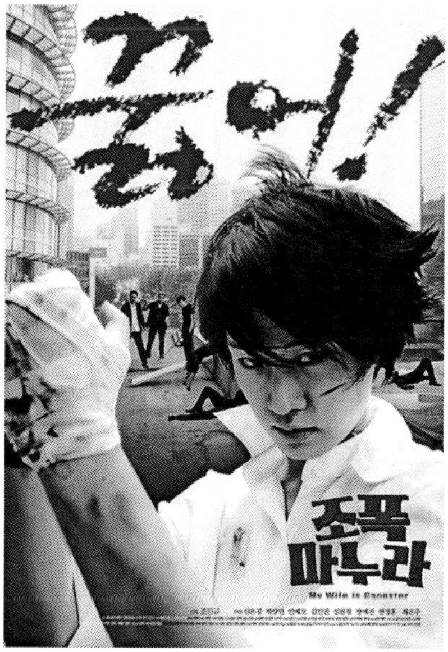

권력거리의 문화적 차이는 광고에서 그대로 나타난다. 상대적으로 권력거리가 멀어서 위계적인 한국과 상대적으로 권력거리가 가까워 평등한 미국의 광고에 대한 내용분석을 해보면 알 수 있다. 광고 속에 등장하는 인물들 간의 관계를 통계적으로 비교해보면 한국의 광고에 등장하는 인물들은 수직적이며 위계적인 관계를 보여주는 경우가 미국 광고보다 더 많다. 미국 광고의 등장인물들은 친구이거나 연인관계이거나 혹은 같은 동료로 추정되는 인물이 많이 등장한다. 반면에 한국광고에서는 부모-자식, 어른-아이, 직장상사-부하, 선생-학생, 고객-점원 등 수직적이고 위계적인 관계로 추정되는 인물들이 많이 등장한다. 물론 이것도 통계적으로 그렇다는 뜻이다.

그림 4-4 : 등장인물 사이의 위계적 관계를 보여주는 광고와 평등한 관계를 보여주는 광고

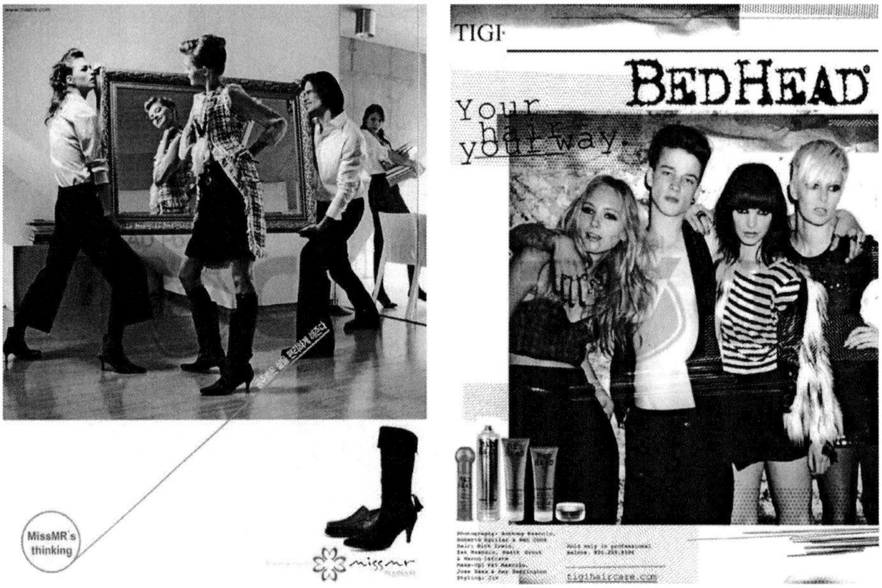

다. 남성성/여성성

남성성/여성성의 차원은 유목문화 대 농경문화의 차이와 비슷하다. 남성성 문화는 성취, 성공, 기회, 도전 이런 걸 강조한다. 여성성 문화는 타인에 대한 배려, 조화, 삶의 질, 복지라는 것을 강조한다. 남성성/여성성의 문화차원은 성역할의 구분과 관련이 있다. 성역할을 명확히 구분하는 문화는 남성성의 문화다. 이것은 농경문화와 유목문화로 이해하면 쉽다. 농경사회에서는 전통적으로 남자와 여자의 역할이 그렇게 명확하게 구분되지 않는다. 물론 우리나라에서도 남자가 주로 논농사를 하고, 여자가 밭농사를 하는 경향은 있다. 그러나 바쁠 때는 거의 같이 모 심고 밭 갈고 한다. 유목문화에서는 말 타고 초원을 달려가서 사냥하거나, 소나 말 양 같은 가축을 몰고 다니는 것은 남자들이 한다. 여자들은 가져온 사냥감의 가죽을 벗기고 우유 짜고 산나물을 채취한다.

남성과 여성의 역할이 농경문화에 비해서 상대적으로 더 명확하다.

우리나라는 농경문화다. 그래서 여성성의 문화다. 우리나라가 전통적으로 유교윤리에 의해 부부유별(夫婦有別)이나 남녀칠세부동석(男女七歲不同席) 등을 많이 강조한다. 때문에 우리나라가 훨씬 남녀 간의 성역할을 많이 구분할 것 같은데 사실 그렇지 않다. 이것도 언어를 보면 알 수 있다. 우리말의 3인칭 대명사는 영어의 He나 She처럼 남자와 여자를 구분하지 않았다. 그(he)와 그녀(she)를 구분한 것도 1920년대 김동인의 소설에 처음 등장한다. 하지만 지금도 여성을 가리킬 때 '그녀'라고 하지 않고 그냥 '그'라고 하는 경우도 많아서 영어만큼 명확하게 구분해서 쓰지 않는다.

또 우리나라 명사에는 남성과 여성의 구분이 별로 없다. 영어 단어에서 명사를 보면 남성으로 받아야 하는 단어와 여성으로 받아야하는 단어가 있다. Ship과 Moon은 여성명사로써 She로 받아야 한다. Sun과 Death는 He로 받는다. 명사의 성 구분이 더 심한 언어는 독일어다. 독일어는 명사마다 남성 여성 중성으로 구분되어 있고, 그에 따라 관사도 전부 다르다. 영어에서는 관사가 전부 the다. 하지만 독일어는 남성명사 여성명사 중성명사에 따라 관사가 der, die, das의 3가지다. 거기에 명사의 주격 소유격 목적격에 따라 그 형태도 달라진다.

남성성의 문화인 미국 사회는 어떤 점에서 한국보다 남성과 여성의 성역할 구분이 더 명확하다. 아이용 자전거나 침대, 가방, 옷, 신발 등 거의 모든 것에 여아용과 남아용으로 구분되어 있다. 우리나라도 과거에 비해서 점점 남녀 구분이 명확해진다. 특히 소비문화에서 그런 현상이 두드러진다. 남성성의 문화로 변하는 현상인 듯 싶다. 유니섹스(unisex) 모드란 것도 어떤 의미에서는 남녀 구분이 너무 명확하니까 생긴 것이다. 남자들이 입는 옷과 여자들이 입는 옷이 명확하게 따로 있었으니까 그게 답답해서 남녀모두 입을 수 있는 유니섹스 모드가 따로 나온 것이다. 원래부터 남녀구분이 명확하지 않으면 유니섹스 모드가 나올 필요가 없다.

호프스테드의 조사에 의하면 남성성 지수 1위는 일본이다. 우리나라는 41위기 때문에 비교적 여성성 문화에 가깝다. 호프스테드의 문화유형학에 따르면 일본과 우리나라는 여러모로 비슷하다. 집단주의 문화고, 권력거리가 멀고, 불확실성의 회피정도도 크다. 하지만 결정적으로 차이가 나는 것은 바로 이 남성성/여성성의 문화다. 일본문화는 사무라이 문화다. 한국문화는 선비 문화다. 일본에서는 사무라이가 스스로 자기 배를 가르는 할복(割腹)이라는 것을 한다. 굉장히 잔인한 문화다.

그림 4-5 : 협력과 조화와 같이 여성성 문화의 가치를 표출한 광고와 갈등 및 투쟁의 남성성 문화를 반영한 광고

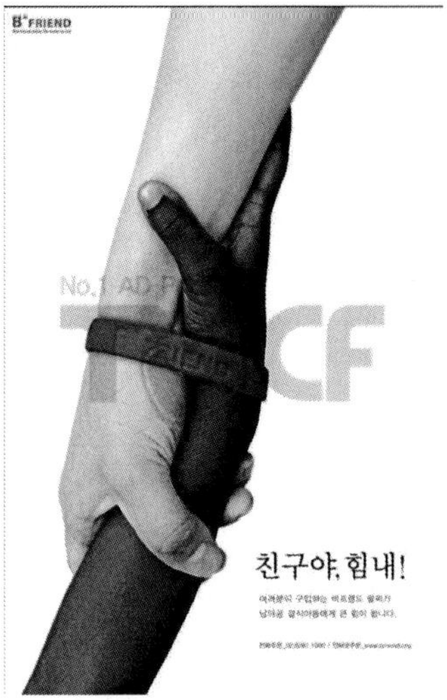

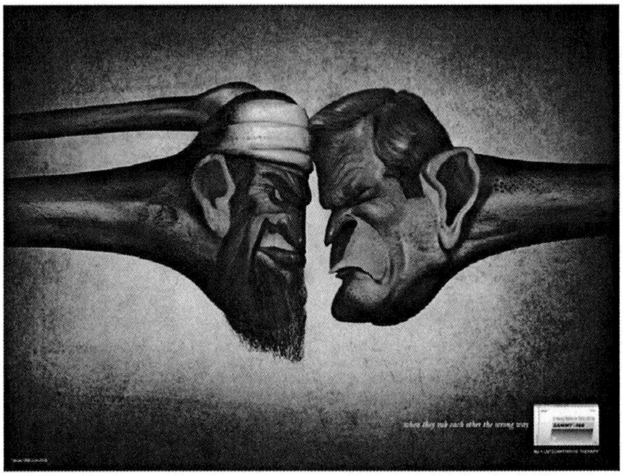

재미있는 것은 사무라이 후예들의 나라는 남성성 문화인데 바이킹의 후예들은 여성성 문화를 일궜다. 노르웨이나 핀란드 스웨덴 등 스칸디나비아 국가들은 바이킹의 후예들이다. 바이킹은 침략과 약탈을 일삼던 해적(海賊)들이다. 그들은 사무라이나 유목민보다 더 남성성의 문화일 것으로 생각하기 쉽다. 그러나 호프스테드의 유형학에 따르면 이 스칸디나비아 국가들은 여성성의 문화로 분류된다. 왜 그럴까? 바이킹 해적들의 나라를 실제로 다스린 것은 여성들이었기 때문이다. 해적 남자들은 모두 약탈과 노략질을 하러 늘 바다에 나가고 없었다. 그러니까 육지에서 아이들을 기르고 가르치고 질서를 유지한 것은 여자들이었다. 그 결과 바이킹의 후예들인 스칸디나비아 국가들은 여성성의 문화가 되었다. 실제로 스칸디나비아 국가들은 전 세계에서 복지가 가장 잘 되어 있는 국가다. 만인에 대한 만인의 투쟁식으로 무자비한 경쟁을 앞세우는 미국식 시장자유주의와 대비되어 복지를 강조한다. 교육에서도 경쟁보다는 조화와 협력 배려를 강조하는 핀란드식 교육이 바로 이러한 여성성 문화의 표현이다.

남성성/여성성의 문화적 차이는 광고에도 나타난다. 남성성 문화권의 광고에서는 갈등과 투쟁, 기회와 도전, 성취 등과 같이 남성성 문화에서 강조하는 가치들이 많이 표출된다. 그에 비해서 여성성 문화의 광고에서는 조화와 협력, 배려, 삶의 질, 격려 등

의 가치가 더 많이 표출되는 경향이 있다. 또 남성성/여성성 문화의 차이는 광고에서 강성소구(hard-sell) 및 연성소구(soft-sell)와 관계있다. 광고 메시지 전략에서 강성소구가 더 효과적인 문화는 남성성의 문화라는 것이다. 강성소구가 여성성의 문화에서는 별로 효과가 없다는 것이 국제 마케팅 커뮤니케이션에서 입증되었다.

라. 불확실성의 회피

불확실성의 회피 정도라는 것은 불확실한 것과 애매한 것에 불안함을 느끼는 정도 및 그 상황을 회피하고자 하는 성향이다. 쉽게 말하면 보수적인 성향이다. 확실하지 않은 것을 회피하려고 하는 것이다. 여기서는 규칙과 정형성에 대한 욕구가 굉장히 강하다.

그림 4-6 : 불확실성의 회피정도가 강한 문화에서는 전문가의 보증이 특히 효과가 있다

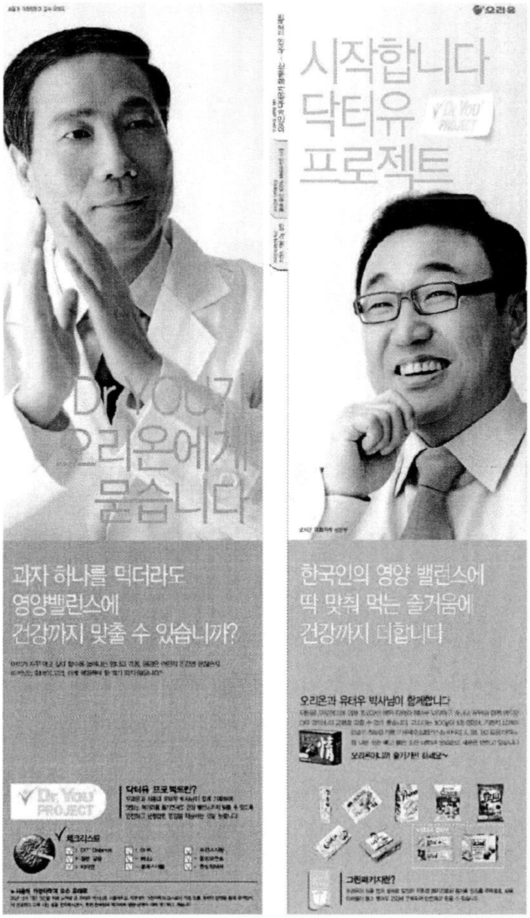

교육에 있어서도 다르게 나타난다. 불확실성에 대한 회피정도가 높은 문화에서는 특화된 전문교육을 선호한다. 광범위한 교양교육보다는 어릴 때부터 전문화된 직업교육을 선호한다. 미래에 대한 불안함을 참을 수 없기 때문이다. 미국에 비해 상대적으로 보수적인 유럽은 일찍부터 도제식으로 특화된 전문지식을 가르치는 직업학교가 발달되었다. 일반 교양교육보다, 빨리 기술이라도 하나 익혀야 나중에 먹고 살

고 있을 것으로 생각한다. 중학교 졸업하고 고등학교 갈 때 실업계와 일반계로 나눠진다. 실업계 간 학생들은 직업교육을 받고 졸업해서 그에 맞는 직업을 가지고 살아간다. 대학 진학도 그리 많이 하지 않는다. 최근 우리나라 대학진학률이 80% 이상으로 거의 세계최고 수준이라고 한다. 이른바 유럽 선진국의 대학진학률은 50% 정도다. 특화된 직업교육을 받고 일찍부터 어느 분야에서 인정을 받아 차별을 받지 않는다면 굳이 대학을 졸업할 필요는 없을 것이다.

그림 4-7 : 불확실성의 회피정도가 큰 문화에서는 소비자의 상품사용후기와 같은 입소문의 영향력이 크다

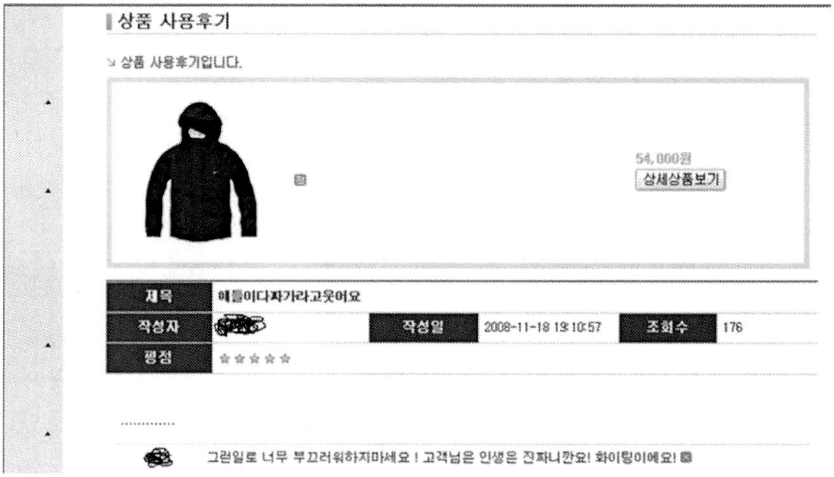

불확실성에 대한 회피정도가 가장 높은 즉, 가장 보수적인 국가로 지표상에 나타난 것은 그리스다. 한국은 16위다. 그러니까 상당히 보수적인 편이다. 불확실성에 대한 회피의 문화적 차원은 남성성/여성성 및 개인주의/집단주의의 문화차원과도 결합이 된다. 아무래도 남성성의 문화가 불확실성에 대한 회피가 낮다. 개인주의 문화도 불확실성에 대한 회피정도가 낮다.

또 불확실성의 회피정도가 높은 문화는 소비자가 보수적이고 신중하기 때문에 전문가의 추천이 중요하다. 그래서 광고 마케팅에서는 전문가의 추천이나, 먼저 사용해본 일반 소비자의 사용 후기, 이미 많은 사람들로부터 사랑받고 있는 베스트셀러라는 등의 메시지를 많이 전달한다. 그냥은 잘 사지 않는다. 입소문 듣고 다른 사람들이 좋다고 얘기를 해야 비로소 안심을 하고 구매한다. 그래서 입소문 마케팅 전략이 특히 효과적인 문화다.

마. 장기지향/단기지향

호프스테드는 23개 국가를 대상으로 한 중국가치조사(Chinese Value Survey)를 바탕으로 장기지향성/단기지향성을 다섯 번째 문화차원으로 추가했다. 이것은 공자의 가르침에 기초한 유교적 역동성(Confucian Dynamism)과 관련된다. 장기지향성 문화는 인내, 지위에 따라 서열화된 관계, 검소, 부끄러워하는 마음 등을 중시한다. 단기지향성 문화는 개인의 안정, 체면 차리기, 전통에 대한 경의, 인사 및 우호 선물 등에 대한 호혜적 행위 등으로 나타난다. 두 지향성 모두 유교적 특성을 대변하지만, 굳이 구분하자면 장기적 지향성은 미래지향적 특성을 나타내고, 단기적 지향성은 과거와 현재 지향적 특성을 보인다. 따라서 장기적 지향성은 매우 역동적인 반면, 단기적 지향성은 다소 정적인 특징을 가진다.

장기지향성 지수가 높은 나라들은 대만, 홍콩, 한국, 싱가포르 등 과거에 이른바 아시아의 네 마리 용으로 불리던 신흥경제국들이다. 이들은 유교적 전통을 기반으로 삶의 장기지향성을 추구하는 역동적 사회로 이해할 수 있다. 반면 미국과 영국은 단기지향성 문화로 조사되었다.

장기지향성 문화는 업무를 추진할 때 단기적 성과보다는 장기적인 영향력이나 결과 등을 더 중시한다. 직업선택에 있어서도 단기적인 연봉이나 처우보다는 장기적인 안전성을 더 중시한다. 인간관계에 있어서도 관계를 중시한다.

광고에서도 이런 장기지향성의 가치를 강조한다. '인생은 짧고 예술은 길다'는 서양 격언이 있다. 서양에서는 인생은 짧다고 본 것이다. 그러나 우리나라 생명보험 광고 캠페인 슬로건은 '인생은 길기에…'였다. 인생은 길다고 보고 '소중한 사람들 오래오래 건강하도록…' 생명보험을 들라고 강조하는 〈그림 4-8〉광고는 장기지향성 문화의 특성을 잘 드러낸다.

이상으로 호프스테드의 5가지 문화유형학에 대해서 살펴보았다. 의료관광 마케팅 커뮤니케이션에도 문화적 차이가 있는다는 것은 널리 알려진 사항이다(Perfetto & Dholakia, 2010). 의료관광 마케팅 커뮤니케이션 캠페인을 하려고 할 때 그 대상이 러

그림 4-8: 장기지향적 문화의 특성을 보여주는 생명보험 광고

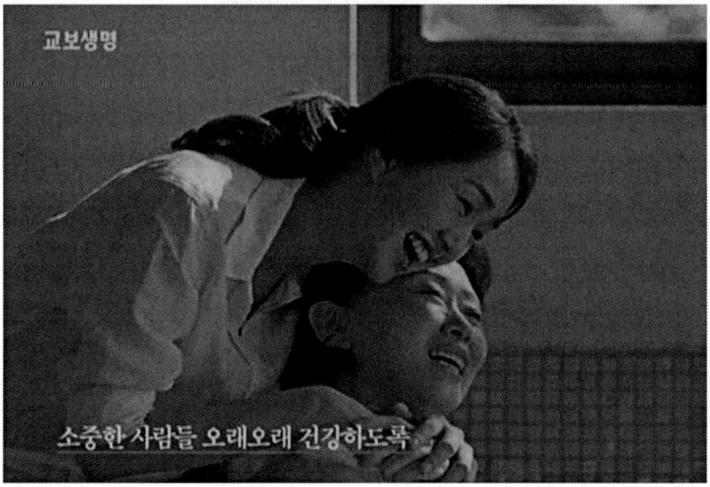

시아, 중국, 미국, 일본, 혹은 동남아 국가의 소비자라고 할 때 그 나라 문화를 알아야 한다. 이때 호프스테드의 문화유형학에 의거하여 어디에 속하는가를 파악한다면 이해하기가 훨씬 쉬울 것이다. 중국 같은 집단주의 문화의 소비자에게 광고할 때와 미국 같은 개인주의 문화의 소비자에게 광고할 때 접근방식이 달라야 한다.

예를 들면 개인주의 문화권의 소비자를 겨냥할 때는 제품/서비스를 통해서 개인이 어떤 혜택을 보고 이득을 볼 수 있는가를 광고에서 명확히 보여줘야 한다. 미국의 광고인 존 케이플스(Capels, 1998)의 책에 보면 광고는 철저히 개인의 이기심(self-interest)에 호소해야 한다고 주장한다. 즉, 개인의 이기심에 초점을 맞추라는 것이 광고의 가장 기본이다. 그러나 그러한 주장도 문화권마다 그 울림이 다를 수 있다. 개인주의 문화에서는 그러한 주장이 대단히 위력적이다. 하지만 개인의 이기심에 호소하는 광고의 효과가 집단주의 문화에서는 약간 다를 수 있다. 집단주의 문화에서는 개인적으로 이득이 될 뿐 아니라 가족이나 친지 등 주변 사람들에게까지 혜택이 주어진다는 점을 강조한다면 더 큰 효과를 발휘할 수 있다.

의료관광 마케팅 커뮤니케이션에서도 마찬가지다. 예를 들어 표적 수용자가 집단주의이고, 여성성이고, 권력거리가 멀고, 불확실성의 회피정도가 크고, 장기지향성의 문화에 속하는 소비자다. 이들을 대상으로 성형수술에 대한 마케팅 커뮤니케이션 캠페인을 한다고 하자. 그런 경우 수술 후 얻게 되는 즉각적인 외모향상 혜택 뿐 아니라, 다

른 사람들과의 관계에서 자신감을 얻게 되어 조화로운 인간관계가 가능하다는 장기적인 사회적 혜택도 부각시킬 필요가 있다. 또 강성소구보다는 연성소구 방식을 구사하는 것이 좋고, 권위 있는 전문가의 추천 같은 입소문 전략을 구사하는 것도 한 가지 방법이다.

2. 홀의 문화유형학 : 고맥락 대 저맥락

호프스테드 못지않게 국제 마케팅 커뮤니케이션에서 많이 원용되는 이론이 에드워드 홀(Edward Hall)의 문화유형학이다. 에드워드 홀은 문화를 크게 고맥락 문화(high context culture)와 저맥락 문화(low context culture)로 분류했다.

고맥락 문화는 전체적인 맥락 즉, 콘텍스트(context)를 중시한다. 동질적인 문화를 전제로 한다. 옛날 촌락 공동체에서 옆집에 숟가락이 몇 개 있는지 다 아는 그런 상황을 전제로 한다. 고맥락 문화에서는 서로의 맥락을 공유하기 때문에 간접적이고 암시적인 커뮤니케이션을 선호한다. 함께 자란 쌍둥이 사이의 커뮤니케이션이 전형적인 상황이다. 백년해로한 노부부, 혹은 한 마을에서 오랫동안 함께 자란 동네친구 사이의 커뮤니케이션도 여기에 속한다. 이런 문화에서는 서로 맥락을 잘 알기 때문에 미주알고주알 다 얘기할 필요가 없다. 그래서 의사소통이 신속하고, 효율적이며 경제적이다. 이런 경우에는 전체적인 맥락에 맞는 프로그래밍이 필요하다. 또 여러 가지 상징을 많이 사용하기도 한다. 그 결과 언어보다는 시각적인 문화가 발달한다. 언어에 비해서 그림은 해석의 여지가 많다. 대체적으로 개인주의보다는 집단주의 문화에서 그 집단의 가치관이 공유되기 쉽기 때문에 고맥락 커뮤니케이션이 가능하다.

저맥락 문화는 직접적이고 분명하다. 모든 내용을 하나하나 꼬치꼬치 분명히 얘기해주는 것이다. 법정에서 검사와 변호사 사이에 일어나는 커뮤니케이션이 전형적인 상황이다. 법정에서는 중요한 법리적 판단을 해야 하니까 한마디 한마디를 정확하게 해야 한다. 피고의 무죄 혹은 유죄를 주장해야 하니까 법관을 설득해야 한다. 그래서 수사법과 논증이 발달했다. 수사법은 원래 고대 그리스에서 발달했다. 그리스의 아크로폴리스 광장에서 아테네 시민들은 자신의 정치적 견해를 표출하기 위해, 혹은 자신의 경제적 이익을 관철시키기 위해 토론을 했고 그 결과 수사법이 발달했다. 저맥락 문화에서는 시각적 상징보다는 언어적 커뮤니케이션이 발달했다. 그러다 보니까 데이터라든지 통계, 수치가 강조되는 문화다. 그리고 저맥락 커뮤니케이션은 이질적인 문화에서 많이 나타나며, 집단주의보다는 개인주의 문화에서 더 많이 요구된다.

그림 4-9 : 저맥락 문화와 달리 고맥락 문화에서는 문장에서 주어가 흔히 생략된다.

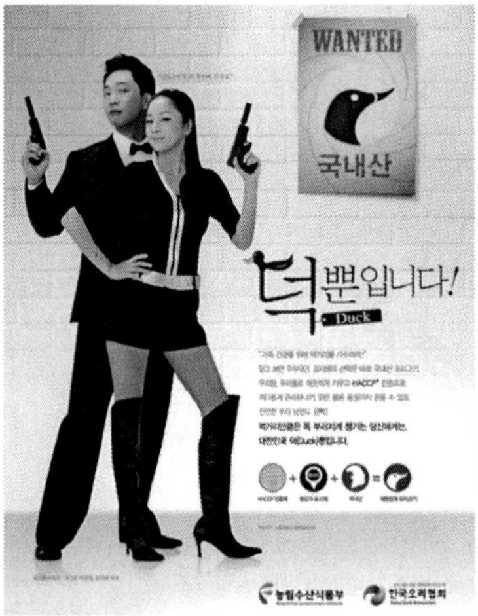

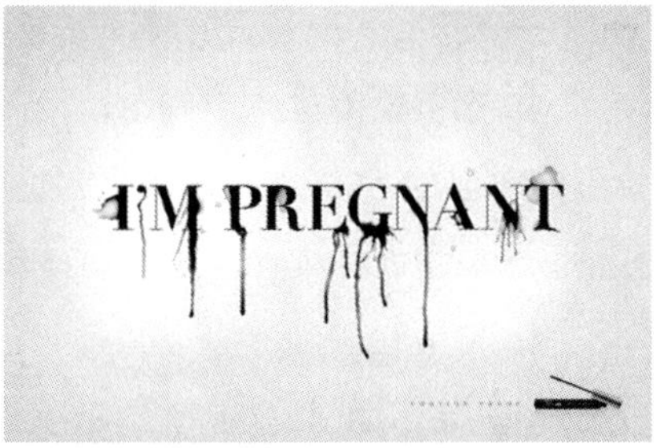

역시 고맥락/저맥락의 문화적 특성은 언어를 통해 잘 드러난다. 우리 문화는 고맥락 문화이고 미국은 저맥락 문화다. 고맥락 문화인 우리의 언어에는 생략과 암시적 표현이 많아서 주어가 잘 생략되기도 한다. 저맥락 문화인 영어에서는 대상에 초점을 맞춘다. 그래서 주어에 집착한다. 심지어 비가 온다고 표현하는 경우에도 'It is raining'이라고 해서 굳이 주어를 붙여야 한다. 사랑을 고백하는 상황에서 어떻게 표현하는가를 비교해보면 문화적 차이를 선명하게 알 수 있다. 우리말로는 '사랑해'이고, 영어로는 'I love you'로 표현한다. 음절로 보면 똑같이 3음절이다. 그런데 '사랑해'라는 우리말 표현에는 주어와 목적어가 생략되어 있다. 그래서 똑같은 3음절이지만 정보량은 'I love you'가 더 많이 담고 있다. 사랑하는 주체, 사랑받는 객체, 그리고 사랑한다는 행동에 대한 정보가 다 들어 있다. 그런데 사랑해하는 표현에서는 오직 사랑한다는 행동에 대한 정보만 담겨 있을 뿐이다. 주체와 객체가 전부 생략되어 있다.

우리가 '사랑해'라고 표현하는 순간은 대부분 고맥락 상황이다. 둘이서 밀어를 속삭일 때 하는 표현이다. 둘이서 충분히 맥락이 공유되는 상황에서는 '내'가 '너'를 사랑한다는 얘기를 굳이 해줄 필요는 없다. 그 상황에서 사랑하는 주체와 사랑받는 객체가 누구인지는 말하지 않아도 충분히 알 수 있는 상황이다. 그렇지 않은 상황이라면 분명히 말해줘야 한다. 가끔 영화에서 보면 야구장이라든지 명동 한가운데서 여러 사람들 앞에서 자신의 사랑을 외치는 경우가 있다. "나는 영희를 사랑합니다." 또는 "철수는 영희를 사랑한다." … 이런 경우는 주어와 목적어를 분명히 밝혀줘야 한다. 명동 한 복판에서 갑자기 '사랑해'라고 하면 누가 누구를 사랑한다는 것인지, 조국을 사랑한다는 것인지 알 수 없다. 이런 경우가 아니고 사랑하는 사람 앞에서 고백을 하는 상황이라면 미주알고주알 누가 누구를 사랑하는지 밝힐 필요가 없다. 주어와 목적어를 생략해도 뜻이 전달된다면 그것이 더 경제적인 표현이다.

이러한 문화적 차이는 광고에도 나타난다. 우선 연예인의 광고모델 활용방식에 문화적 차이가 있다(Choi, Lee & Kim, 2005). 저맥락 문화에서는 연예인이 본래의 자기 모습 그대로 나오는 경향이 있다. 반면 고맥락 문화에서는 연예인이 자신이 나왔던 영화나 드라마의 맥락을 업고 광고모델로 나오는 경우가 더 많다. 그래서 그 광고를 보는 소비자들은 연예인이 나오면 단순히 그 사람으로만 지각하는 것이 아니고, 그 연예인이 나왔던 드라마의 한 인물로 이해한다. 예를 들어 〈그림 4-10〉에서 나오는 주스 광고에서 광고모델인 차승원은 그가 출연했던 드라마 〈최고의 사랑〉의 등장인물 독고진으로 나온다. 소비자는 그것을 충분히 눈치 채고 그런 맥락에서 그 광고를 이해한다. 저맥락 문화와 고맥락 문화의 광고물을 내용분석을 통해 통계적으로 비교해보면, 이런 식으로 유명인이 광고모델로 나오는 경우가 더 많다는 것이다.

고맥락 문화의 광고와 저맥락 문화의 광고를 내용 분석해보면, 저맥락 문화의 광고가 정보를 더 많이 담는 경향이 있다. 여기서 정보라는 것은 꼭 카피로 나타낸 상품정보만을 말하는 것이 아니다. 정보처리적 관점에서 볼 때 우리가 처리해야 할 모든 시각적 언어적 청각적 자극이 정보다. 단적으로 〈그림 4-11〉의 두 가지 휴대폰 광고를 비교해보자. 어떤 광고가 정보를 더 적게 담고 있는가? 왼쪽의 우리나라 광고다. 카피도 거의 없고, 사람도 한 사람밖에 없고, 설명적인 작은 이미지 컷들도 별로 없다. 정보처리 관점에서 봤을 때 처리해야 될 정보가 오른 쪽 광고보다 더 적다.

더구나 '저기요'라는 광고 카피도 암시적이다. '여보세요'도 아니고 '저기요'라는 표현은 여러 가지 의미와 감정을 전달하는 다의적 표현이다. 또 오른쪽의 외국 광고에서는 휴대폰을 든 여자가 여러 남자들 사이에서 단연 돋보이는 모습을 보여준다. 그것으

그림 4-10 : 광고모델의 활용방식에도 문화적 차이가 있다. 배우 차승원이 드라마의 등장 인물 독고진의 맥락을 활용한 주스광고

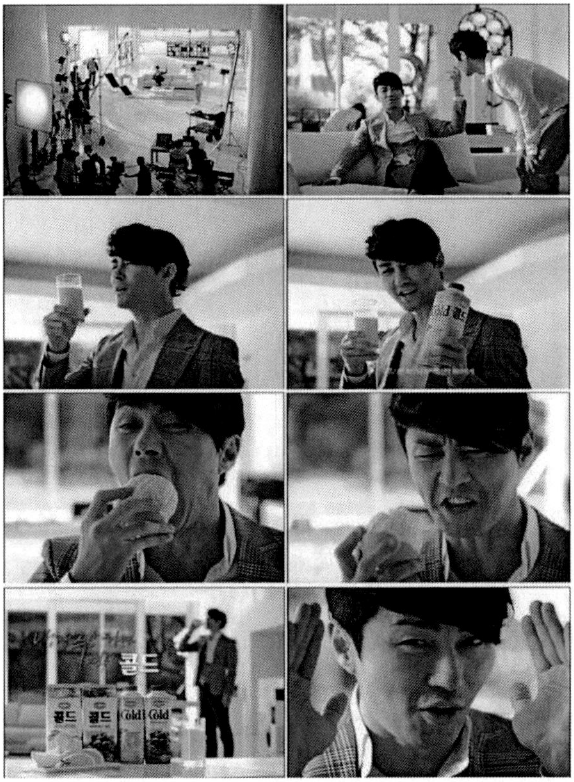

로 끝이다. 더 이상의 여운이나 생략 암시는 없다. 하지만 왼쪽의 우리나라 광고는 뒤태가 아름다운 여자가 '저기요'라는 말에 뒤돌아보는 순간을 보여준다. 광고에서 보이는 여자 말고 그 뒤쪽에서 '저기요'라고 조심스럽게 말을 건네는 누군가가 있다는 것을 암시한다. 그리고 그 뒤에 어떤 일이 벌어질 것 같은 상상의 여지를 남겨둔다. 고맥락 문화의 전형적인 커뮤니케이션 양식이다.

이상으로 국제 마케팅 커뮤니케이션에서 가장 많이 활용되는 호프스테드와 홀의 문화유형학을 살펴보았다. 그런데 여기서 지적할 사항은 이 둘의 문화유형학이 다분히 서구중심적이라는 점이다. 이들에 따르면 문화적 차원은 개인주의/집단주의, 권력거리, 남성성/여성성, 불확실성의 회피, 고맥락/저맥락이다(장기지향성/단기지향성은 나중에 추가된 것). 대체로 서구사회는 개인주의이고, 권력거리가 짧고, 남성성이고,

불확실성의 회피 정도가 적고, 저맥락 문화다. 나머지 비서구 사회는 그 반대다.

역사발전을 보면 한 사회가 근대화 될수록 이렇게 변화한다. 근대 이전 시대에는 서양사회도 대부분 집단주의였고, 근대화란 개인주의의 발현과정이다. 권력거리가 먼 사회는 위계적이고 권위주의가 지배하는 문화다. 불확실성에 대한 회피정도가 높다는 것은 그 사회가 보수적이라는 뜻이다. 산업화와 도시화가 진행될수록 그 사회 구성원들은 도전, 투쟁, 성취 같은 남성성 문화의 가치에 매료되기 마련이다. 또 전근대적인 촌락공동체에서는 옆집에 숟가락이 몇 개인지 다 아는 동질적인 문화이기에 고맥락 커뮤니케이션이 가능하다. 그러나 도시화가 진전되고 한 사회가 이질적으로 될수록 맥락을 공유하기 어렵기 때문에 저맥락 커뮤니케이션이 더 많이 나타날 수밖에 없다.

결국 더 좋은 것, 더 발전된 것은 전부 서구사회이고 그 반대는 전부 비서구사회인 셈이다. 이것은 서구사회를 중심에 놓고 그 문화적 특성을 추출한 후, 그보다 열등한 측면은 비서구 사회에 투영하다보니 나타나는 한계다. 이런 문화유형학의 틀로 자꾸 한국문화를 분석하다보면 서구보다 열등한 문화, 역사발전이 덜 된 문화라는 자괴감을 갖기 쉽다. 이런 틀 속에서 우리 문화의 우수성을 상찬한다 해도 기껏해야 고상한 야만인(noble savage) 수준을 벗어나기 어렵다. 따라서 국제 마케팅 커뮤니케이션 전략을 구사할 때는 호프스테드와 홀의 문화유형학이 갖는 서구중심주의적 한계를 간과하지 말고 조심스럽게 활용해야 한다.

이것과 관련해서 또 하나 지적할 사항은 이런 유형학이 일반적으로 그러하듯, 문화

그림 4-11 : 정보량이 적은 고맥락 문화의 광고와 정보량이 많은 저맥락 문화의 광고

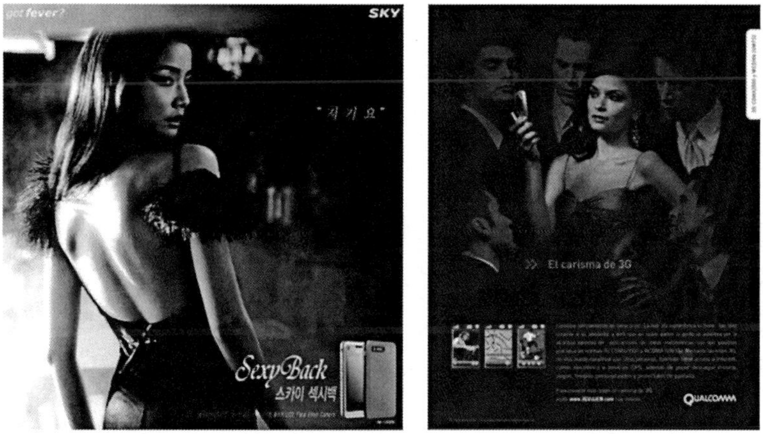

내부의 변화에 대해서는 무시한다는 점이다. 한국문화 내에서도 집단주의적이고 권위주의적이고 보수적인 사람이 있는가 하면, 개인주의적이고 수평적이고 혁신적인 사람이 있다. 한 사람 내에서도 문화적 특성은 다르게 발현될 수 있다. 젊은 시절에는 개인주의적이고, 혁신적이고, 도전적이고, 평등한 관계를 원하고, 정확하고 분명한 소통방식을 선호하다가 나이 들수록 그 반대방향으로 변하는 경우가 많다. 이것은 개인뿐 아니라 세대의 차원에서도 나타날 수도 있다. 기성세대와 신세대는 늘 다르기 마련이다. 물론 대체로 후대로 갈수록 개인주의적이고, 탈권위주의적이고, 혁신적이고, 남성성의 문화가치를 중시하고, 분명하고 정확한 소통방식을 선호하는 경향이 있다. 따라서 이런 변화의 가능성을 닫아버린 채 한 사회의 문화를 유형학에 의해서 도식적으로 뭉뚱그리는 우를 범해서는 안 된다.

3. 마케팅 커뮤니케이션과 생각의 지도

앞에서 문화인류학자인 호프스테드와 홀의 문화유형학이 다소 서구중심주의적 편향성을 나타낸다고 지적했다. 그러한 한계를 어느 정도는 탈피한 책이 (물론 완전히 탈피하지는 못했지만) 니스벳이라는 문화심리학자가 쓴 『생각의 지도』다. 동양과 서양의 심리와 행동을 비교한 것인데, 정확하게는 동아시아(한국, 중국, 일본)와 미국을 비교한 것이다. 자기보고식 설문(self-reported survey)이 아니라 실험을 통해서 동서양의 문화적 차이를 비교했다는 점에서 흥미롭다.

가. 관계성/독립성

동양문화와 서양문화의 출발은 중국과 그리스다. 그래서 이 책은 동서양의 문화적 차이를 그리스와 중국의 비교로부터 시작한다. 중국인들은 변화하는 전체적인 관계에 주목하고, 그리스인들은 변하지 않는 본질과 속성에 주목한다. 예를 들면 나무가 물에 뜬 현상을 보고 그리스 사람들은 나무의 속성이 무엇이기에 물에 뜨는가하고 의문을 가졌다. 그래서 나무라는 사물의 속성 자체에 호기심을 탐구한다. 중국인은 나무와 물의 관계가 어떻게 되기에 나무가 물에 뜨고 쇠는 물에 가라앉는가하고 호기심을 갖는다. 그래서 나무와 물의 관계에 주목한다.

인간을 보는 관점에서도 이러한 차이는 드러난다. 영어에서 사람 개인을 뜻하는 단어는 individual이다. 이것은 더 이상 나눌 수 없다(in+divide)는 뜻이다. 한자에서 사람을 뜻하는 인(人)자는 두 사람이 서로 기대고 있는 모습을 형상한 것이다. 동양은 사람과의 관계 속에서 인간을 이해하고, 서양은 더 이상 나누어질 수 없는 개별적 존재로서 인간을 파악한다.

그러다보니 심리학에서 중시하는 많은 개념이 사실은 서양에 두드러진 개념이다. 예를 들어 다른 사람들과 남달라야 한다는 독특성의 욕구(need for unique)는 심리학에서는 중요하다. 하지만 동양에서는 다른 사람과 달라야 한다는 것보다 다른 사람과 잘 어울려야 한다는 욕구와 압력이 더 강하다. 실제로 일본학생과 미국학생에게 볼펜을 고르게 하는 실험을 해보면 이것을 알 수 있다. 미국학생들은 여러 가지 색깔 중에서 가장 특이한 색을 고르는 비율이 훨씬 높다. 거기에 비해서 일본 학생들은 무난한 색, 늘 봐왔던 색을 많이 선택한다. 그래서 동양에서는 개인의 독특성 욕구를 부각시키는 광고보다는 다른 사람과의 조화로운 어울림을 강조하는 광고가 많다.(〈그림 4-12〉와 〈그림 4-13〉 참조)

서양 심리학에서 중시하는 자아존중감(self-esteem)이라는 말도 동양에서는 생소하다. 서양에서는 이러한 자아존중감을 북돋아주는 것이 교육의 중요한 목표다. 동양에서는 자아존중감보다는 자아비판(self-criticism)이 익숙한 개념이다. 항상 자신의 부족함이 무엇인지를 돌아보는 성찰능력을 길러주는 것이 교육의 주요 내용이다.

그림 4-12 : 개인의 독특성 욕구를 강하게 드러낸 광고

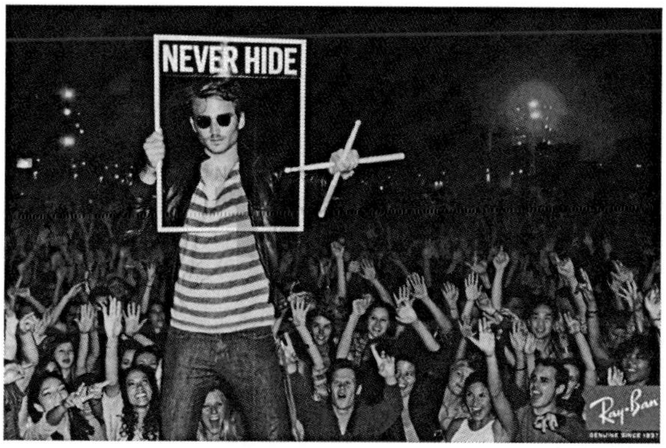

따라서 칭찬의 효과도 동양과 서양 사이에 차이가 있다. 『칭찬은 고래도 춤추게 한다』는 책이 베스트셀러가 된 적도 있지만, 우리나라 교육방송(EBS)에서는 칭찬의 역효과에 대한 다큐멘터리를 방영한 적이 있다. 동양인은 칭찬보다는 질책이 더 큰 교육적 효과가 있다.

실제로 일본학생과 미국학생을 대상으로 한 실험에서 이것도 증명되었다. 창의력에 대한 어떤 실험을 했는데 2X2로 4가지 집단으로 나누어 실험을 했다. 일본과 미국학생 집단 각각을 A, B 두 집단으로 나눈다. 창의력 검사를 미리 하고 나서 그 검사 결과를 알려준다. 일본과 미국학생 각각의 A라는 집단한테는 여러분들의 창의력 점수가 평균보다 높다고 얘기를 한다. 다른 B집단한테는 여러분의 창의력 점수가 평균보다 낮은 집단이라고 얘기를 한다. 그리고 창의력에 관한 어떤 과제를 준다. 그 똑같은 실험을 일본학생과 미국학생들에게 한다. 그러면 미국학생 집단 중에서 평균보다 창의력이 높은 집단이라고 한다고 했던 A그룹하고, 평균보다 조금 떨어진다고 했던 B집단

그림 4-13 : 집단과의 조화로운 관계를 중시하는 광고

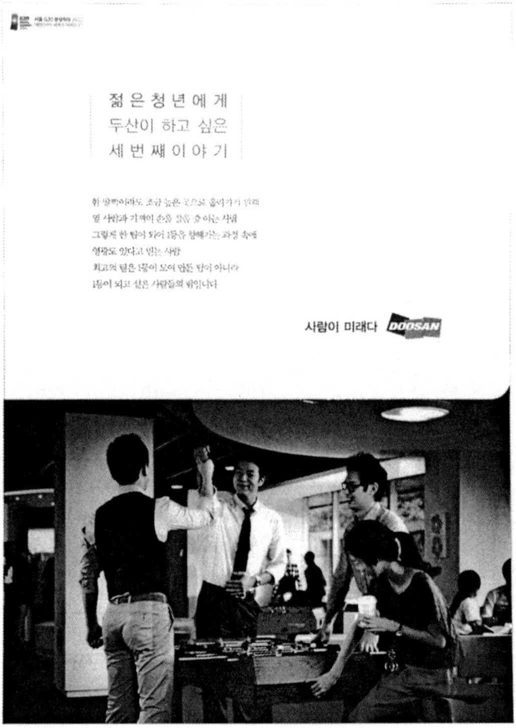

중 어느 집단이 창의력 과제를 더 열심히 하고 투지를 불태울까? A집단이다. 미국 학생들은 자아존중감을 더 북돋아준 집단이 더 열심히 한다. 일본학생들은 그 반대다. 평균에 못 미친다고 알려준 B집단이 더 열심히 한다. 질책을 통해 자아비판을 강하게 자극한 집단이 더 열심히 한다. 동양인은 칭찬보다는 질책이 교육효과가 더 크다는 것이다.

'내가 어떤 것을 통제할 수 있다'는 통제감(locus of control)의 효과도 문화적 차이가 있다. 서양인들은 자기가 뭘 통제한다는 것에 굉장히 행복감을 느낀다. 그런데 동양인은 꼭 그렇지 않다. 단적인 예로 여기 요트가 있다고 하자. 자기 혼자 키를 잡고 바다 한 가운데서 운전을 한다. 서양인들은 내 맘대로 운전한다는 것에 행복감이 치솟는다. 동양인들은 어떤가? 바다 한가운데에서 요트가 있고 내가 혼자 이걸 잡고 통제한다는 것에서 행복감을 느끼지 않는다. 오히려 불안하다. 그것보다는 다른 사람이 있어서 혹시 내가 잘못되더라도 나를 통제해줄 수 있는 사람이 있다는 것에 안심이 되고 행복을 느낀다.

나. 전체 및 상황/부분 및 본성

지각방식에도 동서양의 문화적 차이가 있다. 동양인은 전체적인 맥락을 주목하고 서양인은 부분적인 속성을 주목한다. 이것은 앞에서 홀이 분류한 고맥락 문화 대 저맥락 문화의 대비와 일맥상통한다. 광고에서도 이런 효과가 나타난다. 〈그림 4-14〉과 같이 멋있는 자연을 배경으로 자동차를 배치한 광고에 대해서 동양인과 서양인은 다르게 지각한다. 동양인은 자동차뿐 아니라 자연 풍경 등 광고의 전체적인 내용을 다 주목한다. 그래서 이 광고를 레저나 관광광고로 오인하기도 한다. 서양인은 주변의 자연풍광 등은 주목하지 않고 오직 자동차만 주목한다.

전체적 맥락을 주목하는 동양인의 지각방식은 실험을 통해 확인할 수 있다. 여기 물고기와 수초가 있는 어항 그림이 있다. 일본학생들과 미국학생들에게 물고기가 여러 마리 있고 수초도 있는 어항의 그림을 보여준다. 그러고 나서 재인(recognition)검사를 한다. 여기에서 이른바 장독립적(field-independent) 지각방식과 장의존적(filed-dependent) 지각방식의 차이가 드러난다. 그림을 보여주면서 이 그림을 본 적이 있냐며 재인검사를 할 때, 동양인과 서양인 각각의 집단에 두 가지 다른 조건으로 제시한다. A집단에게는 배경을 달리한 어항 그림을 보여준다. B집단에게는 동일한 배경의 어항 그림을 보여준다. A집단과 B집단 사이에 재인에서 차이를 보여주는 학생들은 동양인일까, 서양인일까? 정답은 동양인이다.

그림 4-14 : 전체적인 풍경 속에 자동차를 배치한 광고에 대해서도 동양인과 서양인의 지각방식에는 차이가 있다

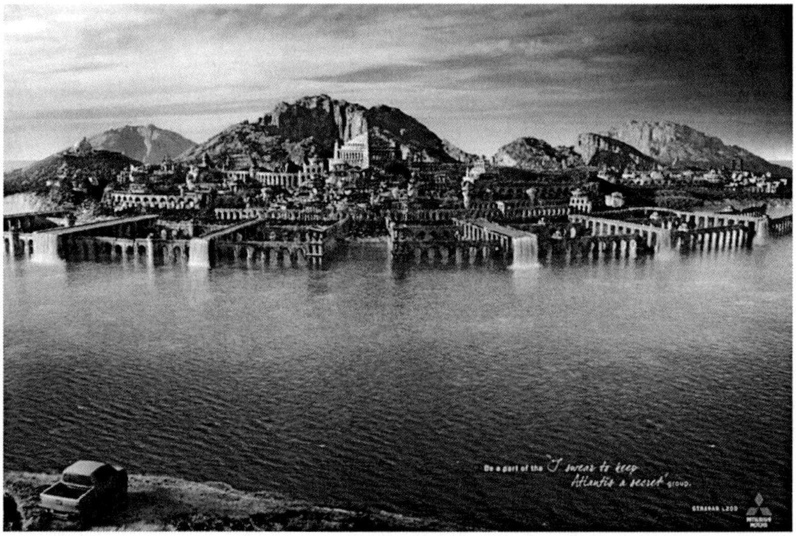

우선 서양인은 배경을 달리한 A조건에서나 배경을 동일하게 한 B조건 사이에 재인에서 차이가 없다. 배경에 별로 신경을 쓰지 않고 물고기에만 주목하기 때문이다. 하지만 동양인은 재인검사에서 A조건에서보다는 B조건에서 더 잘 맞힌다. 동양인은 전체적인 맥락 즉, 장(field)을 중시하고 주목하는 지각방식을 가지고 있기 때문이다. 이것은 결국 지각할 때 주변의 상황이라고 할 수 있는 장(field)에 얼마나 의존하느냐 하는 문제다. 단순히 물고기만 보는 것이 아니라 수초도 보고 바위도 주목한다. 그래서 배경이 같으면 잘 맞춘다. 그러나 배경이 다르면 혼동된다. 물고기만 주목하는 서양인은 배경이 같다고 해서 더 잘 맞추거나 하지 않는다.

동양인은 전체적인 맥락을 총체적으로 보면서 끊임없이 변화하는 전체적인 현상들의 관계에 주목한다. 서양인은 현상을 지각할 때 부분만을 주목하고 추상화시켜서 그 변치 않는 속성에 더 관심을 기울인다. 따라서 동양인은 세상은 항상 변하기 마련이라고 보지만, 서양인은 그렇지 않다. 이를 보여주는 실험이 있다. 여기 서로 죽고 못 살게 좋아하는 캠퍼스 커플이 있다. 이 캠퍼스 커플이 졸업 후 오년 후에 헤어질 가능성에 대해서 동양인과 서양인 가운데 누가 더 헤어질 가능성이 높다고 보는가? 동양인이다. 세상에 고정 불변하는 것은 없다고 보기 때문이다.

동서양의 문화적 차이는 귀인이론에서도 나타난다. 앞에서 잠깐 설명한 바 있지만 귀인이론은 쉽게 말해서 '~탓 이론'이라고 했다. 잘되면 내 탓, 못되면 조상 탓. 잘되는 것은 나의 기질적 원인으로 돌리고 못되면 상황적 원인으로 돌린다. 그런데 귀인이론도 문화적인 차이가 있다. 동양인은 상황적인 귀인을 더 많이 시키는 경향이 있다. 반면에 서양인은 개인의 기질적인 기인을 많이 시키는 경향이 있다. 총기난사 사건 같은 범죄의 원인에 대해서 동양인은 범인을 둘러 싼 불우한 환경 등 상황적 원인에 주목한다. 서양인은 범인의 본래 성격적 특성 등 기질적 원인에 주목한다. 스포츠 경기에서 우승한 경우도 마찬가지다. 서양인은 선수 개개인의 탁월한 기량에 찬사를 보내지만 동양인은 상대팀과의 관계 등 환경적 요인에 주목한다.

그 결과 사후가정적(counterfactual) 사고에 대해 동서양의 문화적 차이가 있다. 만약에 어떤 사실이 반대였다면 어떻게 되었을까하는 가정에 대해 동양인은 상황론적 인식을 하기 때문에 상황이 달라지면 그 결과도 달라질 것이라고 생각한다. 서양인은 변치 않는 추상적 속성이나 기질적인 원인에 주목하기 때문에, 상황이 달라진다고 결과가 달라질 것이라고 보지 않는다. 만약 에덴동산에 뱀이 없었다면 아담과 이브는 사과를 따먹지 않았을까? 동양인은 그렇다고 대답하는 사람이 많을 것이다. 서양인은 그렇지 않다고 생각하는 경향이 강하다.

귀인이론의 문화적 차이는 인과론과도 관련이 있다. 서양인은 개별적인 현상을 단순하게 추상화시켜서 보기 때문에 인과론적 설명을 즐겨한다. 동양인은 변화하는 현상의 복잡한 관계에 주목하기 때문에 세상이 그렇게 한두 가지 원인으로 설명된다고 보지 않는다. 그러다보니 후견지명(後見之明)의 오류 혹은 과잉확신 편향(hindsight bias)에 잘 빠질 수 있다.

후견지명의 오류란 사람들이 어떤 일이 발생했을 때 '내 그럴 줄 알았어'라는 태도를 보이는 것이다. 동양인이 이런 태도를 가지기 쉽다. 서양은 인과론적 사고를 즐겨 한다. 인과론은 'A의 원인은 B다'라고 단순 명쾌하게 규정하는 사고방식이다. 그래서 A의 원인이 B로 설명되지 않으면 틀린 것으로 받아들인다. 동양인은 인과론적 설명을 하지 않는다. A의 원인은 B일 수도 있고 C일수도 있고 부분적으로 D이기도 하고… 여러 가지가 있을 수 있다. 따라서 나중에 A가 발생했을 때 여러 가지 원인들인 B, C, D

그림 4-15 : 후견지명적 사고를 적게 하는 문화에서는 귀를 쫑긋 세우는 호기심이 많다

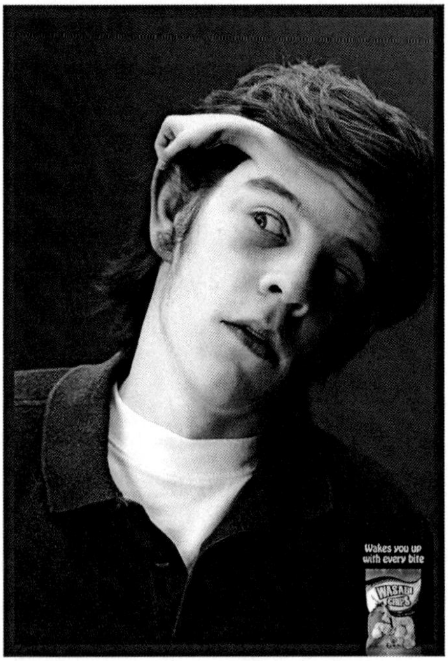

중에 끼워 맞출 수 있다. A가 발생하면 특별히 어떤 한 원인을 지목하지 않았기 때문에 틀린 것은 없다. 나중에 얘길 들으면 그중 하나인 이것 때문일 수도 있다고 생각했기 때문에 '내 그럴 줄 알았어'라고 늘 얘기한다. 굉장히 복잡한 사고를 하고, 변화무쌍한 현상의 전체적인 관계에 주목하니까 모든 일은 다 그럴 이유가 있다고 보는 것이다.

후견지명적 사고를 많이 하는 사람들은 놀라움이 없다. 어떤 일이 발생해도 '내 그럴 줄 알았어'라고 하니까 놀라움이 없다. 놀라운 게 없으니 호기심도 없다. 어떤 일이 발생했을 때 놀라워야 거기에 대해서 호기심도 생겨서 탐구를 하는데, 그런 것이 없다.

다. 동사 경험/명사 및 논리

동양이 동사 중심적 사고라면 서양은 명사 중심적 사고를 보인다. 명사는 어떤 사물의 고정화된 이름이다. 동사는 끊임없이 변하는 것이다. 소, 닭, 풀 이 세 가지를 제시하고 초등학생들한테 이것을 서로 묶어보라고 한다. 그러면 서양학생들은 소하고 닭하고 묶는다. 그런데 동양학생들은 소하고 풀을 묶는다. 소는 풀을 먹기 때문에 서로 관계가 있다고 하나로 묶는다. 곰하고 원숭이 바나나를 주면 서양 애들은 곰 원숭이를 동물이라는 카테고리로 묶는다. 그런데 동양 애들한테 묶으라고 하면 원숭이랑 바나나를 묶는다. 원숭이가 바나나를 먹기 때문이다. 관계중심으로 사고한다는 것이다. 서양 인들은 명사중심, 범주중심으로 사고하는 습관을 어렸을 때부터 훈련한다. 그래서 무엇인가를 범주화 하는 능력은 서양인들이 더 뛰어나다. 어렸을 때부터 계속 그런 훈련을 받기 때문이다. 그래서 영어는 명사중심이다. 우리나라 말은 동사중심이다.

서양은 논리는 중시하고 동양은 경험을 중시한다. 동양에서는 변증법이다. 변증법은 변화를 중시하고 특히 두 모순적인 관계 사이의 역동성을 주목한다. 세상은 다 연결되어있다는 것이다. 형식논리는 서양에서 발달되어 있다. 동양은 물론 서양철학에서도 변증법 철학에서는 형식논리를 배척한다. 그것은 내용이 없이 순수하게 형식적이고 추상적이기 때문이다.

그림 4-16 : 양자택일적 선택상황을 보여주는 광고

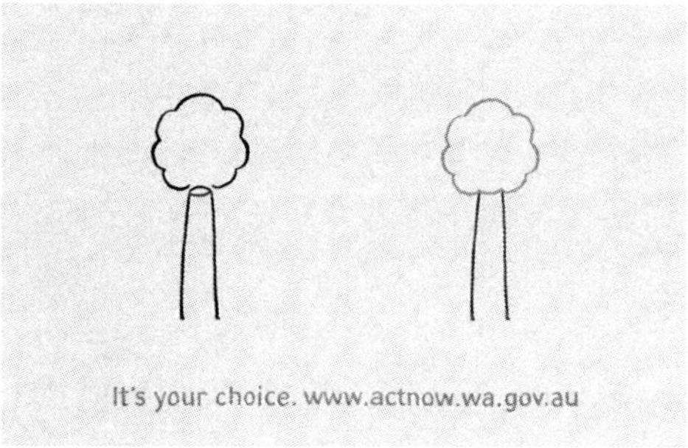

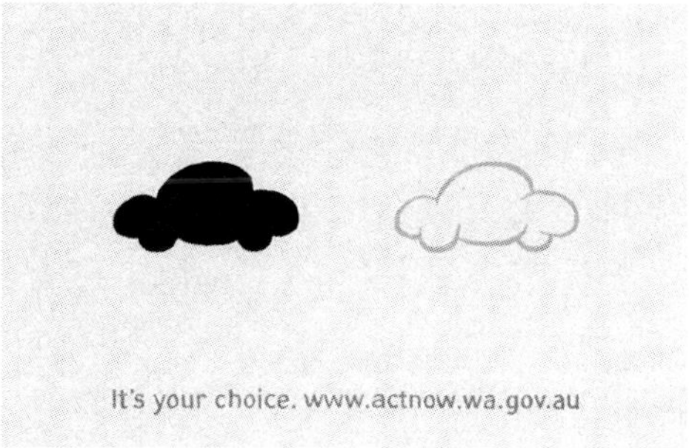

서양이 either A or B라면 동양의 변증법적 사고는 both A and B다. 서양에서는 이것 또는 저것, 둘 중 하나다. 변증법적인 사고에서는 그렇지 않다. 이것이면서 저것이다. 노장사상이나 선불교 등에서는 특히 높고 낮음, 아름다운 것과 추함 이런 것들이 서로 다르지 않다(不二)는 것을 강조한다. 특히 정서에 있어서 그렇다. 서양 사람들은 즐겁지 않으면 지루한 것이다. 둘 중 하나다. 그런데 한국 사람들은 즐거우면서 또 지루할 수 있다. 반대적인 감정이 동시에 양립한다.

우리 민요에 보면 '흥흥 흥겹다. 설움에 겨워 흥겹다'라는 사설이 있다. 서럽기 때문에 흥겹다는 것이다. 서양인들은 서러우면서 흥겨울 수 없다. 서러움과 흥겨움은 반대다. '웃음으로 눈물 닦기'가 한국 전통문화의 정조다. 우리말에도 애증(愛憎)이란 말이 있다. 애증의 그림자를 던진다고 표현하는 것처럼 사랑하면서 증오하는 복합적인 감정이다. 미운 정 고운 정이라 말도 있다. 미운데 정이 든다. 뭔가 좋으면서도 싫은 감정이 동시에 있다. 우리나라뿐 아니라 중국이나 일본 등 동양문화는 모순된 정서가 양립한다. 일본의 하이쿠 등에 보면 이런 정조가 나타난다. 사쿠라 꽃이 활짝 폈을 때 그 화사함 속에서 느끼는 슬픔이다. 그런 모순적인 감정이 공존하는 것이 동양적인 정서 동양문화의 특징이다.

니스벳은 같은 동양 혹은 서양문화권이라 해도 국가 간에도 차이가 있다고 보았다. 우리나라에서는 지도를 볼 때 우리를 항상 가운데로 본다. 그런데 미국이나 유럽 중심으로 보면 우리나라는 맨 끝의 극동(Far East)이고 중동의 비옥한 초승달 지역이 가운데다. 문명의 발상지인 이 지역을 중심으로 해서 서쪽으로 갈수록 서양적인 사고가 더 극단화한다고 주장한다. 그래서 같은 서양이라도 그리스보다는 독일, 독일보다는 프랑스, 프랑스보다는 영국, 영국보다는 미국이 더 서양적인 사고방식과 문화를 보여준다는 것이다. 반대로 동쪽으로 갈수록 동양적인 문화를 보여준다고 한다. 이 주장이 사실이라면 가장 동양적인 사고방식과 문화를 보여주는 나라는 일본이다. 과연 일본이 중국이나 한국보다 더 동양적인 사고방식과 문화를 보여주는가는 논란의 여지가 있다.

병원과 호텔의 만남, 메디텔

특급호텔과 병원(메디컬)의 합성어인 '메디텔'이 성행하고 있다. 해외에서 국내로 유입되는 의료관광 수요가 늘면서 서울 시내 특급호텔은 말할 것도 없고 지방인 부산에서도 메디텔을 선보이고 있다.

서울 잠실동 롯데호텔월드는 호텔 6층에 고급 의료서비스를 제공받을 수 있는 메디컬클리닉센터를 운영하고 있다. 이곳은 치과 임플란트 전문병원, 한의원, 성형외과, 미용전문 등이 입점한 상태다. 특히 의료관광을 목적으로 방문한 외국인 고객을 위해서는 외국어가 능통한 원장과 직원을 상주시켜 편의성을 도모했다.

서울 마포구 공덕동의 롯데시티호텔에는 '서울 라헬 여성의원'이 2011년 6월에 개원했다. 이 병원은 부인과 질환 이외에 체외수정(시험관아기), 인공수정 등을 담당하는 난임 치료가 전문으로, 국내 환자뿐 아니라 한국을 찾은 외국인까지 대상으로 삼고 있어 의료관광의 새 모델이 되고 있다.

서울 논현동 임패리얼 팰리스 서울 호텔 본관 3층에 위치한 '메디컬센터'는 서비스를 더욱 강화하고 있다. 이 센터는 IP치과, IP피부과, 에스테틱 등으로 구성해 지난 2009년에 문을 열었다. 부설로는 조&킴 모발이식 센터도 있다. 시술 또는 수술 후 충분한 휴식을 취하며 관리를 받을 수 있도록 피부과와 모발이식센터에서는 호텔 객실을 무료로 제공한다.

리츠칼튼 서울 호텔에는 프리벤트에이징클리닉 '포썸 프레스티지'가 있다. 에스테틱, 피부과, 건강검진, 스파 등 안티에이징을 기반으로 한 종합 클리닉으로, 일본·중국 관광객을 위한 마케팅도 활발하게 진행하고 있다.

서울 소공로 플라자 호텔은 '플라자스파클럽'을 운영 중이다. 스파 공간 내에 전문의가 상주해 의사가 직접 처방해주는 메디컬 트리트먼트 서비스가 마련됐다. 아울러 동서양의 다양한 테라피와 시크리트 바사시요법 등 신체기능을 강화하는 등 차별화에 중점을 뒀다. 스파룸은 밸런스룸(스파 스위트), 비시룸, 메디컬룸, 커플룸 등 총 7개로 이뤄졌다. 플라자스파클럽은 가정의학과 전문의와 1대1 상담이 가능하게끔 했다.

부산시 부전2동 이비스 앰배서더 호텔은 지난 10월 부산의 중심지에 '스마트병원'과 '비즈니스호텔'의 복합 운영 시스템을 갖춘 이비스 앰배서더 부산 시티 센터를 오픈했다. 병원 진료과 종류는 외과, 소아청소년과, 비뇨기과, 이비인후과, 진담검사의학과, 국제진료 센터, 내과, 영상의학과 종합검진 센터, 성형외과, 피부과, 치과, 한방과, 마취통증의학과, 입원실 등이다.

출처 : 김은진, '병원+특급호텔=메디텔 … 의료관광 붐 업고 성업', 파이낸셜뉴스, 2011. 12. 1.
김연정, '호텔에 산부인과 … 의료관광 새 모델', 연합뉴스, 2011. 6. 16. 요약

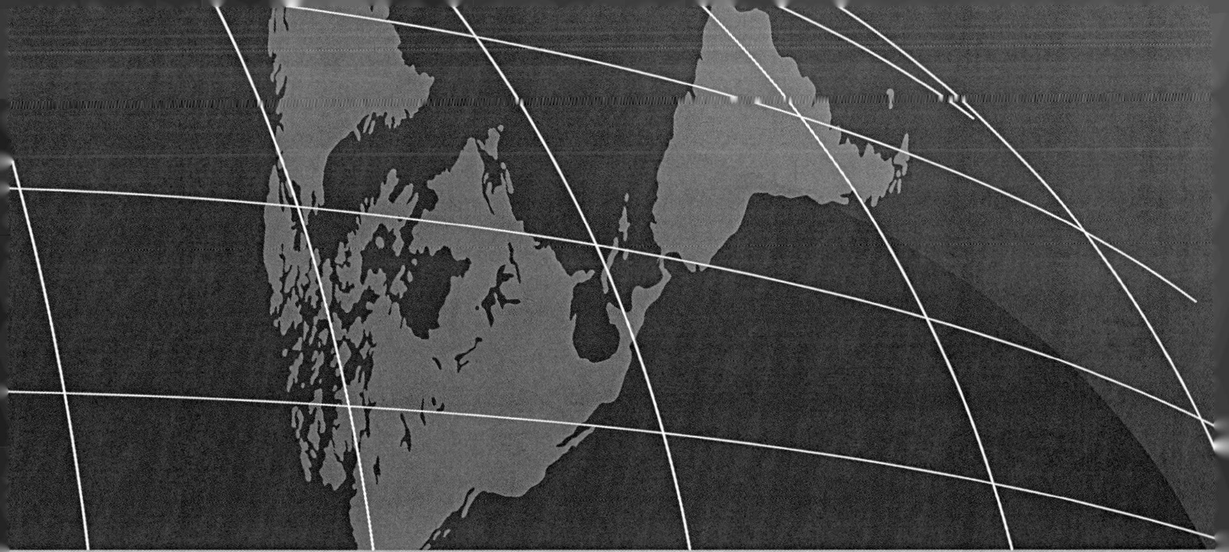

5 마케팅 커뮤니케이션의 글로벌 전략

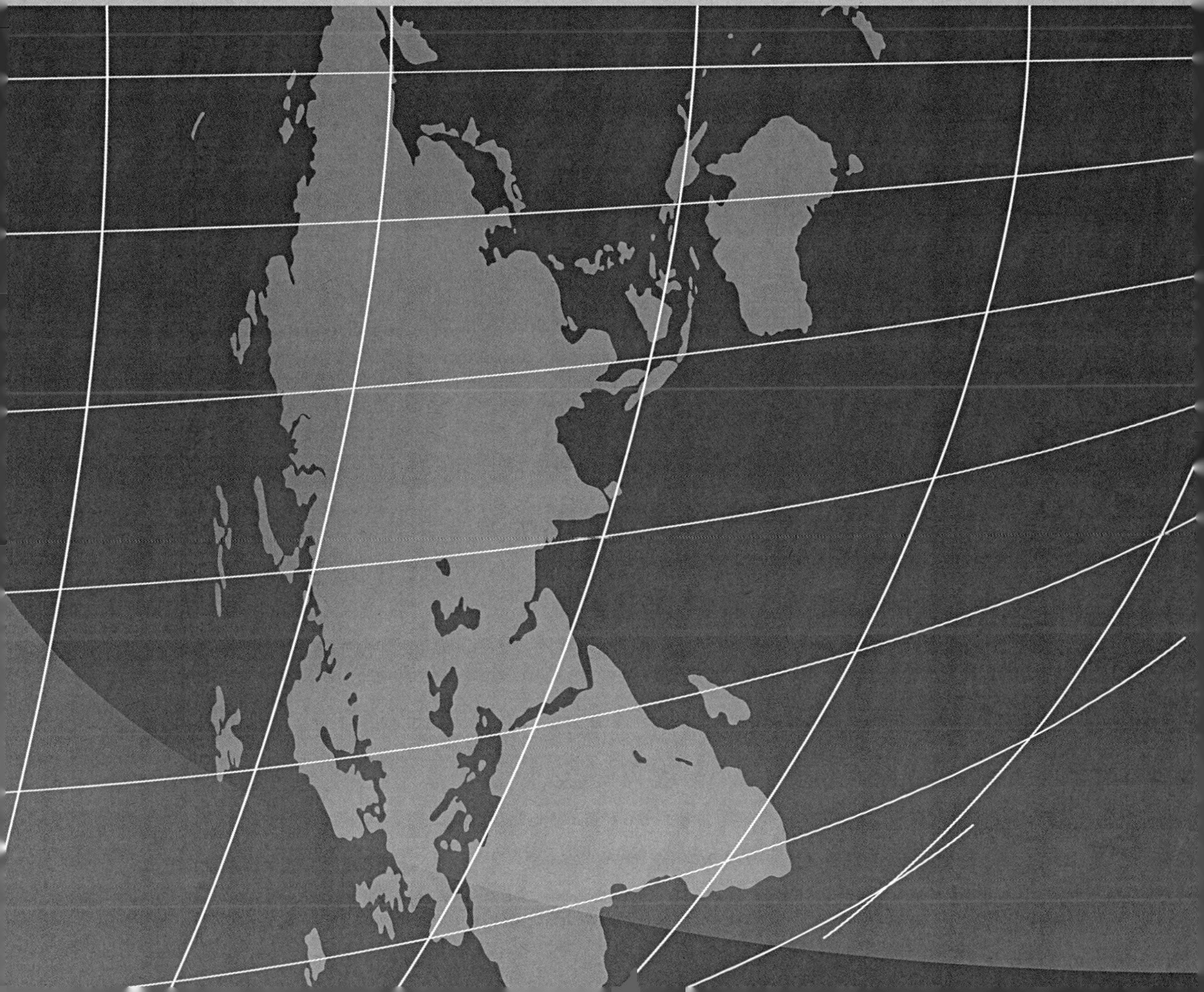

마케팅 커뮤니케이션의 글로벌 전략

5장

앞에서 의료관광 마케팅 커뮤니케이션에서 문화의 중요성 및 문화적 차이, 그리고 문화유형학에 대해서 살펴보았다. 문화적 차원에 대한 이러한 이해를 바탕으로 여기서는 국제 마케팅 커뮤니케이션의 글로벌 전략에 대해서 살펴본다. 우선 국제 비즈니스에서 오랜 논쟁주제인 표준화 전략과 지역화 전략의 장단점을 살펴본다. 이어서 그에 대한 제3의 시각으로써 문화역설적 접근을 살펴보도록 하겠다.

1. 글로벌 전략의 배경

가. 소비문화의 동질화

국제 광고나 국제 마케팅 커뮤니케이션에서 오랜 논쟁이 글로벌 전략에 대한 것이다. 즉, 표준화 전략을 할 것이냐 현지화 전략을 할 것이냐 라는 것이다. 그것의 배경은 이 세계가 하나의 마을과 같은 지구촌(globalized world/global village)이 되었기 때문이다(Anokwa, Lin, & Salwen, 2003).

지구촌 시대가 도래하면서 특히 마케팅 커뮤니케이션 분야에서 주목할 만한 현상은 소비문화가 동질화되고 있다는 것이다. 비판적인 관점에서 흔히 이야기하는 코카콜라 제국주의(Coca Cola Imperialism) 또는 맥도날드화(McDonaldization)는 이런 현상의 대표적인 사례다. 심층적이고 원형적인 측면에서는 차이가 있을 수 있지만, 일단 겉으로 볼 때는 전 세계 젊은이들이 모두 코카콜라를 마시고 맥도날드 햄버거 좋아하면서 소비문화는 거의 비슷해졌다. 코카콜라나 맥도날드는 이제 전 세계 어디에서나 볼 수 있다. 지구상의 모든 사람은 물론 심지어 북극의 곰까지도 코카콜라를 마신다는 〈그림 5-1〉의 광고는 코카콜라의 자신감을 유머러스하게 표현한 것이다.

그림 5-1 : 소비문화의 동질화를 주도하는 코카콜라와 맥도날드

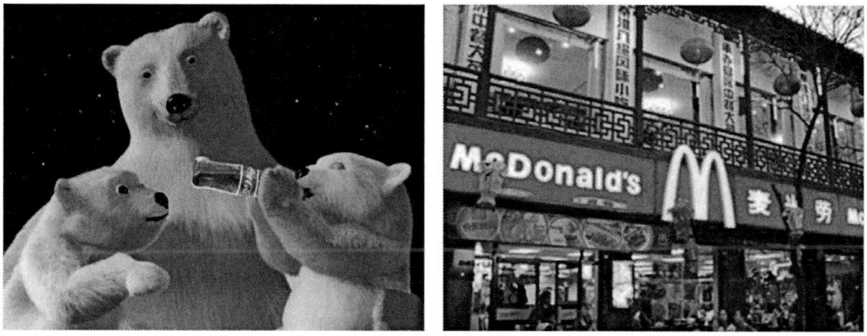

나. 가치의 표준화

지구촌 시대의 도래로 소비문화가 동질화되는 것은 물론 가치도 표준화되고 있다. 그래서 각 문화별로 전략을 다르게 하는 것보다는 표준화된 전략을 여러 나라에 동시에 집행하는 것이 효율적이라는 주장이 제기된다. 미국의 마케팅학자인 테오도르 레빗(Theodore Levitt)은 표면적으로 드러나는 지역적 국가적 차이를 무시하고 이 세계가 마치 하나의 거대한 시장인 것처럼 전략을 구사해야 한다고 주장했다(Levitt, 1983).

가치의 표준화 현상에 특히 중요한 역할을 하는 것이 광고다. 일찍이 아더 팻(Arthur Fatt)은 '지역적 국제광고의 위험성'이란 글에서 광고는 국가 간의 경제적인 경계를 허물 수 있다고 자신했다(Fatt, 1967). 광고는 쉽게 국가 간의 경계를 넘어 전 세계에 동일한 가치를 유포시킨다. 특히 2차적 메시지를 통해 전 세계의 가치를 표준화시키는데 막강한 위력을 발휘한다. 광고에서 1차적 메시지는 광고하는 제품을 널리 알려 판매를 촉진하는 것이다. 한 마디로 우리 제품이 좋으니 사라는 것이 광고의 1차적 메시지다. 그런데 그 과정에서 광고는 여러 가지 생활양식이나 가치를 제시하면서, 그것을 보는 소비자에게 영향을 미친다. 맥도날드 광고는 단순히 맥도날드 햄버거가 좋으니

사먹으라는 메시지만 전달하는 것이 아니다. 이를테면 친구들끼리 혹은 아빠와 꼬마가 맥도날드 햄버거를 함께 먹는 그러한 생활모습이 멋있고 가치 있다는 2차적인 메시지를 은연중에 유포한다.

그림 5-2 : 초창기 한국의 코카콜라 광고

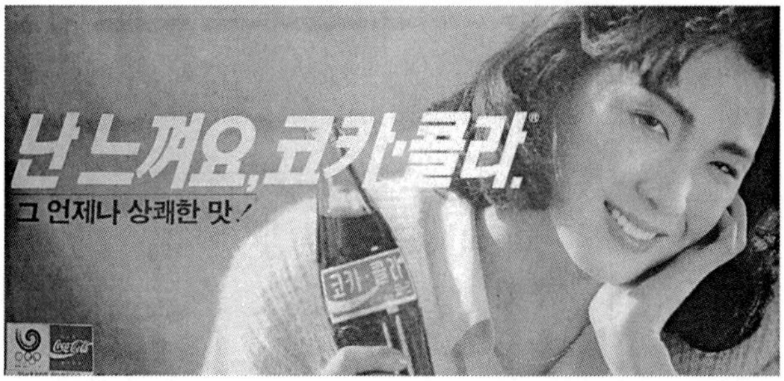

이것은 초창기 우리나라 코카콜라 광고를 보면 알 수 있다. 우리나라 광고대행사의 역사를 보면, 1960년대 말에 코카콜라가 한국에 상륙하면서 현대적 의미의 광고대행사가 본격적으로 시작되었다고 해도 과언이 아니다. 초창기 우리나라 코카콜라 광고를 만들었던 원로 광고인들에 의하면, 그 당시 코카콜라 광고는 우리나라의 1970년대 소비문화에 많은 영향을 미쳤다. 코카콜라는 전 세계에 동일한 광고를 집행하는 표준화 전략을 구사하는 브랜드로 유명하다. 따라서 그 당시 코카콜라 광고에서 보여준 스키 타는 모습이나 통기타를 치면서 크리스마스 파티를 즐기는 모습, 여자가 야구를 하면서 남자 엉덩이를 툭툭 치는 모습 등은 한국의 젊은 소비자들을 매료시켰다(김병희 윤태일, 2011). 코카콜라 광고를 통해 그러한 미국식 자본주의의 소비문화가 한국 사회에 전파되면서 가치의 표준화 현상이 일어났다.

2. 표준화 대 현지화 논쟁

국제 마케팅 커뮤니케이션 분야에서는 표준화할 것인가, 지역화할 것인가에 대한 논쟁이 오랜 전부터 있어왔다. 광고 분야에서는 주로 표준화(standardization) 대 현지화/특수화(localization/localization) 논쟁의 형태로 나타난다(Mueller, 2004). 홍보 분야에서는 자문화중심주의적 접근(ethnocentric approach) 대 문화상대주의적 접근(culturally relative perspective or polycentric approach)의 대비로 나타난다(Curtin & Gaither, 2007).

가. 표준화 전략

표준화를 주장하는 쪽의 입장은 '세계는 하나의 지구촌으로 변해가고 있다'고 전제한다. 특히 전자통신 기술의 발달로 전 세계 젊은이가 전자 공동체(electronic community)로 묶일 수 있다고 본다. 옛날에는 지역에 기반을 둔 공동체였다. 이제는 인터넷이나 사회연결망 서비스(Social Network Service) 등 정보통신기술의 발달로 지리적인 거리는 문제가 되지 않는다. 자기와 같은 관심과 취미를 가진 사람들끼리 자연스럽게 연결되면서 공동체가 형성된다는 것이다. 표준화를 주장하는 입장에서는 먹고 마시고 입고 타는 기본적인 소비에 대해서 사람들의 욕구는 거의 동일하다고 본다. 브랜드 전략에 있어서도 전 세계에 통용될 수 있는 글로벌 브랜드 이미지와 브랜드의 정체성을 구축할 필요가 있다고 한다. 지역적인 차이는 표면적이고 사소한 것으로써 글로벌 캠페인을 통해 극복 가능하다고 주장한다.

그림 5-3 : 표준화전략을 구사하는 앱솔루트 보드카 광고

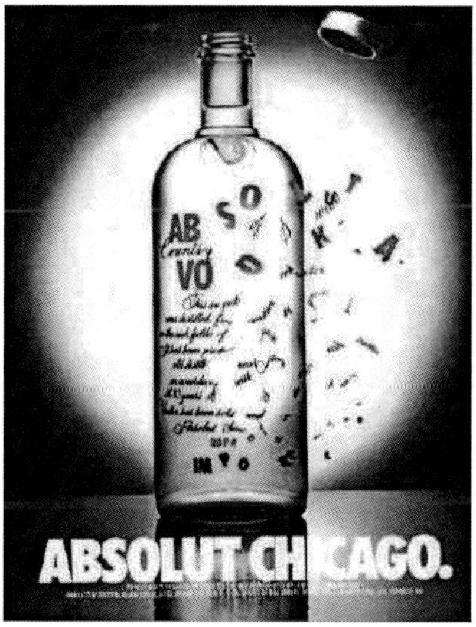

전술한 바와 같이 코카콜라가 대표적으로 표준화 전략을 구사하는 브랜드다. 앱솔루트 보드카 광고도 전 세계에 동일한 광고를 집행한다는 점에서 표준화 전략을 구사한다고 볼 수 있다(〈그림 5-3〉 참조). 물론 앱솔루트는 표적 시장을 세분화하여 그에 맞는 광고를 시리즈로 제작하기도 한다. 이를테면 도시 시리즈 광고나, 미국의 흑인예술가 시리즈 광고, 과거 탈냉전 시대에 소비에트 예술가 시리즈를 집행한 것처럼 어느 정도의 특수화(specialization)는 허용하고 있다. 베네통 같은 경우도 전 세계 동일한 캠페인을 전개하는 표준화 전략을 구사한다. 그런데 앞의 베네통광고 논란 사례에서 보듯이 이러한 표준화 전략은 예기치 않게 문화적 충돌과 논란을 일으키는 경우가 종종 있다.

나. 현지화 전략

현지화/특수화를 주장하는 진영에 따르면, 표준화된 캠페인을 전 세계에 동일하게 적용하면 효율적이고 간편하기는 하지만 현지의 소비자 및 문화와 마찰을 겪을 수 있다. 그래서 현지문화에 민감하게 대응하여 그에 맞는 캠페인을 구사함으로써 마케팅 커뮤니케이션 효과를 극대화해야 한다.

현지화 전략은 표준화 전략이 실제로 효과를 발휘하기 어렵게 만드는 요소들에 주목한다. 예를 들면, 문화적 취향(taste)의 문제는 원초적인 문제이기 때문에 쉽게 극복하기 어려울 때도 있다. 취향은 우리가 흔히 입맛이라고도 번역하는 것이고, 예술의 영역에서는 심미적 감수성으로도 이해할 수 있는 개념이다. 국경도 초월하는 사랑이 때로는 사소한 입맛의 차이를 뛰어넘지 못하는 경우가 많다. 현지 소비자의 문화적 취향의 차이 때문에 가끔 표준화 전략이 그 효력을 발휘하지 못하기도 한다.

매체환경의 차이 때문에 불가피하게 표준화 전략을 포기해야 하는 경우도 있다. 예를 들면 문맹률이 높은 아프리카의 몇몇 국가에서는 인쇄매체 광고가 별로 효과가 없다. 이런 나라에서는 라디오 광고가 훨씬 효과적이다. 마케팅 커뮤니케이션을 둘러싼 법적 규제환경도 표준화 전략의 장벽이 될 수 있다. 특히 의료관광 관련 분야는 법적 규제를 많이 받고, 나라마다 차이가 많다. 국민의 건강과 직결되는 문제이기 때문이다. 우리나라도 제약광고나 의료 서비스 관련 광고는 법적 제약을 상당히 많이 받는다. 따라서 이런 여러 요인들을 고려하여 현지 사정에 맞는 전략을 구사해야 한다.

다국적 기업 중에서도 표준화 전략을 구사하지 않고 현지화 전략을 채택하는 경우도 많다. 때로는 표준화 전략과 현지화 전략을 결합한 혼성적 접근(hybrid approach)을 취하기도 한다. 이것은 세계화(globalization)와 지역화(localization)의 결합이라는 의미에서 세방화 전략(glocalization strategy)으로 불리기도 한다(Curtin & Gaither, 2007). 표준화된 유형적인 광고(pattern advertising)를 만든 후, 그것을 현지사정에 맞게 변형시켜서 실행하는 경우다. 예를 들어 나이키는 스포츠 영웅을 활용하는 유형적 광고를 표준화시킨 후, 각 나라의 실정에 맞도록 그 나라의 스포츠 스타를 기용한 광고를 만든다. 우리나라 광고에서는 박지성을 주인공으로 한 광고를 만들어서 집행했다.

그림 5-4 : 각 나라별로 유명한 스포츠 스타를 모델로 활용한 나이키 광고

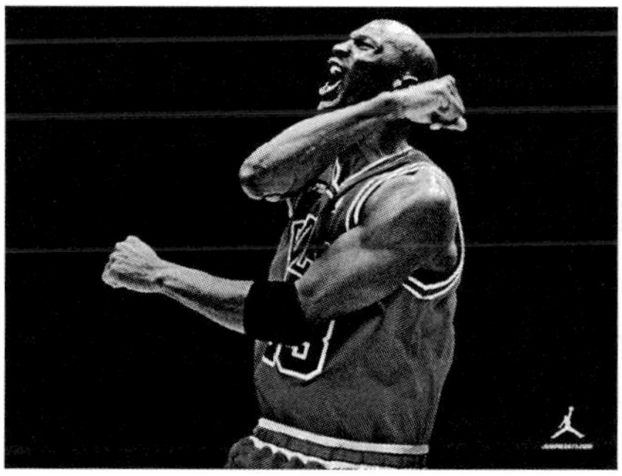

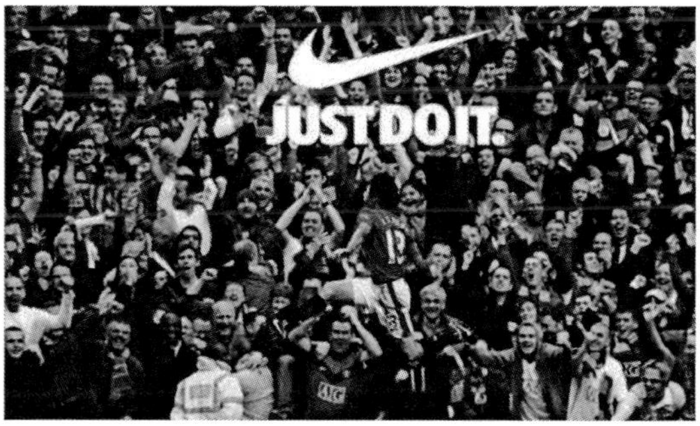

다. 의료관광 글로벌 전략에서 표준화/현지화 전략의 비교

앞에서 설명한 표준화와 현지화 전략을 비교하면, 표준화 전략의 장점이 현지화 전략의 단점이다. 반대로 표준화의 단점이 현지화의 장점이다(〈표5-1〉 참조). 표준화 전략은 하나의 캠페인으로 전 세계에 동일하게 적용하니까 경제적이다. 거기에 들어가는 비용이나 시간, 인력 등을 절감할 수 있다. 동일한 캠페인을 집행하기 때문에 전 세계에서 브랜드 이미지를 일관되게 유지할 수 있다. 또 어떤 한 나라에서 성공적이었던 캠페인을 전 세계에 공유하도록 한다. 표준화 전략의 단점은 현지의 문화나 현지 주민의 욕구를 무시한 일방적인 소통이 될 수 있다. 국제광고에서 그런 사례가 많이 보고된다. 문화적 충돌을 일으키고 그 결과 커뮤니케이션 단절의 가능성이 상당히 높다.

현지화 전략의 장단점은 표준화 전략과 반대이다. 현지화 전략을 취하면 현지의 문화나 경쟁상황, 물적 토대 등에 신속하게 반응하여 적용할 수 있다. 각 나라의 문화나 시장상황에 맞게 정확한 포지셔닝을 하고, 메시지 논점을 보다 정확히 포착할 수 있는 장점이 있다. 거기에 비해서 현지 사정에 맞도록 각각 별도의 캠페인을 펼치다 보면 무엇보다도 비용이 많이 든다. 또 브랜드 이미지가 각각 다를 수 있다. 똑같은 브랜드가 어느 나라에서는 중저가의 캐주얼 브랜드로 포지셔닝되어 있는데, 다른 나라에서는 고가의 하이패션 브랜드로 자리매김하기도 한다.

표준화 전략과 현지화 전략은 양자택일의 문제는 아니다. 즉, 단순히 표준화할 것인가, 현지화할 것이냐가 아니라 어느 정도까지 표준화 혹은 현지화할 것인가 하는 정도의 문제다. 또 마케팅 커뮤니케이션에서 분야마다 표준화 혹은 현지화의 정도가 다르다. 이를테면 제품자체 및 이름이나 포장 등은 거의 모든 나라에서 동일하여 표준화 정도가 높다. 판촉행사나 광고에 쓰이는 비주얼과 카피, 모델 등 메시지 요소는 나라마다 달라 현지화 정도가 높다(Mueller, 2004).

표 5-1 : 표준화 전략과 현지화 전략의 비교

	표준화 전력	현지화 전략
장점	• 비용 절감 • 일관된 브랜드 이미지 • 경험의 공유	• 현지의 문화, 경쟁상황, 물적 토대 등에 신속하게 적응 가능 • 정확한 포지셔닝과 논점
단점	• 현지 주민의 욕구 무시 • 커뮤니케이션 단절의 가능성	• 비용 증대 • 브랜드 이미지의 비일관성

라. 글로벌전략 결정의 영향요인

표준화와 현지화를 어느 정도까지 구사할 것인가를 결정할 때 고려해야 할 요인이 많다(de Mooij, 1998). 첫째는 제품/서비스를 고려해야 한다. 제품 범주에 따라 표준화/현지화의 정도가 다르다. 제품/서비스 중에서도 문화와 무관한(culture-free) 제품이 있는가 하면, 문화의 영향을 많이 받는(culture-bound) 제품이 있다. 예를 들어 전자제품과 음식을 비교해보자. 전자제품은 상대적으로 문화의 영향을 덜 받는 제품이다. 물론 그것도 깊이 들어가 보면 차이가 있어서, 똑같은 전자제품을 사용하는 사람들 사이에도 그 심층적인 욕구나 소비 형태는 문화마다 다를 수도 있다. 예를 들어 침대와 카펫을 사용하는 미국의 진공청소기와 온돌을 사용하는 한국의 스팀식 진공청소기는 다르다.

그럼에도 불구하고 컴퓨터나 TV 등 전자제품은 음식과 비교하면 문화의 영향을 덜 받는 제품이다. 음식은 입맛(taste) 혹은 문화적 취향과 직접 관련되기 때문에 문화적인 영향을 많이 받는 제품이다. 심지어는 전 세계 공통의 패스트푸드라고 자부하는 햄버거조차도 문화적인 영향을 받는다. 우리나라에서는 라이스버거, 불고기버거, 김치버거 등 한국사람 입맛에 맞는 햄버거를 개발해서 인기를 끌었다. 중국도 치킨버거에서 닭가슴살(white meat)보다는 중국인이 선호하는 닭다리 부분(dark meat)을 주로 사용하거나, 양배추나 고구마보다는 죽순이나 버섯 등을 사용한다.

둘째 경쟁변수도 표준화/현지화 선택의 중요한 결정요인이다. 처음에 신제품이 나왔을 때는 표준화 전략을 많이 한다. 새로운 제품이 나왔을 때 그것을 다 세분화하기 어렵기 때문이다. 그러나 시장이 성숙되고 경쟁이 격화되면 하나 가지고 안 된다. 그때는 여러 가지 제품을 현지화 하는 단계가 점점 높아진다. 또 시장이 성숙이 안 되어 있을 때는 표준화 전략을 구사하는 글로벌 브랜드만으로도 효과가 있다. 그러나 시장이 성숙되고 경쟁이 격화되면 그 현지의 소비자 입맛에 맞게 섬세하게 조절을 해야 한다.

세 번째 결정요인은 조직의 경험 및 통제다. 기업마다 나름의 기업문화가 있다. 글로벌 기업 중에서도 중앙집권적이고 강력하게 통제하는 기업이 있는가 하면, 현지에 자율권을 많이 부여하는 기업이 있다. 자율권을 부여한다 해도 어느 정도까지 부여하느냐의 문제도 관건이다. 중앙집권적 조직일수록 표준화 전략을 구사한다. 조직이 전 세계에 분포되어 있어서 굉장히 글로벌하면 본부에서 모두 통제하기 어렵다. 그래서 아시아 태평양지역, 유럽지역, 중동 아프리카 지역…. 이런 식으로 권역별로 본부를 두어 자율권을 주면서 통제한다.

네 번째 요인은 사회간접자본 혹은 하부조직(infrastructure)이다. 시장 개방이 어느 정도까지 되었는가, 기반시설이 어느 정도 갖춰져 있느냐에 따라서 표준화/현지화의 정도가 다를 수 있다. 다섯 번째 결정요인은 정부변인이다. 이것은 법적 규제와 관련된다. 나라마다 광고규제가 다르다. 담배광고나 술 광고에 대한 규제 정도는 나라마다 다르다. 유럽에서는 패스트푸드에 대한 규제가 강화되어 특히 청소년을 대상으로 판촉을 하거나 광고하기가 점점 어려워지고 있다. 우리나라에서 비교 광고를 허용하기 시작한 것은 2000년대 들어서다. 관련되는 제품의 광고규제가 나라마다 다른 경우에는 현지화의 정도가 높아질 수밖에 없다. 마지막으로 사회문화적인 변인도 표준화/현지화 전략을 결정할 때 중요하다. 소비문화가 어느 정도 발달 되어 있어야 서구의 표준화된 전략을 적용할 수 있다.

이런 여러 가지 결정요인 때문에 표준화 전략을 구사했던 코카콜라도 우리나라에서 초창기에는 동일한 광고를 제작하거나 집행하기가 어려웠다. 우선 외국인 모델을 허용하지 않는 법적인 규제 때문에 미국에서 제작한 광고를 그대로 집행할 수 없었다. 제작하려고 해도 포스트프로덕션 기술이나 시설이 뒷받침 되지 않았다. 초창기 코카콜라 광고를 만들었던 광고인들의 증언에 의하면(김병희 윤태일, 2011), 코카콜라 광고에서는 제품이 잘 나오게 하는 것이 중요한데 콜라병에 담긴 콜라색과 빨간색 로고를 잘 표현하기가 매우 어려웠다고 한다. 또 1970년대 한국에서 요트 타는 사람이 거의 없었기 때문에 다른 상황으로 대체해야 했다. 그 당시 코카콜라 광고 중에는 농촌을 배경으로 한 장면도 있어서 정부에서 추진한 새마을 운동을 연상시킬 정도다.

그림 5-5 : 글로벌전략의 결정요인

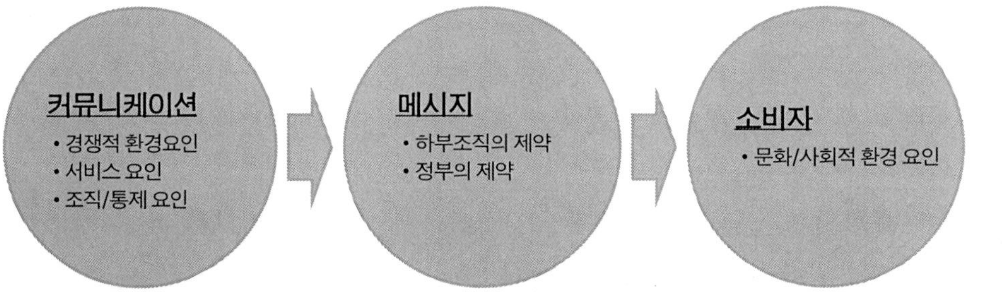

이상의 결정요인을 커뮤니케이션 모형에 근거해서 정리하면 〈그림 5-5〉와 같다. 기호학적 커뮤니케이션 모형은 입력자(encoder), 텍스트(text), 해독자(decoder)로 구성된다. 이 모형을 기업의 국제 마케팅 커뮤니케이션에 적용하면 커뮤니케이터, 메시지, 소비자가 된다. 커뮤니케이터에 영향을 미치는 것은 경쟁적인 환경요인, 서비스 요인, 조직통제 요인이다. 메시지를 둘러 싼 요인이 하부조직의 제약과 정부의 제약이고, 소비자에 영향을 미치는 요인은 사회문화적 환경요인이다.

3. 제3의 시각 : 문화역설

표준화 현지화에 대한 제3의 시각이 있다. 드 무이즈(de Mooij, 1998)가 주장하는 문화역설(cultural paradox)이다. 표준화냐 현지화냐하는 논쟁이 계속 벌어졌는데 기존과는 약간 다른 접근방식이다. 문화역설(cultural paradox) 혹은 가치역설(value paradox) 현상이라 했는데, 예로 든 것이 나폴레옹과 웰링턴이다.

그림 5-6 : 나폴레옹과 웰링턴

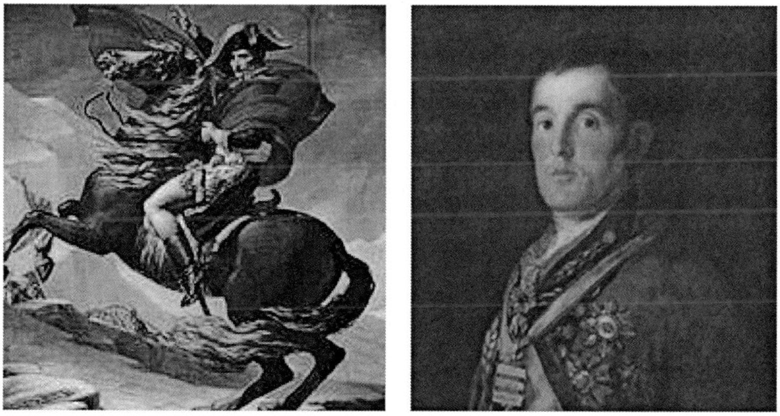

프랑스의 나폴레옹은 영국의 웰링턴에게 워털루 전투에서 패했다. 나폴레옹과 대면하게 된 웰링턴이 의기양양하게 말했다. "당신들은 권력을 위해서 싸우지만 우리는 명예를 위해서 싸운다." 그러자 나폴레옹이 응수했다. "그렇다. 사람들은 항상 자기가 갖지 못한 것을 갖기 위해서 싸운다." 즉, 명예를 위해서 싸운다는 것은 그만큼 명예가 없다는 것이라고 야유한 것이다. 그만큼 사람들은 자기에게 없는 것을 더 바라고 갖고 싶어한다.

가. 역설적 현상

자신에게 없는 것을 더 갖고 싶어하고 더 드러내는 역설적 현상이 가치역설이고 문화역설이다. 사람들은 자신이 갖지 못한 것을 더 강조하고 그것을 더 연마하려는 욕구가 있다. 예를 들면 조직에서 팀워크(teamwork)를 더 강조하고 팀워크 훈련을 많이 하는 나라는 미국이다. 미국은 개인주의 문화니까 개인적인 것을 강조할 것 같은데 오히려 그 반대다.

개인주의 문화인 미국에서 할리우드 영화의 가장 흔한 주제는 가족의 가치(family value)다. 가족의 갈등과 반목을 통해 결국은 가족의 소중함을 강조한다. 집단주의 문화에서는 오히려 개인의 자율과 자립정신을 강조한다. 역사와 전통을 들먹이는 조직은 별로 오래되지 않은 곳이다. 100년 된 학교보다 2~30년 정도 된 학교가 역사와 전통을 더 내세운다.

개인주의적인 행동을 더 갈망하는 것은 오히려 집단주의 문화다. 우리나라 광고를 보면 커리어 우먼처럼 꾸민 여자들이 남자들한테 서류를 집어던지는 모습을 보여준다. 그리고 "당당한 그녀의 앞서가는 하이패션" 운운하는 카피를 붙인다. 이것은 그만큼 한국사회에서 여직원의 현실이 그렇지 못하다는 것을 역설적으로 반증한다. 최근에 한국 텔레비전 드라마에서 왜 그렇게 출생의 비밀이 많고, 가난한 여주인공과 재벌 2세 실장님의 결혼이 많은가? 그것은 한국사회가 점점 계급적인 구조가 고착화되어서, 그만큼 태어날 때부터 부와 가난이 세습되고 서로 다른 계급간의 혼인이 어려워지고 있기 때문이라고 해석할 수 있다. 현실이 어려울수록 사람들은 드라마가 제공하는 판타지에 집착한다.

리더십센터를 세워서 리더십 교육을 강화하는 대학은 여자대학들이다. 그만큼 여자

그림 5-7 : 당당한 커리어우먼의 모습을 강조한 광고

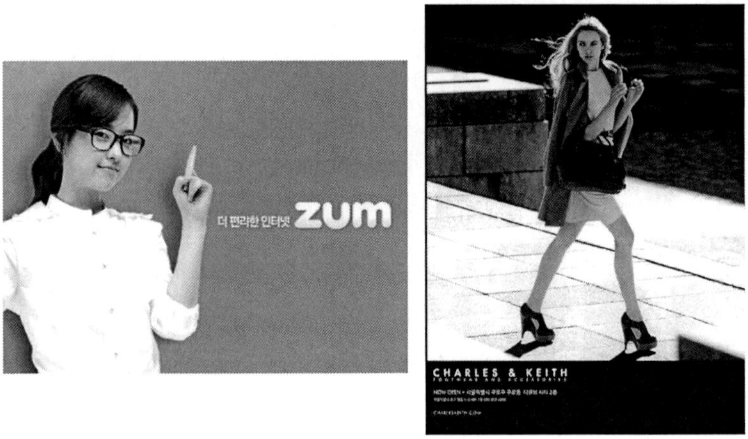

들이 리더십을 발휘할 기회가 적어서 리더십이 부족하다고 느끼기 때문이다. 기업경영에 있어서 혼돈(Chaos)의 가치를 강조하는 나라는 모든 것을 체계(system)에 의해 관리하는 독일이다.

나. 가치역설

가치역설은 가치체계에서 반대적인 가치가 공존한다는 것이다. 즉, 자유를 강조하면서 한편으로 소속감을 강조한다는 것이다. 그래서 바람직한 것(the desirable)과 바라는 것(the desired)의 불일치 현상이 일어난다. 예를 들면 집단주의 문화에서 바람직한 것은 집단 내에서 구성원들 간의 조화로운 관계다. 그런데 개인들이 바라는 것은 개인의 자율성과 자유다.

직장인의 자기계발서에 보면 '튀어야 산다', '통통 튀는 여자'하면서 개성을 강조한다. 집단주의 문화인 한국사회에서 사실은 튀면 안 된다. '모난 정이 돌 맞는다'는 속담도 있다. 자기 혼자 튀는 것이 아니라 조직 내에서의 조화가 한국사회의 바람직한 가치다. 그러다보니 개인이 바라는 것은 개인의 자유와 개성이다. 한 문화를 보면 이렇게 사회적으로 바람직한 가치와 개인이 바라는 가치가 혼재되어 있다. 이것이 착시현상을 불러일으킨다. 세계가 글로벌화되고 있다고 착시현상을 일으킨다.

그림 5-8 : 개인주의문화에서 역설적으로 집단주의적 모습을 보여주는 헤네시 광고

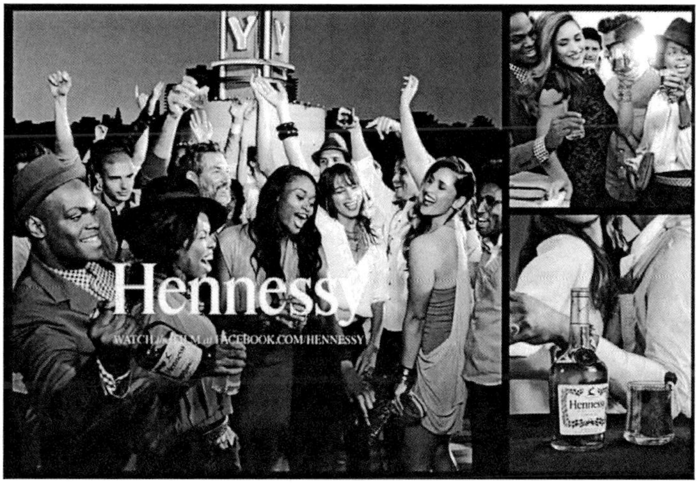

개인주의 문화인 미국에서 가족의 가치를 강조하니까 그 나라가 집단주의적으로 된다고 생각하고, 일본 같은 집단주의 사회에서 개인의 자유나 자율성 등을 강조하니까 개인주의적으로 변한다고 착각한다. 겉으로 보기에는 두 문화에 서로 반대적인 것이 혼재되어 있으니까 거기에서 착각을 일으킨다. 그래서 세계가 유사한 가치를 공유하여 글로벌 문화로 변하는 것 같은 착시현상이 일어난다는 것이 드 무이즈의 견해다. 하지만 이는 바람직한 것과 바라는 것 사이의 역설적 현상일 뿐이라는 것이다.

가치역설 현상 때문에 겉으로 보기에 비슷해 보여도 문화마다 다르다. 요즘은 전철 등에서 이어폰을 끼고 음악을 듣는 사람들이 많다. 겉으로 보기에는 비슷한 소비행태지만 그 동기는 다르다. 집단주의 문화의 소비자들은 복잡한 전철에서 다른 사람을 방해하지 않으려는 동기에서 이어폰을 끼고 음악을 듣는다. 개인주의 문화의 소비자들은 다른 사람으로부터 방해받지 않고 나만의 즐거움을 누리기 위해서 이어폰을 끼고 음악을 듣는다.

다. 세계-지역의 역설

드 무이즈는 국제 마케팅 커뮤니케이션에서의 역설적 현상을 특히 세계-지역의 역설(global-local paradox)이라고 칭했다. 세계-지역의 역설에서 흔히 주장하는 것이 'Think global, act local'이다. 생각은 세계인처럼 하되 행동은 현지인처럼 한다는 것이다. 그리고 세계-지역의 역설에 대해서 구체적으로 4가지를 설명했다. 첫째는 기술

그림5-9 : 남성성 1위의 일본문화에서는 역설적으로 여성적인 부드러움을 강조하는 남성이 인기가 있다

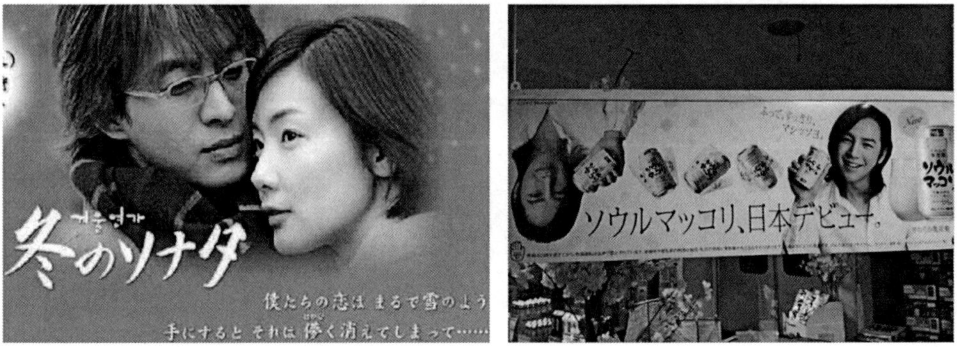

마케팅커뮤니케이션의 문화역설 현상에 대한 실증연구 사례

국제 마케팅 커뮤니케이션 영역에서 이러한 문화역설 이론을 지지하는 경험적 연구결과는 적지 않다. 예를 들어 아커와 윌리엄즈(Aaker & Williams, 1998)는 집단주의 문화와 개인주의 문화 사이에 광고 소구가 어떤 효과를 산출하는지 보고했다. 일반적으로 타자지향적 감정(other-focused emotions : 동정심, 죄책감, 부끄러움…)은 집단주의 문화와 관련되고 자기지향적 감정(ego-focused emotions : 자부심, 행복감, 분노…)은 개인주의 문화와 관련되는 경향이 있다. 그런데 오히려 타자지향적 감정에 호소하는 광고가 개인주의 문화의 소비자에게 더 효과적이고, 자기지향적 감정에 호소하는 광고는 집단주의 문화의 소비자에게 더 효과적인 것으로 나타났다. 샤오, 레이몬드 및 테일러(Shao, Raymond & Taylor, 1999)는 대만의 광고 소구 유형을 조사한 결과 중국의 전통적 문화가치보다는 서구적인 문화 가치가 더 많은 것을 발견하고 이것을 가치역설 이론으로 설명했다.

국내에서도 문화역설 현상이 보고되었다. 윤태일(2004)은 문화역설 이론을 바탕으로, 문화적 배경이 각기 다른 소비자가 문화단서(cultural cues)에 어떻게 반응하는가를 웹에 기반 한 실험을 통해 규명했다. 실험을 위해 광고모델(황인종 대 백인종)과 언어(한국어 대 영어)를 배합하여 4가지 종류의 상업용 웹 버전을 실험용 자극물로 제작하였다. 그리고 4가지 웹 버전 중 하나를 한국인과 재미 한국인, 백인종 미국인의 세 소비자 집단에게 노출시켰다. 그 결과 한국인과 백인종 미국인 소비자는 자신이 속한 문화의 단서보다 자신이 속하지 않은 문화의 단서에 더 호의적인 반응을 나타냈다. 다시 말하면 한국인 소비자는 백인종 모델에 더 호의적인 반응을 보였고, 백인종 미국인 소비자는 황인종 모델에 더 호의적인 반응을 보였다. 한국과 미국의 두 문화를 모두 경험한 재미 한국인 소비자 사이에서는 그러한 효과의 차이가 나타나지 않았다.

적 역설(technoloy paradox)로, 기술의 발달로 인해 유사한 제품에 대한 유사한 욕구가 생길 것이라는 기대는 서구의 몇몇 나라에만 적용된다는 역설이다. 둘째는 매체역설(media paradox)로, 대중매체 기술의 발달로 누구나 많은 콘텐츠를 소비할 수 있는 자유가 늘어날 것 같지만 현실은 오히려 그 반대다. 셋째는 문화와 무관한(culture-free) 제품 대 문화구속적(culture-bound) 제품 사이의 역설로, 문화와 무관하다는 제품은 사실상 제조한 나라의 문화를 반영할 뿐이다. 코카콜라나 말보로 담배는 문화와 무관한 제품이 아니라 철저히 미국문화를 반영한 제품이다. 마지막 역설은 지역시장(local markets)은 사람중심이고 세계시장(global markets)은 제품중심이라는 것이다.

문화역설 현상은 한류의 세계화에서도 발견된다. 〈대장금〉이나 〈겨울연가〉같은 한류 드라마가 일본이나 대만 중국 등 아시아에서 큰 인기를 얻자 문화적 근접성

(cultural proximity)을 그 원인으로 꼽기도 했다. 이를테면 일본이나 중국 등 아시아 국가는 우리와 같은 유교문화권이고 비슷한 역사적 경험을 공유하여 문화적으로 가깝기 때문에 한국의 드라마에 열광한다는 분석이다. 물론 그런 측면이 많다. 하지만 그 반대의 측면도 있다고 본다. 예를 들어 일본에서 한류를 이끄는 남자배우들의 공통점은 부드러운 여성적인 이미지의 이른바 꽃미남이라는 점이다. 〈겨울연가〉의 배용준에 이어 2011년에 일본에서 최고 인기를 얻은 한국의 남자배우는 장근석이다. 장근석이 일본에서 찍은 한국 막걸리 광고를 보면 한국에서보다 훨씬 여성적인 모습으로 나온다.

일본은 호프스테드의 문화유형학에서 남성성 지수 1위인 국가라고 했다. 전 세계에서 가장 남성성의 문화가 강한 나라다. 거칠고 투쟁적인 사무라이 문화에서 출발한 일본사회에서 바람직한 가치는 투쟁과 갈등 성취 등의 남성성이다. 그런 남성성 문화에서 일본 여자들이 바라는 것은 따뜻하게 다른 사람을 배려하는 부드러운 여성성의 이미지다. 배용준이나 장근석 같은 부드러운 이미지의 꽃미남이 일본 여성의 문화적 감수성을 매료시켰다고 볼 수 있다. 그런 점에서 문화적으로 가깝기 때문이 아니라, 어떤 점에서는 문화적으로 반대되는 면이 있어서 한류가 일본에서 인기를 끈다고도 볼 수 있다.

라. 글로벌 전략의 비교

마케팅 커뮤니케이션의 글로벌 전략에서는 제품지향적인 사고보다는 소비자 지향적인 사고를 하는 것이 필요하다. 마케팅에서는 소비자의 문화가 있고 제조사의 문화가 있다. 예를 들어 우리나라 막걸리를 일본에 판매한다고 할 때 제조사의 문화는 한국문화이고 소비자의 문화는 일본문화다. 우리나라 막걸리하면 뭔가 서민적으로 소탈하고 텁텁하면서 털털한 문화다. 하지만 일본에서 방영된 한국의 막걸리 광고는 깔끔하고 부드럽고 세련된 분위기를 연출한다. 제조사의 문화보다는 소비자의 문화를 중심으로 커뮤니케이션하기 때문이다.

이제까지 표준화와 현지화 전략을 비교해보고 문화역설에 대해서 살펴보았다. 표준화 전략과 현지화 전략의 차이는 쉽게 드러난다. 표준화는 전 세계에 똑같은 마케팅 커뮤니케이션 캠페인을 전개하는 전략이다. 현지화 전략은 각 나라의 문화에 맞게 해야 한다는 것이다. 그렇다면 현지화 전략과 문화역설적 접근과는 어떻게 다른가? 현지문화에 맞도록 접근하는 현지화 전략은 현지문화에 기초해서 캠페인을 실행하는 것이다. 문화역설적 접근은 각 나라의 문화적 특수성에 주목하지만 오히려 그 반대로 접근하는 전략이다.

예를 들어 일본과 중국, 러시아의 의료관광 소비자를 공략하는 국제적인 마케팅 커뮤니케이션 캠페인을 기획한다고 하자. 이때 일본, 중국, 러시아의 문화적 차이를 무시하고 모든 나라에 똑같은 캠페인을 집행하는 접근법이 표준화 전략이다. 현지화 전략은 각 나라별로 별도의 캠페인을 기획하되, 그 문화와 일치하는 접근법을 구사하는 것이다. 이를테면 일본시장에서는 일본의 남성성 문화에 맞도록 도전과 성취를 강조하는 거칠고 강한 이미지의 광고를 만들어 공략하는 접근법이다. 문화역설 개념에 기초한 전략은 이와 다르다. 각 나라별로 별도의 캠페인을 기획하되, 그 문화와 반대되는 가치를 강조하는 접근법이다. 이를테면 남성성의 문화인 일본시장에서는 타인에 대한 배려와 조화를 강조하는 부드러운 여성적인 이미지 광고를 통해서 일본 소비자를 공략하는 전략이다. 사람들은 때로 자신과 반대의 문화에 더 끌리기 때문이다.

전통의학 박물관으로 찾아가는 의료관광

조선시대의 보제원(普濟院)은 가난하고 병든 백성들을 거두고 돌보던 구휼기관이었다. 보제원은 역사 속으로 사라졌으나 안암 사거리에 서 있는 표지석은 옛 존재를 말해주고 있다. 그 주변 일대는 약재상 · 한의원이 운집한 국내 최대의 한약 유통 중심지 '서울약령시(옛 경동시장)'로 발전해 아직도 옛 보제원을 떠올리게 한다.

'서울약령시 한의약박물관(museum.ddm.go.kr)' 역시 보제원의 역사가 서린 곳이다. 보제원 터 인근에 위치한 이 박물관은 동대문구가 2005년 건립해 다양한 한의약 관련 유물과 한약재를 전시하고 있다.

박물관이 건물 지하에 있어 눈에 잘 띄지 않는데도 불구하고 최근 들어 외국 관광객들의 발길이 부쩍 늘었다. 한류 붐에 힘입어 한방에 관심을 갖는 외국인이 많아졌기 때문이다. 〈허준〉 등 한방 의학을 다룬 국내 드라마도 박물관의 인기를 높이는 데 한몫 톡톡히 했다.

박물관에는 한의학 발전에 기여한 허준과 이제마 등의 생애와 업적을 비롯해 고서(古書), 전통 의약기구, 500여 가지의 약초, 보제원 모형 등이 전시돼 있다. 방문객 모두에게 사상체질 및 스트레스 검사, 건강나이 측정 등을 무료로 해주고 한방차를 제공한다.

한방 붐에 맞춰 박물관도 각종 해외 사이트와 세계 유명 여행 책자 및 미디어 등에 대한 홍보 활동을 강화했다. 지난달에는 일본의 유명 여배우인 후쿠시마 와카나가 이참 한국관광공사 사장 및 의료관광사업단과 함께 이곳을 찾았다.

이에 따라 지난 5월부터 8월까지 외국인 방문객은 지난해 같은 기간과 비교해 60% 이상 증가했다. 월평균 외국인 방문객이 2010년에는 100여명이었는데 최근 200~300명으로 늘고 있다. 패키지여행을 통한 단체 관람객은 거의 없고, 지도 한 장 들고 찾아오는 '한방 마니아'가 대부분이다. 한 프랑스 관광객은 인터넷 검색을 통해 이곳에 찾아온 후 현지 여행서에 박물관을 소개해달라는 건의를 하고 돌아가기도 했다.

박물관 측은 10월 12일까지 개관 5주년을 맞아 외국인 및 다문화가족 어린이들에게 한약재 주머니를 기념선물로 증정하는 마케팅을 펼친다. '몸에 좋은 한방차 만들기' 등 내국인을 위한 다양한 프로그램도 무료로 운영하고 있다.

출처 : 문주영, '한류 바람 탄 한방, 외국인 관심 부쩍', 경향신문, 2011. 9. 18. 요약

6 의료관광 소비자 행동의 이해

의료관광 소비자 행동의 이해

6장

이 장에서는 의료관광 소비자 행동에 대해서 살펴보겠다. 의료관광 소비자 행동의 기초는 마케팅 커뮤니케이션의 여러 가지 자극물들과 어떻게 상호작용 하는가 하는 것이다. 특히 의료관광에서 의료관광 소비자 행동은 일반적인 소비자 행동에 기초하면서도 나름의 독특한 특성이 있다. 왜냐하면 만질 수 없고 그 결과를 알지 못하는 상황에서 상당한 수준의 노력과 경비가 투여되는 대단히 고관여의 상품이기 때문이다. 그래서 의료관광 소비자의 문제해결과정이나 정보처리 과정 등에 대한 이해가 요구된다. 이 장에서는 특히 의료관광 소비자 행동에서 알아야 할 사항을 6가지로 정리해서 살펴본다.

1. 의료관광 소비자 행동의 기초

마케팅 커뮤니케이션에서 소비자를 이해하는 것은 매우 중요하다. 특히 광고물이나 홍보 메시지에 소비자가 어떻게 반응하고 상호작용하는가를 파악할 필요가 있다. 또 광고 속에서 촉진하고 있는 브랜드에 대해 소비자가 호의적 태도를 형성하고, 소비자와 브랜드 사이의 연결고리를 만드는 것이 중요하다. 더구나 현대는 소비사회이고 소비적 인간이라는 개념이 크게 부각되었다. 어떤 브랜드를 소비하는가에 따라서 그 사람의 정체성이 규정된다. 따라서 그러한 브랜드와 소비자의 관계를 파악하는 것도 소비자 이해의 중요한 영역이다.

가. 의료관광 소비자와 시장

특히 의료관광에 있어 소비는 일반적인 상품이나 서비스와는 차이가 있다. 일단 서비스 상품이기 때문에 다른 것과 달리 만질 수 없는(intangible) 속성을 갖는다. 또 성형수술이나 고난도의 수술을 받는 등의 의료관광 경험은 자기의식의 향상이나 정체성 형성에도 기여하는 측면이 있다. 그래서 다른 관광 상품처럼 단순히 멋진 사진이나 기념품, 추억 등으로 선뜻 구매가 이루어지지는 않는다. 가격대비 가치가 충분하고, 욕구가 충족되어 사회적 정체성과 부합될 때 의료관광 상품의 구매가 이루어진다.

의료관광은 또 장기간의 시간과 비용이 요구되는 관광 상품이면서, 건강과 직결되는 의료서비스와도 결합이 되기 때문에 고관여의 상품이다. 수술 등의 의료서비스를 받고난 후 그 결과가 어떻게 될지는 쉽게 장담할 수 없다. 그런 상황에서 적지 않은 비용과 시간과 노력을 투자하는 것이다. 따라서 의료관광의 소비자 행동은 특히 기본적으로 신중한 정보처리 과정이고 문제해결과정이다. 물론 상품 중에는 시장에서 처음 출시될 때는 소비자가 고관여 구매행동을 보이다가 성숙기로 접어들수록 저관여 행동

그림 6-1 : 패키지 여행상품 광고

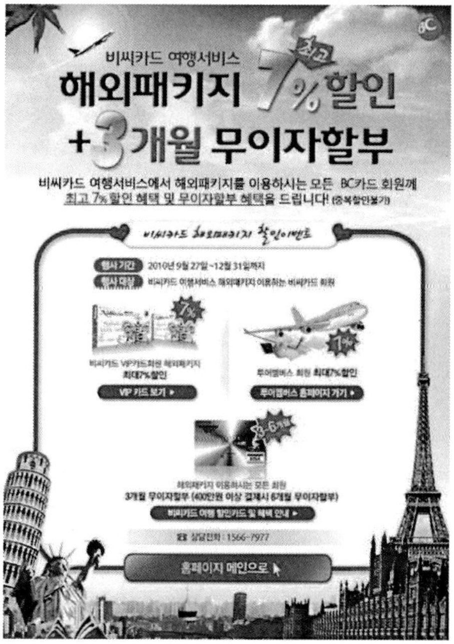

으로 전환되는 경우가 있다. 최근에는 관광여행 자체가 고관여에서 저관여로, 이성적 소비에서 감성적 소비로 변하고 있다. 따라서 의료관광에서도 변화할 가능성이 있다. 그러나 의료서비스와 결합된 여행이기 때문에 다른 관광유형보다 소비자는 여전히 고관여 이성적 구매행동을 보인다.

의료서비스를 위해서 기꺼이 의료관광서비스를 구매할 의사가 있는 모든 소비자가 의료관광 시장을 구성한다. 이는 기존고객 시장 및 잠재고객 시장으로 나뉠 수 있다. 또 B2C(business to customer) 시장 뿐 아니라 B2B(business to business) 시장으로 구분하기도 한다. 의료관광은 B2B 시장의 비중이 상대적으로 큰 편이다. 병원, 관광지, 숙박시설 등과 결합한 단체관광인 경우가 꽤 많다. 의료관광 시장도 일반적인 서비스시장과 파생 서비스시장으로 나눌 수 있다. 일반적인 관광 상품이 있으면 그 안에 다양한 파생관광 상품이 가능하다. 즉, 일반적인 성형관광 상품이 있으면 그 안에 피부과 성형, 한방성형, 코수술 성형, 쌍꺼풀 성형 등 여러 가지 파생적인 성형관광 상품이 있다.

나. 의료관광 소비자 시장의 분석

의료관광 소비자 시장은 범주 내에서 고객과 시장에 대한 여러 가지 분석이 요망된다. 특히 마케팅 계획과 커뮤니케이션 전략의 관계를 파악하고, 표적 소비자를 선정하는 것이 중요하다. 의료관광 소비자 시장의 분석대상은 〈표 6-1〉에서 보는 바와 같이 6가지다(McCabe, 2009).

첫 번째 분석대상은 구성원이다. 한국으로 의료관광을 오는 소비자가 누구인지 파악해야 한다. 그들의 성별이나 연령, 소득수준, 학력 등의 인구통계적 분석, 그리고 관광 동기나 태도 성격 등과 같은 심리적 분석이 가능하다.

두 번째는 상품이다. 그들이 어떤 의료관광 상품을 구매하는가를 분석해야 한다. 의료관광 상품을 크게 수술형 의료관광, 성형 의료관광, 웰빙형 의료관광, 대체의학 의료관광, 건강진단 의료관광 등으로 나누기도 한다(고태규 이황 김길래, 2010). 이중에서 어떤 유형의 의료관광 상품인가를 파악해야 한다.

세 번째는 계기다. 어떤 계기로, 언제 의료관광 상품을 구매하는가를 파악해야 한다. 특히 관광 상품은 구매시점과 소비시점이 차이가 있다. 실제로 한국으로 와서 의료서

표 6-1 : 소비자시장의 분석대상

분석 대상	현지화 전략
구성원	누가 의료관광 시장을 구성하는가? (인구통계, 심리요인)
상품	무슨 상품을 구매하는가? (의료관광 상품의 분류)
계기	어떤 계기로 구매하려 하는가? (의료관광 상품의 용도 및 구매시점)
효익	희구하는 효용과 이익은 무엇인가? (치료 미용 휴식 등)
의사결정 활동	의사결정 과정과 영향요인은 무엇인가? (문제인식 → 평가 까지의 기본 모델 및 개인적/집단적 영향요인)
의사결정 조직	의사결정 과정 동참자는 누구인가? (DMU, decision making uint) DMU: 제안자, 영향력 행사자, 의사결정권자, 구매자, 이용자, 평가자

비스를 받고 관광을 즐기는 시점은 여름휴가 기간이라 해도, 구매에 대한 의사결정을 하고 구매를 하는 시점은 그 이전이다. 그래서 구매시점이 언제인가를 파악해야 그때 집중적으로 판촉활동을 전개할 수 있다.

네 번째는 추구하는 효용과 이익이다. 이는 의료관광을 통해서 무엇을 얻고자 하는가를 파악하는 것이다. 더 아름다워지고 싶은 심미적 효용인지, 중증 질병의 치료인지, 건강검진을 통한 예방과 휴식인지 파악할 필요가 있다.

다섯 번째는 의사결정 활동이다. 의사결정 과정과 영향요인이 무엇인가를 파악해야 한다. 그래서 문제를 인식하고 대안을 선정하기까지의 의사결정 기본모형을 이해할 필요가 있다. 또 그 과정에서 영향을 미치는 개인적 요인과 집단적 요인을 분석해야 한다.

마지막 분석대상은 의사결정 조직이다. 이는 의사결정 과정에 동참하는 DMU(decision making unit) 즉, 의사결정 단위를 분석하는 것이다. DMU는 의사결정 과정에서 어떤 역할을 하는가로 이해할 수 있다. 제안자, 영향력 행사자, 의사결정권자, 구매자, 이용자, 평가자의 6가지로 구분할 수 있다. 의사결정과정에서 여러 사람이 이런 역할을 나누어 수행할 수 있지만, 한 두 사람이 여러 가지 역할을 동시에 수행할 수도 있다.

2. 소비자 의사결정과 정보처리 과정

가. 소비자 의사결정 단계

앞에서 소비자 의사결정 활동과 조직에 대해서 분석을 해야 된다고 했다. 더 중요한 것은 의사결정 과정 자체에 대한 이해이다. 문제인식에서부터 구매 후 행동에 이르는 의사결정 과정은 기본적으로 문제해결(problem solving)이다. 소비자가 어떤 상품을 구매하여 소비하는 것은 기본적으로 문제를 해결하기 위함이다. 의료관광 상품도 마찬가지다. 건강상의 문제든 심리적인 문제든, 어떤 문제를 해결하기 위해 의료서비스를 받고 여행을 하는 것이다. 소비자 의사결정에는 다음과 같이 몇 가지 단계가 있다(남승규, 1999).

첫 번째 단계는 문제인식이다. 문제인식은 어떤 문제가 있다고 느끼고 그것을 해결하기 위한 욕구가 일어나는 것이다. 그래서 욕구의 각성(needs arousal)인 셈이다. 즉, 욕구가 생겨야 한다. 문제를 인식하는 데에는 내적인 요인과 외적인 요인이 있을 수 있다. 내적인 요인은 자기의 내부적인 요인이다. 의료관광의 경우 이를테면 무릎관절이 안 좋아서, 또는 코를 조금 높이기 위해서 수술을 받아야겠다는 내적인 욕구에 의해 문제를 인식할 수 있다. 외적 요인은 환경적인 외부자극에 의해 욕구가 일어나는 것이다. 관련 기사나 광고, 혹은 주변 사람들로부터 의료관광에 대한 정보를 듣고 자극받아서 문제를 인식하는 것이다.

두 번째 단계는 정보탐색이다. 이것도 내부적인 정보탐색과 외부적인 정보탐색으로 나눌 수 있다. 내부적인 정보탐색은 자신의 경험 및 기억으로부터 정보를 인출하는 것이다. 외부적인 정보탐색은 외부의 추가적인 정보를 탐색하는 것이다. 소비자 행동론에는 일상적 문제해결(Routinized Problem Solving : RPS), 제한적 문제해결(Limited Problem Solving: LPS), 확장적 문제해결(Extended Problem Solving : EPS) 3가지로 구분한다(Foxall, Goldsmith & Brown, 1998).

일상적 문제해결(RPS)은 우리가 어떤 문제가 생겼을 때 즉, 상품을 구매하려고 했을 때 일상적이고 습관적으로 문제해결하는 행동양식이다. 지각된 위험의 수준이 낮고, 관여도도 낮은 상품을 구매할 때 하는 행동양식으로 정보탐색을 별로 많이 하지 않는다. 집에 화장지가 떨어져서 구매할 때, 밥 먹고 나서 씹는 껌을 사려할 때 이런 행동양식을 보인다. 껌 하나 잘못 사거나 화장지를 잘못 구매했다고 해서 입게 되는 손실이나 위험이 그렇게 크지 않기 때문이다.

그림 6-2 : 일상적 문제해결을 보여주는 껌 광고

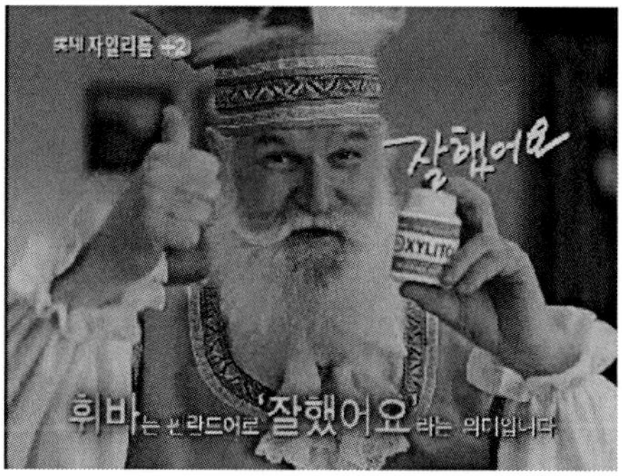

제한적 문제해결(LPS)은 일상적 문제해결보다는 조금 더 넓고 깊게 정보를 탐색하고 구매하는 행동양식이다. 편의점에 가서 평소 매일 먹던 라면을 사는 것은 일상적 문제해결이다. 그런데 광고와 뉴스를 통해서 새로운 라면이 출시되었다는 소식을 들었다. 주변에 맛이 좋다는 의견도 있고 기존 라면과 별로 다를 것도 없다는 의견도 있다. 매장의 시식코너에서 맛을 보니까 나쁘지 않은 것 같다. 그래서 기존 라면과 함께 새로 나온 라면도 한 번 사서 먹어보기로 하고 구매를 한다. 이런 경우가 제한적 문제해결의 소비자 행동유형이다.

확장적 문제해결(EPS)은 대단히 신중하고 꼼꼼하게 정보를 탐색하고 구매하는 행동이다. 이 경우는 지각된 위험의 수준이 높고 관여도도 높은 제품을 구매할 때이다. 이를테면 10년 타던 자동차가 고장 나서 자동차를 하나 새로 구매하려고 한다. 이 경우 자동차를 잘못 구매하면 그로부터 파생되는 경비와 시간, 노력 등을 허비하게 되는 위험성이 높다. 그래서 가격이나 디자인 승차감 등 여러 가지를 꼼꼼하게 비교해보고 구매한다. 의료관광 상품을 구매하는 경우도 여기에 속한다고 할 수 있다. 의료서비스는 특히 건강과 직결되기 때문에 만약 수술 등이 잘못되었을 때 입게 되는 타격이 엄청나다. 따라서 지각된 위험의 수준도 높고, 상당한 수준의 경비와 시간과 노력을 투여하기 때문에 광범위한 정보탐색과 신중한 구매결정을 내리게 된다.

소비자 의사결정의 세 번째 단계는 대안평가다. 정보탐색을 했으면 여러 가지 대안을 평가한다. 예를 들어 중국의 의료관광 소비자가 문제를 인식하고 정보를 탐색했으면 여러 가지 대안이 떠오를 것이다. 성형수술을 받으러 갈만한 외국으로는 한국뿐 아니라 싱가포르, 태국, 대만, 일본 등 여러 나라다. 이렇게 비교대상이 되는 여러 가지 대안들이 선택 고려대상(evoked set)이다. 이런 선택 고려대상에 대해서 습득된 정보를 주관적으로 해석할 때 나름대로의 평가 준거가 있다. 이러한 주관적 해석의 결과를 종합하면 태도가 형성된다. 즉, 각각의 대안에 대해서 좋거나 싫은 정서적 평가가 일어난다.

네 번째 단계는 구매결정이다. 여러 가지 대안 중에서 하나를 선택하여 결국 구매하는 것이다. 대안 평가를 통해 태도가 형성되어 구매결정을 하게 되면 구매의도를 갖는 것이다. 그런데 구매의도가 반드시 구매행동으로 직결되는 것은 아니다. 일반적으로 태도는 행동의도에 영향을 미치고 행동의도가 있으면 행동으로 연결되지만 반드시 그

그림 6-3 : 제한적 문제해결을 보여주는 꼬꼬면 광고

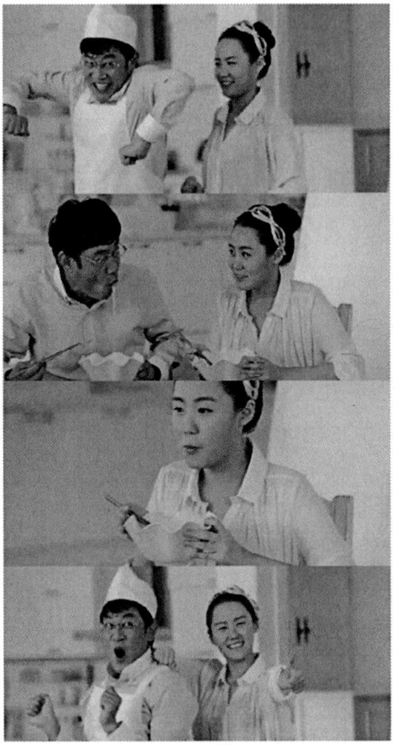

그림 6-4 : 포괄적 문제해결을 보여주는 크루즈 여행 광고

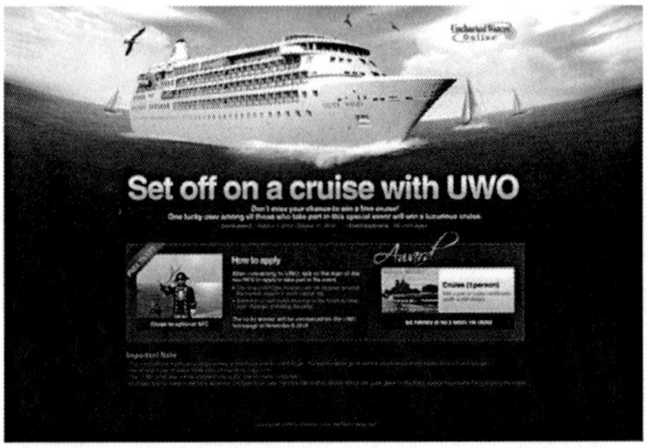

런 것은 아니다. 예를 들어 유권자가 투표의도가 있다고 해서 꼭 투표하는 것은 아니기 때문이다. 누구를 찍어야겠다고 마음먹었지만 막상 투표하는 당일 날씨가 너무 안 좋거나, 불가피한 일 때문에 투표를 하지 않을 수도 있다. 마찬가지로 여러 대안 중에서 어떤 브랜드를 구매하려고 마음먹었는데, 막상 매장에 가보니 그 브랜드가 없거나 다른 브랜드가 마침 할인행사를 하거나 해서 다른 것을 구매할 수도 있다. 소비자들은 의외로 매장 내의 구매시점에 구매의사가 변경되는 경우가 많다. 그래서 구매시점(POP : Point of Purchase) 광고가 중요하다.

소비자 의사결정의 마지막 단계는 구매 후 행동이다. 흔히 소비자가 구매를 하면 거기서 소비자 의사결정 과정은 끝나는 것으로 생각한다. 하지만 구매 후 평가 및 행동도 중요하다. 소비자가 구매를 한 후 만족하는 경우와 불만족하는 경우가 있을 수 있다. 이에 따라 입소문도 달라질 것이다. 여기에서 기대불일치 효과가 발생한다. 기대불일치도 긍정적인 기대불일치와 부정적인 기대불일치가 있다. 기대를 많이 하고 구매를 했는데 막상 써보니까 별로라고 평가하면 부정적으로 기대불일치가 발생한 것이다. 별로 기대하지 않고 할인한다고 해서 구매했는데 써보니까 가격 이상으로 좋다고 하면 긍정적인 기대불일치가 발생한 것이다. 허위 과장 광고가 윤리적으로도 문제지만 마케팅 관점에서도 효과적이지 못한 것은 기대불일치 때문이다. 허위 과장 광고를 통해 소비자의 기대수준을 턱없이 높이게 되면 부정적인 기대불일치가 일어나서 구매 후 행동에 악영향을 미칠 수 있다.

의료관광에서는 긍정적 기대불일치를 기대하기는 어려울 것 같다. 상당한 시간과 경비와 노력을 투여해서 다른 나라로 의료서비스를 받으러 가는 경우, 기대를 하지 않는 경우는 별로 없기 때문이다. 따라서 기대를 많이 하고 오는 소비자를 만족시켜서 좋은 입소문이 나도록 하는 것이 중요하다.

나. 소비자 정보처리 과정

소비자행동에서 또 하나 중요한 영역은 소비자 정보처리다. 허쉬만과 홀브루크(Hirschman & Holbrook, 1982)가 체험적 소비(experiential consumption) 혹은 쾌락적 소비(hedonic experience)라는 현상을 개념화한 이후 소비자를 보는 관점을 두 가지로 대별된다. 하나는 인지적인 측면을 강조하는 것이고 또 하나는 정서적 측면을 강조하는 것이다. 인지적 측면을 강조한 접근법이 소비자 정보처리 모형이다. 소비자 정보처리에 영향을 미치는 요인은 〈그림 6-5〉에 나온 것처럼 여러 가지다(McCabe, 2009). 이런 외부 요인으로부터 영향을 받아서 노출에서부터 주목, 지각을 거쳐 기억하고 인출하는 정보처리 과정이 일어난다.

그림 6-5 : 소비자 정보처리의 영향요인

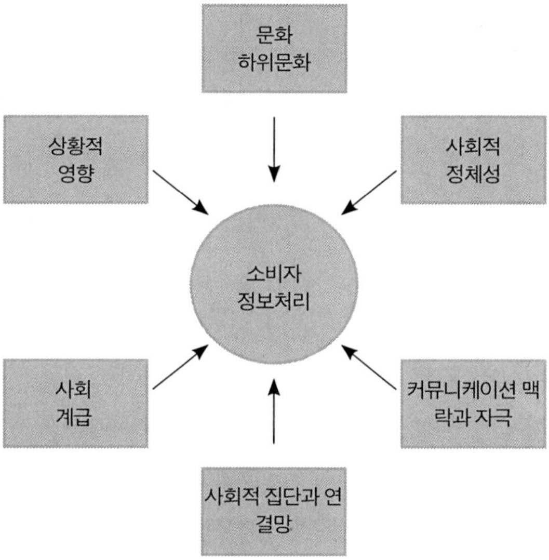

출처 : McCabe(2009, p89

소비자 정보처리 과정의 첫 단계는 노출이다. 소비자는 방송광고물이나 홍보물 메시지에 노출되면서 정보처리를 시작한다. 노출에는 의도적인 노출과 비의도적인 노출이 있다. 의도적인 노출은 자발적으로 어떤 메시지를 접하는 것이고, 비의도적인 노출은 본인이 원하지 않아도 강제적으로 접하게 되는 경우다. 의도적인 노출의 경우에는 선택성(selectivity)이 개입된다. 사람들은 노출단계에서부터 선택적으로 메시지를 접한다. 바둑을 좋아하지 않는 사람은 케이블방송에서 바둑채널을 보는 경우가 거의 없다. 마찬가지로 낚시채널을 거의 보지 않는 사람들이 낚시관련 용품 광고를 접할 일은 거의 없다. 그런데 광고 등 마케팅 커뮤니케이션의 자극물에 소비자는 비의도적으로 노출되는 경우가 많다. 아침에 집을 나와서 저녁에 들어갈 때까지 우리는 수많은 옥외광고물이나 교통광고물에 노출된다. 신문이나 인터넷을 볼 때 자신도 모르게 광고를 보게 된다.

비의도적으로 노출되는 자극 중에는 식역하(subliminal) 자극이 있다. 심리학에서 식역하란 자극의 의식적 자각을 위해 필요한 자극인 절대역 이하의 자극 강도를 의미한다. 즉, 자극 탐지 시행에서 50%이하로 탐지되는 자극을 식역하 자극이라 한다. 예

식역하 자극을 이용한 광고

식역하 자극을 이용한 마케팅 전략이 유명하게 된 계기는 제임스 비카리(James Vicary)라는 사람 때문이다. 1957년에 그는 영화 속에 'Drink Coca Cola' 'Hungry? Eat Popcorn'이라는 식역하 자극을 삽입했더니 극장에서 팝콘은 58% 콜라는 17% 더 팔렸다고 주장했다. 충격적인 그의 주장에 다른 사람들이 그의 실험을 재연해보았지만 효과는 없었다. 식역하 광고의 효과에 대한 연구들을 광범위하게 검토한 무어(Moore, 1982)에 의하면, 식역하 광고의 효과는 과장되어 있다.

식역하 자극에는 청각적 자극도 있다. 헤비메탈 그룹의 음악 속에는 정상적으로는 알아 듣기 어려운 소리로 악마적 메시지를 담고 있다고 주장한다. 1990년대 초반에 미국에서 자살한 학생의 부모가 주다스 프리스트(Juda's Priest)라는 록 그룹을 고발했다. 그들의 노래 속에 'Do it'이라는 식역하 자극이 수록되어 있어서, 그 음악을 듣고 아들이 자살하게 되었다는 주장이다. 재판결과는 무죄였다. 반대로 긍정적인 식역하 자극을 활용한 비즈니스도 많다. 식역하 청각 자극을 활용하여 자신감 향상 같은 메시지가 담긴 음악을 수면 중에 계속 들으면 놀라운 긍정적 효과가 발생한다는 주장이다. 학자들의 실험결과는 이런 주장에 의문을 표하고 있다.

식역하와는 약간 다르지만 임베드(embed)라는 기법도 있다. 보는 사람이 언뜻 알아채기 어렵지만 광고 그림 속에 묘하게 성적인 이미지를 삽입하여 소비자를 무의식적으로 유혹한다는 주장이다. 예를 들어 왼쪽 그림을 잘 보면 오른쪽 그림으로 표시한 것처럼 sex라는 단어가 숨겨져 있다는 주장이다. 윌슨 브라이언 키(Wilson Bryan Key)라는 사람이 시바스리갈 위스키, 리츠 크래커 등 수많은 광고물에서 그런 그림을 찾을 수 있다면서 책까지 펴냈다. 원래 서양미술사에서 이런 기법은 오래전부터 있어 왔다. 하지만 그가 제시한 그림들은 너무 주관적으로 과장되게 해석한 측면이 많다. 많은 실험들은 역시 광고 속의 이런 숨겨진 이미지가 기억이나 태도 행동에 별 효과가 없다고 밝히고 있다.

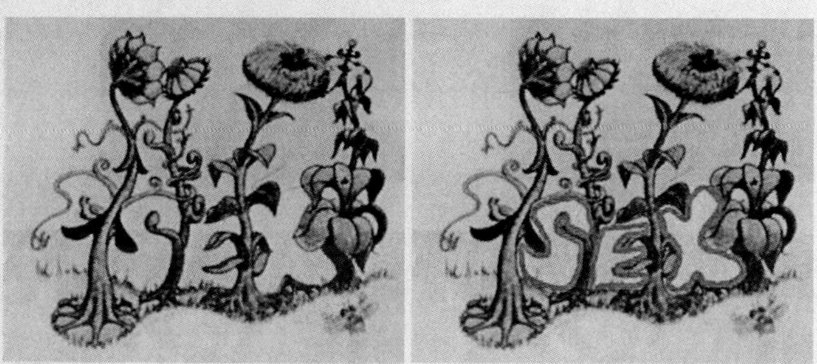

를 들어 1초 당 24컷인 영화에서 한 컷 정도 다른 컷이 들어가면 알아채지 못한다. 이런 식역하 자극을 이용한 광고효과에 대해서는 논란이 많다. 소비자가 의식하지 못하는 수준에서 노출되는 이러한 자극을 통해 소비자 잠재의식을 조작하려는 식역하 광고는 여러 나라에서 법으로 금지되어 있다(Foxall, Goldsmith, & Brown, 1998).

노출 다음 단계는 주목이다. 주목도 자발적 주목과 비자발적 주목으로 나눌 수 있다. 수업시간에 교수의 강의 내용을 제대로 이해하기 위해서 귀를 쫑긋 세우고 듣는 것은 자발적 주목이다. 길을 가다가 자기도 모르게 멋진 남자 혹은 여자에 눈길이 팔려 전봇대에 부딪칠 뻔했으면 비자발적 주목을 한 것이다. 광고는 3초 안에 소비자의 눈길을 잡지 못하면 페이지가 넘어가거나 채널이 돌아간다는 말이 있다. 그만큼 소비자의 비자발적인 주목을 이끌어 내기 위해서 노력한다.

일반적으로 소비자의 눈길을 잡는 즉, 비자발적 주목을 유도하는 자극물이 몇 가지 있다(장대련 한민희, 2006). 첫째는 다른 자극에 비해서 상대적으로 현저한(salient) 정보다. 상대적으로 새롭거나, 기대 밖의 정보이거나, 매우 크거나 작거나, 반복되거나, 최근의 입력된 정보가 여기에 속한다. 둘째는 본질적으로 생생한(vivid) 정보로, 구체적으로 서술되었거나, 호기심 등 강한 정서적 반응을 자극하거나, 이미지를 연상시키는 정보 등이다. 셋째 주변 상황에 적절한(pertinent) 정보는 소비자의 주목을 이끌

그림 6-6 : 현저하고 생생하고 적절한 정보는 소비자의 주목을 이끌어 낼 수 있다.

독특한 시각적 표현으로 주목을 끄는 광고

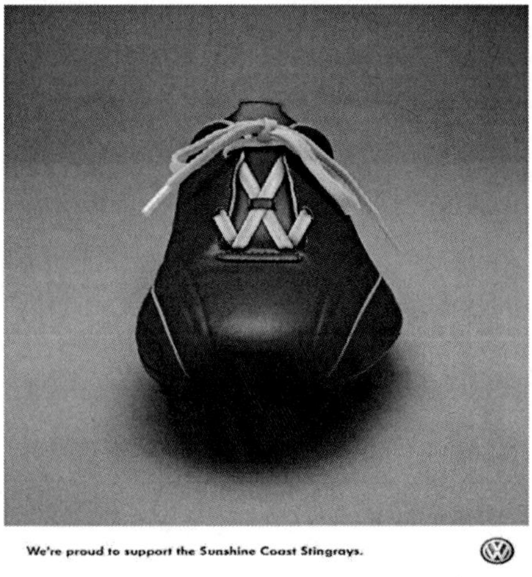

어 낼 수 있다. 목적에 부합하거나, 논리적이거나, 익숙하거나, 기존에 비슷한 경험이 있거나, 현재 좋아하는 정보 등이 여기에 속한다.

주목 다음 단계는 지각이다. 이것은 외부의 자극을 지각적으로 조직화하고 해석하는 과정이다. 지각에 대한 게스탈트(Gestalt)적 관점에 따르면, 자극물을 조직화하고 해석하는 과정은 결코 독립적으로 발생하지 않는다. 전체와의 연관성 속에서 조직화하고 해석한다. 전체적인 맥락 속에서 무엇을 전경(前景)으로 삼아 주목하고 무엇을 후경(後景)으로 삼느냐에 따라 자극물을 조직화하고 해석하는 것이 달라진다. 네덜란드의 화가 에셔(Escher, 1896-1972)의 그림은 특히 이러한 원리를 잘 보여준다. 〈그림 6-7〉에서 보듯, 흰 부분을 주목해서 보면 이 그림은 천사를 그린 그림이다. 검은 부분을 주목해서 보면 악마를 그린 그림이다. 무엇을 전경 혹은 후경으로 하여 자극물을 조직화하느냐에 따라 해석이 달라지고 다르게 지각한다.

그림 6-7 : 무엇을 전경 혹은 후경으로 조직화하느냐에 따라 자극물이 다르게 지각된다. 사진은 에셔의 그림

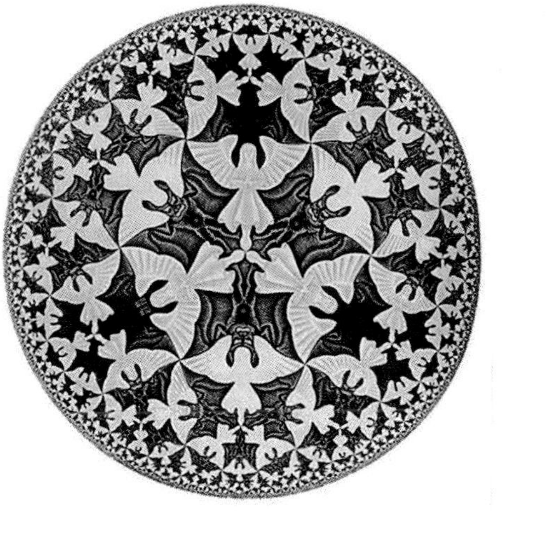

정보처리 과정에서 지각 다음 단계는 기억이다. 기억은 정확하게 말하면 두 가지 단계로 이루어진다. 입력된 정보를 저장하는 과정, 그리고 저장된 그 정보를 나중에 인출하는 과정이다. 기억은 보통 단기기억과 장기기억으로 구분하는데, 단기기억의 전 단계로 감각기억을 설정하기도 한다. 어떤 정보에 노출되어 주목하고 지각했으면 정교화(elaboration)를 거쳐 저장을 한다. 이때 단기기억에서 장기기억으로 넘어갈 때 연습(rehearsal)이라는 과정을 거친다. 시험공부를 할 때 수업내용을 단기기억에서 장기기억으로 넘기기 위해서 반복해서 읽거나 입으로 자꾸 되풀이 한다든지 써보는 연습을 하는 것이 이에 해당한다.

저장된 정보를 인출할 때는 이용가능성(availability)의 원칙이 작용한다. 이용가능성이란 자기의 머릿속에서 쉽게 끌어낼 수 있는가를 말한다. 일반적으로 깊게 처리된 정보, 최근에 처리된 정보, 자주 인출되었던 정보, 인출을 방해할 유사한 경쟁 단서가 없는 정보, 기억을 촉진할 인출단서가 있는 정보 등이 쉽게 기억될 수 있다. 기억은 정서와도 관련이 있다. 정보를 처음 입력할 때의 정서와 비슷한 정서상태일 때 해당 정보를 잘 기억하는 경우가 있다. 슬픈 때는 슬펐던 일들이, 기분 좋을 때는 기분 좋았던 경험들이 꼬리를 물고 생각나는 것은 바로 이 때문이다.

노출단계에서 언급한 바 있지만 정보처리 과정에서 중요한 개념은 선택성이다. 일반적으로 사람들은 자신이 원하는 정보에만 노출하고, 주목하고, 지각하고, 저장하고, 인출한다. 정보처리 과정의 거의 모든 단계가 선택적으로 이루어진다. 그래서 기억의 왜곡현상이 일어나고, 추억은 늘 아름답게 채색되는 것이다. 일찍이 플라톤이 말한 동굴의 비유는 우리 인식의 한계를 말한 것이다. 인식의 한계는 바로 이러한 정보처리 과정에서 발생하는 선택성 때문에 나타나는 것일 수 있다.

이것을 입증하는 유명한 연구가 '보이지 않는 고릴라(invisible gorilla)' 실험이다. 실험참가자들에게 검은 옷을 입은 팀과 흰 옷을 입은 팀 사이의 농구시합을 보여준다. 흰 옷 입은 팀 선수들끼리 몇 번 패스를 했는가 세어보라고 한다. 그런데 시합 중간에 검은 고릴라 복장의 사람이 잠시 등장하여 어슬렁거리다 지나간다. 나중에 그 고릴라를 보았느냐고 물어보면 보지 못했다는 사람들이 절반이나 된다. 패스 세는 것만 집중을 했기 때문에, 지각하지 못한 것이다. 그만큼 우리는 선택적으로 정보를 처리한다(Simons & Chabris, 1999).

선택적인 정보처리를 하는 것은 우리의 정보처리 용량이 제한되었기 때문일 수 있다. 따라서 정보처리 과정에서 언급할 또 하나는 제한용량 모형(limited capacity model)이다(Lang, 2006). 제한용량 모델에 의하면 우리의 정보처리 능력(mental capacity)은 제한되어 있다. 컴퓨터가 용량이 제한되어 있는 것과 마찬가지다. 그래서 용량이 큰 게임이나 프로그램을 낮은 사양에서 돌리면 잘 안돌아가는 수가 있다. 그런

2차적 반응시간을 통한 광고모델의 주목효과 검증방법

응답시간을 통해 광고에서 어떤 모델에 더 주목했는가를 측정하는 방법을 좀 더 자세하게 설명하면 다음과 같다. 실험에 참가한 사람들에게 여러 가지 광고물을 보여줄 것이라고 말한다. 그리고 광고물을 보는 중간 중간에 불이 깜빡하고 들어올 때가 있는데, 그때 바로 반응시간 측정기기의 단추를 누르라고 지시를 한다. 이 실험은 반짝하는 불빛이 들어왔을 때 거기에 반응하는 시간을 측정하는 것이다. 광고물을 대략 20가지 정도 준비해서 보여준다. 그리고 광고물에 노출된 바로 그 직후에 깜박하는 불빛을 삽입한다. 물론 불빛은 불규칙적으로 삽입되어 있다. 어떤 광고물은 그 직후에 불빛이 있지만 어떤 광고물에는 없다. 즉, 불빛은 불규칙적으로 깜빡이고 실험참가자는 광고물들을 보다가 불빛이 깜빡일 때 바로 단추를 누르는 것이다.

20여 가지 광고 자극물 중에 우아한 여자가 나오는 광고와 섹시한 여자가 나오는 2가지 광고물이 포함되어 있다. 두 광고를 노출시킨 바로 직후에 깜빡하는 불빛을 삽입한다. 만약 어떤 광고자극물에 상당히 주목을 했다면 그 광고물에 노출된 직후에 깜빡이는 불빛을 보고 바로 단추를 누르는 2차적 반응시간은 그렇지 않은 광고물보다 더 길 것이다. 왜냐하면 제한능력 모형에 따르면 우리의 정보처리 용량은 제한되어 있기 때문에 어떤 광고자극물에 더 주목할수록 그 직후의 불빛에 빠르게 반응할 수가 없다. 2차적 반응시간이 더 길 수밖에 없다는 것이다. 예쁜 여자에 너무 주목해서 정신이 팔리면 옆에서 누가 말을 건네도 금방 알아듣지 못하는 것과 마찬가지이다.

만약 우아한 광고모델보다 섹시한 광고모델에 더 주목했다고 하자. 그렇다면 각각의 광고자극물 직후에 깜빡이는 불빛 중에서 섹시한 모델 직후의 불빛에 더 늦게 반응할 것이다. 강한 자극물이 있으면 거기에 자신의 정신역량을 많이 투여할 것이다. 다시 말하면 거기에 정신이 팔린다. 그러면 그 자극물에 노출된 직후에 불빛이 깜빡여도 그것에 투여할 여분의 정신적 역량이 없다. 그 결과 불빛을 보고도 그것을 금방 알아차리지 못해서 단추를 누르는 2차적 반응시간이 상대적으로 길다.

별로 주목하지 않은 광고자극물인 경우 거기에 자신의 정신적 역량을 많이 투여하지 않는다. 따라서 그 직후의 불빛에 자신의 역량을 투여할 수 있다. 그 결과 광고자극물에 노출되었어도 그 직후의 깜빡이는 불빛을 금방 알아차린다. 그러면 단추를 누르는 반응시간이 상대적으로 짧다.

물론 반응시간 측정기는 굉장히 미세한 수준을 측정하는 것이다. 주목한 자극물의 반응시간과 그렇지 않은 자극물의 반응시간 차이는 1초미만의 미세한 수준이다. 인간의 뇌라는 게 쓰면 쓸수록 그 용량이 늘어난다는 말은 있다. 하지만 그것은 장기적이고 거시적으로 보았을 때 이야기다. 단기적이고 미시적인 차원에서 보면, 동시에 가용할 수 있는 우리 정보처리 용량을 제한되어 있다.

것처럼 우리의 정신적 용량도 마찬가지다.

우리가 어떤 자극물에 주목한다는 것은 우리의 정신적 능력을 거기에 많이 투여한다는 것이다. 그렇기 때문에 다른 것에는 투여하지 못한다. 예를 들면 이런 것이다. 둘이 길을 가는데 갑자기 예쁜 여자가 지나간다. 그러면 거기에 멍하니 빠져가지고 옆에서 뭐라고 말을 건네도 전혀 모른다. 왜 그런가? 거기에 자기 정신역량의 거의 90퍼센트를 그쪽으로 투여했기 때문에 옆에서 뭐라고 말을 건네도 그것을 처리할 능력이 없다.

그래서 이런 이론에 근거하여 생리학적으로 측정하는 것이 2차적 반응시간(secondary reaction time)을 재는 것이다(Basil, 1994). 어떤 광고가 사람들의 주목을 얼마나 끌었는지를 조사한다고 하자. 그것을 설문을 통해 직접 물어볼 수도 있다. 예를 들면 한국 의료관광을 소개하는 광고물의 시안이 두 가지가 있다고 하자. 한 광고물은 병원의 첨단장비를 배경으로 아주 우아하고 지성적인 여자 의사를 모델로 한 광고이고, 또 다른 광고물은 동해안의 관광지를 배경으로 비키니를 입어서 거의 세미 누드에 가까운 여자를 모델로 쓴 광고가 있다고 하자. 두 광고를 사람들에게 보여주고 어느 광고모델에 더 주목을 했느냐고 물어본다. 그러면 나이 지긋한 남자들 중에는 점잖은 체면에 세미 누드모델에 주목했다고 응답하기 민망하니까 지성적인 여의사를 모델로 한 광고에 더 눈길이 가더라고 대답할 수 있다.

이는 어떤 광고모델에 더 주목했는가를 질문해서 간접적으로 조사하는 방법이다. 하지만 직접 측정하는 방법이 있다. 우선 시선추적기(eye-tracker)를 통해서 시선이 주로 어디에 갔는가를 측정할 수 있다. 또 하나는 2차적 반응시간을 재서 주목의 정도를 측정하는 방법이 있다. 어떤 자극물에 주목할수록 그 이후 주어지는 두 번째 자극에 대해 반응하는 2차적 반응시간은 더 길 수밖에 없다. 우리가 투여할 수 있는 용량이 제한되어 있기 때문이다.

라. 소비자 반응의 상황적 분류

FCB의 격자모형(grid model)도 소비자 행동 분야에서 많이 원용되는 개념적 틀이다. 이 모형은 크게 관여도 이론과 두뇌분할 이론을 근거로 한다. 그래서 고관여와 저관여로 나누고, 그다음에 두뇌분할 이론에 의해서 좌뇌와 우뇌로 나눈다. 즉, 이성과 감성으로 나눈다. 소비자 반응에 따라서 정보형, 감성형, 행동형, 만족형으로 나눈다(Vaughn, 1986). 앞에서 이야기한 소비자 정보처리 모형도 넓게 보면 이 FCB격자모형의 4가지 유형 중 하나일 뿐이다. 즉, 처음에 노출해서, 주목해서, 지각하고, 저장하고, 인출하는 정보처리 과정은 고관여/이성인 정보형에 해당한다고 볼 수 있다.

그리고 인지(learn) 정서(feel) 행동(do)의 순서를 4가지 유형에 따라 순서를 정했다. 보통 Learn-Feel-Do의 관계라 하는데 사실 너무 도식화시킨 감은 있다. 상품에 대해서 인지하고 거기에 대해서 정서적인 반응으로 좋아하고 행동이 일어나는 순서를 말한다. 이성과 감성 중에서 이성형은 인지(Learn)가 먼저 온다. 감성형은 느낌(Feel)이 먼저 온다. 고관여/저관여 기준으로 보면 고관여는 느낌(Feel)이나 인지(Learn)가 되고 나서 행동(Do)이 일어난다는 것이다. 저관여는 행동(Do)이 먼저 일어나고 느낌(Feel)이나 인지(Learn)가 온다. 이에 따라 4가지 소비자 행동유형이 나온다.(〈표 6-2〉 참조)

첫 번째 고관여/이성 유형으로 정보형이다. 여기는 Learn-Feel-Do다. 먼저 알게 되고, 알게 된 후 좋아하고, 좋아한 후에 행동이 일어난다. 이 정보형에서는 재인, 회상이 중요하고 긍정적이고 부정적인 어떤 광고 메시지에 대해서 긍정적인 생각이 나올 수도 있고, 부정적인 생각이 나올 수도 있다.

둘째 고관여/감성 유형으로 감성형이다. 1970년대까지 소비자 행동은 주로 정보처리 관점에 두었는데 1980년대 들면서 체험적이고 쾌락적인 소비에 주목하기 시작했다. 여기서는 feel이 먼저 나오고 그다음에 learn이 나오고 do가 나온다. 이런 경우는 쾌락적인 가치나 브랜드에 대한 태도 등 감정이 굉장히 중시된다. 하이패션(high passion) 제품이 여기 해당된다.

그림 6-8 : 고관여/감성형의 고급패션 광고

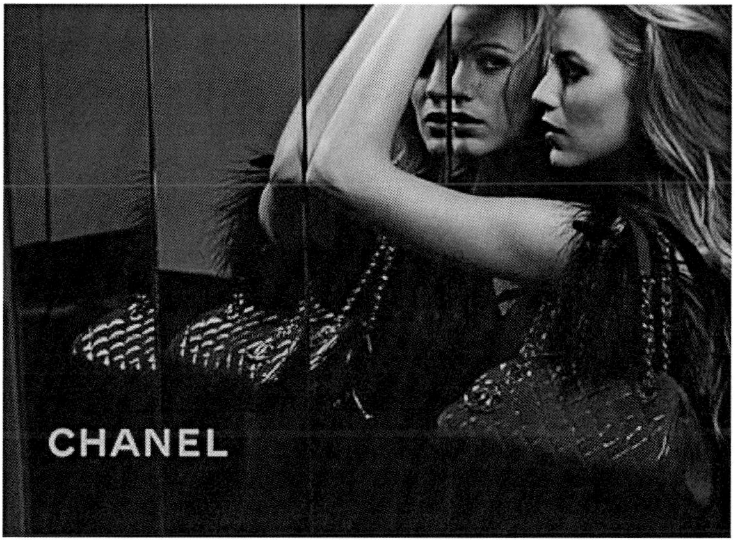

세 번째 저관여/이성 유형으로 행동형이다. 단순한 문제 해결의 경우다. 앞에서 말한 습관적이고 일상적인 문제해결(RPS) 유형이 여기 해당한다. 이런 경우는 반복구매를 유도하고 계속 상기(remind)시켜 주는 것이 중요하다.

마지막으로 저관여/감성 반응유형으로 만족형(reactor)이다. 소비자는 즉각적으로 자신의 만족을 추구한다. 치약 혹은 칫솔의 소비가 여기에 해당한다. 이런 경우는 집단적 소비를 하는 경우가 많다. 집단적으로 여럿이 같이 소비하는 경우다. 따라서 체험마케팅 전략을 여기에 많이 활용할 필요가 있다.

의료관광 소비자의 반응유형은 이 4가지 중에서 어디에 해당할까? 의료관광은 자신의 건강과 직결되는 의료서비스와 관련되고 더구나 많은 경우 국가 간의 이동이기 때문에 관여도가 높고 이성적 영역이다. 즉, 정보형에 속한다. 따라서 의료관광 소비자는 먼저 의료관광 상품에 대해서 충분히 알아야 하고(learn), 알아야 호의적인 태도가 생겨서 좋아하고(feel), 그래야만 실제 행동(do)으로 옮긴다. 어떤 의료관광 상품에 대해서 재인과 회상이 중요하고, 긍정적 생각을 많이 할 수 있도록 커뮤니케이션하는 것이 좋다.

표 6-2 : 소비자 반응유형

	이성	감성
고관여	1 정보형 The Thinker 생각 – 감성 – 행동 재인 회상 등이 중요 긍정적 / 부정적 생각반응	2 감성형 The Feeler 감성 – 생각 – 행동 쾌락적 가치, 태도나 감정 중시
저관여	3 행동형 The Doer 행동 – 생각 – 감성 단순한 문제해결, 반복구매, 상기광고활용	4 만족형 The Reactor 행동 – 생각 – 감성 집단적 소비, 체험마케팅 전략

출처 : 장대련 한민희(2006), p181

3. 소비자 행동에서 알아야 할 6가지 사항

소비자 행동은 6가지로 정리할 수 있다(McCabe, 2009). 흔히 말하는 6하 원칙과 비슷한 Who, When, Why, What, Where, Which method이다. 즉, 소비자는 누구인가, 언제 구매하는가, 왜 구매하고 반응하는가, 그들이 구매하는 서비스 상품에 대한 태도 선호 믿음은 무엇인가, 어디서 구매하고 어디서 정보 메시지를 접하는가, 어떤 방법으로 지불하는가이다.

가. 소비자는 누구인가(Who)

먼저 소비자는 누구인가를 알아야 한다. 현재고객의 분석을 통해 잠재고객이 누구인가를 찾아내야 한다. 이때 많이 활용하는 분석이 인구통계적(demography) 분석과 심리적(psychography) 분석이다. 인구통계적 분석 중에서 의료관광과 특히 관련이 많은 요인은 지역이다. 국경을 넘는 지리적 이동이기 때문이다. 한국으로 의료관광을 오는 소비자는 아무래도 지리적으로 인접해 있는 일본, 중국, 러시아 소비자다. 러시아나 중국 중에서도 한반도와 가까운 산동지역이나 블라디보스토크 지역이 한국 의료관광의 표적시장이 되기 쉽다.

소득, 성별, 연령, 직업 등의 다른 인구통계적 요인들도 의료관광 소비자를 분석할 때 중요한 사항이다. 의료관광은 일정 수준 이상의 시간과 비용을 필요로 하는 고관여 상품인 만큼 직업이나 소득이 중요하다. 소득 중에서도 실제로 자신이 지불할 수 있는 가처분 소득이 중요하다. 또 가족생애주기(Family Life Cycle)도 중요하다. 신혼부부인 경우, 자식에 대한 교육비 지출 등이 많은 경우, 자식들이 출가하여 노부부만 남는 경우에 따라 의료관광 상품의 구매유형이 달라지기 때문이다.

정서나 믿음, 가치, 내적인 상태 등 소비자의 심리적 측면에 대한 이해도 필요하다. 특히 생활양식(Lifestyle)은 중요하다. 관광은 사람들의 생활양식에 따라서도 많이 다르다. 극단적인 일중독자(workaholic)가 아니더라도 일에 몰두하여 레저를 별로 즐기지 않는 사람은 고소득이라 하더라도 의료관광을 하지 않을 가능성이 높다. 소비자의 구매습관도 고려요인이다. 구매시 가격할인에 민감하게 반응하는 사람이 있는가 하면, 가격보다는 품질이나 디자인을 중시하는 사람도 있다. 필요할 때마다 낱개로 구매하는 사람이 있는가 하면, 덕용포장 제품을 애용하여 한 번에 많이 구매하는 사람도 있다.

소비자는 누구인가 분석할 때 중요한 개념이 정체성(identity) 혹은 자기개념(self-concept)이다. 정체성은 안정적 정체성과 변동적인 정체성으로 나눈다. 안정적 정체성은 인종적(ethnic) 정체성 혹은 성 정체성처럼 변동이 없는 것이다. 물론 이러한 정체성은 쉽게 잘 변하지 않아서 안정적이기는 하지만 절대적으로 고정불변한 것은 아니다. 정체성이란 일종의 자기의식이기 때문에 혼혈인종이나 트렌스젠더처럼 이러한 정체성에 변동이 올 수 있다. 거기에 비해서 변동적인 정체성은 직업적인 정체성이나 종교적 정체성처럼 잘 변할 수 있다. 직업 혹은 종교가 바뀌면 정체성은 달라진다. 가수일 때는 연예인으로서의 정체성을 가지고 있다가 목사가 되면 성직자로서의 정체성이 강할 수 있다. 소비자의 정체성은 구매나 소비과정에 영향을 미친다. 예를 들어 민족적 정체성이 대단히 강한 중국 소비자라면 민족주의적 성향이 강해서 다른 나라로 의료관광을 가는 것에 대해 거부감을 가질 수 있다.

자기개념이라는 관점에서 소비자는 누구인가 분석할 때는 이상적 자기개념(ideal self concept)과 실제적 자기개념(actual self concept)의 틀을 원용하는 경우가 많다. 자기가 생각하는 실제의 자기 모습과 자신이 바라는 이상적인 자기의 모습은 다를 수 있다. 마케팅에서는 브랜드 개성(brand personality)을 구축한다. 따라서 소비자 행동에서 자기개념이 브랜드 개성과 관계 맺는 양상은 두 가지다. 하나는 소비자의 자기개념과 일치하는 브랜드를 소비하는 것이고, 또 하나는 브랜드를 통해서 자기개념을 형성하는 경우다. 전자의 경우는 아무래도 브랜드 개성이 실제적 자기개념과 일치하는 측면이 많고, 후자의 경우는 브랜드 개성을 통해 이상적 자기개념을 형성하려는 면이 많다. 브랜드 개성은 보통 마케팅 커뮤니케이션을 통해 드러난다. 광고를 통해 표적 소비자의 실제적 자기개념에 호소할 수도 있고, 이상적 자기개념에 호소할 수도 있다.

나. 언제 구매하는가(When)

두 번째 알아야 할 사항은 언제 구매를 결정하느냐는 것이다. 일반적으로 관광 서비스의 특징 중 하나는 순환적이고 반복적인 소비라는 점이다. 화려한 대도시의 쇼핑 여행을 즐기는 사람들은 계속 대도시 중심의 여행을 한다. 오지(奧地) 여행을 좋아하는 사람들은 계속 사막에 가고, 밀림에 가고, 히말라야를 가는 경향이 있다. 그런데 의료관광에서는 순환적이고 반복적인 구매를 기대하기 어렵다. 성형을 매번 순환적, 반복적으로 하는 것은 어렵다. 하지만 한방 협진이나 웰빙, 웰니스 여행 등은 반복적인 소비유형을 보일 가능성이 있다.

의료관광에서는 시간과 소득이 중요하다. 여행을 많이 하는 사람이 정말 행복한 사람이라는 말이 있다. 일단 여행을 할 수 있다는 것은 시간이 있고 돈이 있고 건강하다는 증거이기 때문이다. 물론 의료관광은 건강해서 가는 것이라기보다는 더 건강해지고 싶어서 의료서비스를 받으러 가는 것이다. 관광 중에는 자주 짧게 가는 여행이 있고, 가끔 가지만 오래 하는 여행도 있다. 흔히 의료관광은 반복적으로 자주 가는 여행이라고는 생각하지 않는다. 하지만 웰니스(wellness)를 추구하는 건강여행인 경우에는 자주 짧게 다니는 경우도 많다. 원래 서양에서는 휴가철이면 휴양소(sanatorium)에 가서 스파도 하면서 요양을 하는 전통이 있었다. 오늘날에도 이런 건강관광(Health tourism)의 소비행태는 점차 활성화될 것으로 보인다.

시간과 관련해서 언급할 사항은 의료관광 상품을 실제 소비하는 시점과 구매하는 시점, 그리고 정보탐색을 하는 시점이 다르다는 것이다. 특히 의료관광에서는 정보수집 및 의사결정의 시점이 언제인가를 파악하는 것이 마케팅 커뮤니케이션 전략 수립에 도움이 된다. 예를 들어 중국 소비자들이 서울 강남에 성형관광을 많이 오는 때는 여름 휴가철이라고 해서 그때 집중적으로 광고나 홍보를 하는 것은 효과가 없을 수 있다. 실제로 그들이 왕성하게 정보탐색을 하고 대안을 평가해서 의사결정을 하는 때가 언제인가를 파악해서 그때 집중적으로 커뮤니케이션해야 한다.

다. 왜 구매하는가(Why)

세 번째, 왜 소비 혹은 구매를 하는가 알아야 한다. 이것은 의료관광 상품을 구매하고 소비하려는 소비자의 동기와 관련된다.

우리가 왜 소비자의 동기를 알려고 할 때 흔히 많이 이용되는 것이 매슬로우(Maslow)의 욕구위계설(hierarchy of needs)이다. 매슬로우의 욕구위계설을 한 마디로 딱 정리한 우리나라의 속담은 '금강산도 식후경'이다. 배가 고프면 아무리 멋있는 금강산이라도 눈에 안 들어온다. 일단 밥을 먹어 기본적인 욕구가 충족되어야, 아름다운 금강산을 즐길 수 있는 심리적 욕구가 생긴다. 매슬로우에 따르면 사람들은 기본적인 생리적인 욕구가 충족이 돼야 그 다음에 소속감이나 사회적 욕구를 느낀다. 그리고 사회적 욕구가 실현되면, 그 다음에 가장 상위의 자아실현에 대한 욕구를 충족하려 한다.

마케팅 커뮤니케이션에서는 이 이론에 기초하여 광고를 제작하거나 분석하는 경우가 많다. 예를 들어 자동차 광고는 편안한 승차감이나 이동의 편리성 같은 기본적인 욕구에 호소할 수 있다. 자동차를 통해 자신을 과시하거나 행복한 가족의 모습을 보여줌으로써, 소속감과 사회적 욕구를 자극하는 방법도 있다. 드문 경우이기는 하지만 자동차 광고에서 환경을 생각하거나 교통안전을 지키는 모습을 보여줌으로써 자아실현의 욕구에 호소하기도 한다.

그림 6-10 : 자동차광고는 소비자의 어떤 욕구에 호소하느냐에 따라 달라진다. 편안한 승차감을 강조한 광고와 사회적 욕구에 호소하는 광고

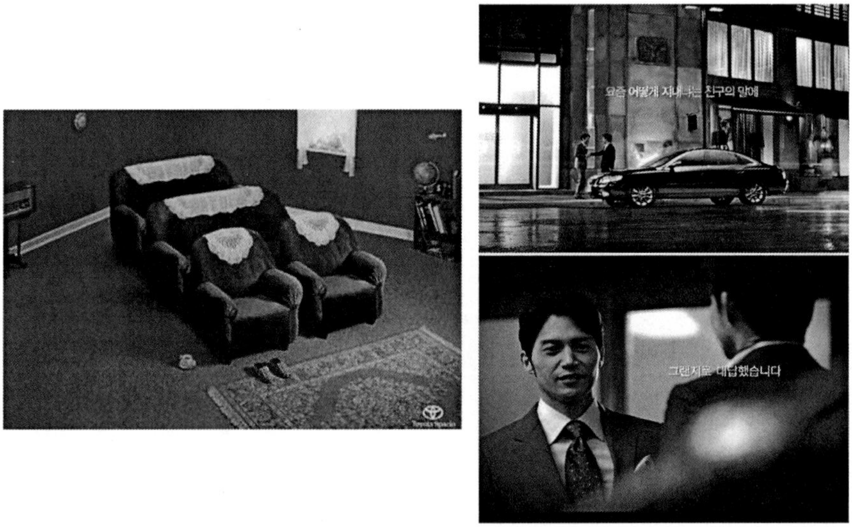

의료관광에도 여러 가지 욕구가 혼재되어 있다. 예를 들어 심각한 중증 질병을 앓고 있어서 그것을 치료하기 위해 한국에 오는 경우는 기본적인 욕구에서 출발한 것이다. 그런 중증 질병의 치료를 통해 가족의 행복을 되찾고, 직장에도 안정적으로 복귀하여 사회생활을 제대로 영위하고자 한다면 사회적 욕구가 강하다. 성형수술을 통해 더 예빼지고 자신감을 북돋우려고 하는 경우는 자아실현의 욕구라고 할 수 있다.

꼭 매슬로우의 욕구위계설이 아니더라도 의료관광을 하려는 동기를 파악하는 것은 중요하다. 의료관광의 동기는 기본적으로 관광여행의 동기와 비슷한 측면이 많기 때문에 이를 통해 간접적으로 짐작할 수 있다. 이를테면 여행의 동기를 8가지로 파악한다(McCabe, 2009). 회복과 재생, 보충과 사회적 통합, 도피, 커뮤니케이션, 자유와 자기결정, 자아실현, 행복, 그리고 마음을 넓히기 위해 관광여행을 한다. 크롬튼(Crompton, 1979)은 여행 동기를 9가지로 나눴다. 신기함, 교육, 평범한 환경으로부터의 탈출, 자신의 평가와 탐사, 휴식, 위신 등이다. 위신처럼 자신을 드러내기 위해서 여행하는 경우도 있다. 예를 들어 크루즈 여행 같은 것이다. 복귀는 일상으로 다시 돌아가고 싶어서 하는 경우다. 친족관계를 더욱 돈독히 하려는 동기도 있는데 가족여행이 이에 해당한다. 단체 여행의 경우는 사회적 통합의 촉진이 주요 동기라 할 수 있다.

여행은 아니지만 레저동기도 간접적으로 의료관광의 동기를 파악하는 데 도움을 준다. 레저 동기는 지적 욕구, 사회적 욕구, 실력 연마, 자극 회피의 4가지다. 자극 회피는

그림 6-11 : 편안한 휴식의 욕구에 호소하는 관광광고

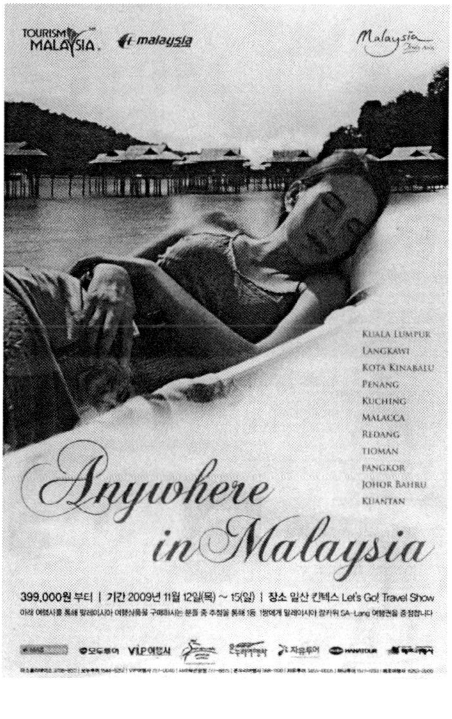

지나친 스트레스를 회피하는 경우이다. 크게 보면 자신의 역량을 강화하기 위해서다.

외국인 소비자가 왜 한국 의료관광 상품을 소비하는가에 대해서는 몇 가지 연구가 있다. 강재정과 오상훈(2008)에 따르면, 의료관광 목적지를 선택하는 이유는 의료서비스의 품질, 여행 및 치료비용, 의료시설의 현대화, 진료상의 의사소통, 근접성과 접근의 용이성, 사전/사후 관리 서비스, 치료 이외의 관광프로그램의 매력, 자연경관 및 기후, 음식 등의 요인 등이었다. 한국 의료관광에서 가장 중요한 요인은 의료서비스의 신뢰성으로써, 이것은 의료진의 수준 및 서비스 종사자의 친절한 서비스를 말한다는 보고도 있다(임형택, 2009). 또 다른 연구에서는 의료수준 및 여건이 한국으로 의료관광하는 중요한 원인이었고 가격경쟁력과 접근성 같은 물리적 여건 또한 중요한 요인이었다(김미경, 2010).

라. 무엇을 구매하는가(What)

네 번째, 소비자가 어떤 상품을 구매하는가와 구매행동의 유형에 대해서 파악해야 한다. 먼저 의료관광 분야에서 무엇을 구매하는가에 대해서 살펴보면, 의료관광 상품에는 5가지 종류가 있다(고태규 이황 김강래, 2010). 즉, 수술형 의료관광 상품, 성형 의료관광 상품, 웰빙형 의료관광 상품, 대체의학 의료관광 상품, 건강진단 의료관광 상품이다.

어떤 의료관광 상품을 외국인 소비자가 선호하는가에 대해서는 조사대상과 시점에 따라 조금씩 달랐다. 중국인과 일본인을 대상으로 한 김미경(2010)의 연구에 의하면, 희망하는 의료활동은 보건 및 피부미용과 미용치료, 그리고 건강검진 및 질병치료 등이었고, 선호하는 관광활동은 자연/문화관광, 체험관광, 위락관광 등이다. 한국으로 의료관광을 했거나 할 의향이 있는 일본 중국 미국 소비자를 대상으로 한 임형택(2009)의 연구에 의하면, 한국의료관광에 대해서는 일단 미용관광과 한방과 진료 건강 및 보양관련 상품에 대한 요구가 비교적 높게 나타났다. 일본과 중국은 특히 이에 대한 수요가 많은 것으로 나타났으며, 미국은 건강검진 및 시술위주의 의료서비스에 많은 기대를 하는 것으로 나타났다. 일본인만을 대상으로 한 조사에서 가장 체험해보고 싶은 의료상품은 성형미용관광 상품, 한방치료 체험 상품, 척추 관절치료 상품, 요양관광 상품 순이었다(김성섭 김미주, 2010).

구매대상이 되는 상품 뿐 아니라 구매행동의 유형도 파악해야 한다. 구매행동의 유형은 앞에서 살펴본 소비자 의사결정과정 및 소비자 반응유형과 관련된다. 우선 소비자 의사결정과정에서 유형화한 일상적 문제해결(RPS), 제한적 문제해결(LPS), 확장적 문제해결(EPS)의 3가지가 구매행동 유형에도 적용될 수 있을 것이다. 다시 말하면 일상적 문제해결 수준의 의사결정 과정을 거쳐 구매를 하거나, 제한적 수준에서 정보탐색을 하고 구매 의사결정을 하거나, 신중하고 광범위한 정보탐색 끝에 구매의사결정을 할 것이다.

또 소비자 반응유형에 의거해서 구매행동 유형을 파악할 수 있다. 즉, 고관여/이성유형의 정보형 소비자는 상품에 대해서 먼저 알고 나서 좋은 느낌이 오면 구매행동을 할 것이다. 고관여/감성 유형의 감성형 소비자는 어떤 상품에 좋은 느낌을 먼저 갖게 되면 그것이 무엇인지 알아본 후 구매행동에 이를 것이다. 저관여/이성 유형의 정보형 소비자는 우선 먼저 구매를 한 후에야 그에 대해서 알아보고 나중에 좋아하는 행동을 보여줄 것이다. 마지막으로 저관여/감성 유형의 만족형 소비자는 상품을 먼저 사서 써보고 좋은 느낌을 갖게 되면 뒤늦게 그것이 무엇인지 찾아보는 구매행동을 할 것이다.

마. 어디서 어떻게 지불하는가(Where & Which method)

다음에 소비자가 상품을 어디에서 구매하고, 그에 대한 정보를 어디에서 접하는가를 파악해야 한다. 의료관광 서비스에 접근하는 유통지점은 어디인가? 의료관광에 대한 광고물이나 홍보 메시지를 어디에서 접하는가? 이러한 물음에 답하기 위해서는 의료관광의 유통채널을 파악하고, 표적 소비자의 매체접촉 실태를 파악해야 한다.

마지막으로 어떤 방법으로(Which method) 결재하는가도 파악할 필요가 있다. 의료관광 상품을 현금으로 결재하는지, 카드로 결재하는지 파악한다. 사실 의료관광에서는 현금으로 결재하는 경우가 별로 없기 때문에, 이것보다 중요한 것은 누가 결재하는가다. 의료관광 상품을 실제로 소비하는 여행객이 지불하는가, 아니면 다른 제3자가 결재하는가? 제3자가 결재한다면 개인이 지불하는가, 회사가 지불하는가? 이것을 파악해야 한다. 외국에서는 최근에 회사에서 보너스로 의료관광 여행상품권을 직원들에게 제공하는 경우도 있다고 한다.

서울의 의료관광

서울 강남구가 보건복지부의 '2010년 외국인 환자 유치실적 분석' 결과 2010년에 1만9135명의 외국인 의료관광객을 유치해 국내 의료관광의 메카로 자리매김하고 있다. 이는 지난해 전국 총 의료관광객 8만1789명의 23.4%를 차지하는 수치로 앞선 2009년 보다 약 20% 증가한 수치이다.

서울을 제외한 전국 2위 경기(1만913명), 3위 대구(4493명), 4위 부산(4106명)보다 월등히 앞선 성과로서 서울시를 찾은 외국인 환자의 37.9%가 강남에 다녀간 것으로 밝혀졌다.

강남구를 찾은 외국인 환자의 국가별 순위를 보면 미국 5766명(30.2%), 중국 4015명(21.0%), 일본 2819명(14.8%), 러시아 729명(4%) 순으로 나타났다. 특히 중국 환자 수는 전년도 대비 173.5%, 러시아 환자 수는 78%가 각각 증가했다. 이들 외국인들은 주로 피부성형(32%), 검진(15%), 내과(8%) 진료를 목적으로 병원을 다녀간 것으로 조사됐다.

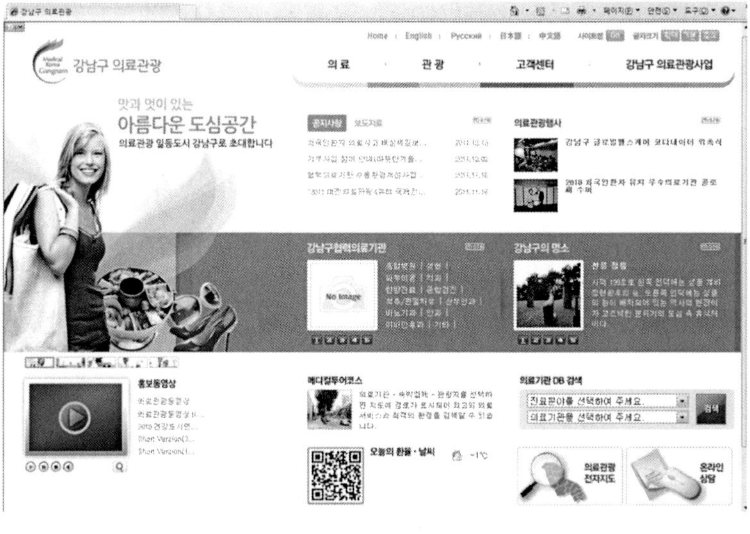

출처 : 이태형, '강남구, 의료관광 메카로 자리 잡아', 헤럴드경제, 2011. 6. 24 요약

7

상황분석과 STP 전략

상황분석과 STP 전략

7장

모든 기획은 상황분석에서부터 시작된다. 의료관광 마케팅 커뮤니케이션 기획을 하기 위해서도 상황분석을 정확하게 해야 한다. 상황분석은 결국 문제점 및 기회요인을 찾아내는 것이다. 그 영역은 크게 조직 내부의 제품/서비스 및 역량에 대한 내적 환경분석, 그리고 소비자 및 경쟁시장에 대한 외적인 환경분석으로 나눌 수 있다. 내부에 대한 상황분석은 주로 자사 제품/서비스에 대한 분석이다. 외부환경 분석은 소비자를 세분화하여 표적시장을 선정하고 그들의 마음속에 자사의 브랜드를 각인시키는 것이다. 이 장에서는 의료관광 마케팅 커뮤니케이션 기획의 토대로써 상황분석과 STP전략에 대해서 살펴본다.

1. 마케팅커뮤니케이션 기획과 상황분석

가. 상황분석 및 STP전략과 마케팅 믹스

미국의 16대 대통령 링컨은 무릇 모든 기획은 3가지 질문으로 구성된다고 갈파했다. 즉, 우리는 지금 어디에 있는가? 어디로 가려고 하는가? 어떻게 갈 것인가? 첫 번째 질문이 상황분석에 대한 것이다. 두 번째와 세 번째 질문은 각각 목표설정 및 구체적인 전략 실행에 관한 것이다. 미국홍보협회의 ROPE모형도 이것과 비슷하다. 즉, 홍보전략 조사(Research), 목표(Objectives), 프로그래밍(Programming), 평가(Evaluation)

로 구성한다. 따라서 마케팅 커뮤니케이션 기획도 상황분석에서부터 시작된다(Hendrix, 2004).

마케팅 커뮤니케이션 상황분석에서 흔히 3C를 말한다. Company(기업), Customer(고객), Competitor(경쟁자) 분석이다. 그런데 이것은 크게 두 가지로 나눌 수도 있다. 내적 환경의 분석과 외적 환경 분석이다. 기업분석은 기업 혹은 조직의 전략, 제품 및 서비스, 조직문화의 강점 및 약점, 경쟁적 우위 등을 분석하여 핵심기술과 역량을 파악하는 것이다. 내부의 환경분석 중에서도 특히 자사 브랜드 즉, 제품 혹은 서비스에 대한 분석이 마케팅 커뮤니케이션에서는 중요하다. 외적 환경의 분석은 시장평가 및 감사(auditing)를 통해서 시장기회를 파악하는 것이다. 3C 중에서 고객과 경쟁사 분석이 여기에 해당한다. 이러한 내적 및 외적 환경분석을 토대로 STP전략을 구사하고 전체적인 마케팅 커뮤니케이션 믹스를 시행한 후 그 효과를 평가 조사한다.

그림 7-1 : 상황분석과 STP전략

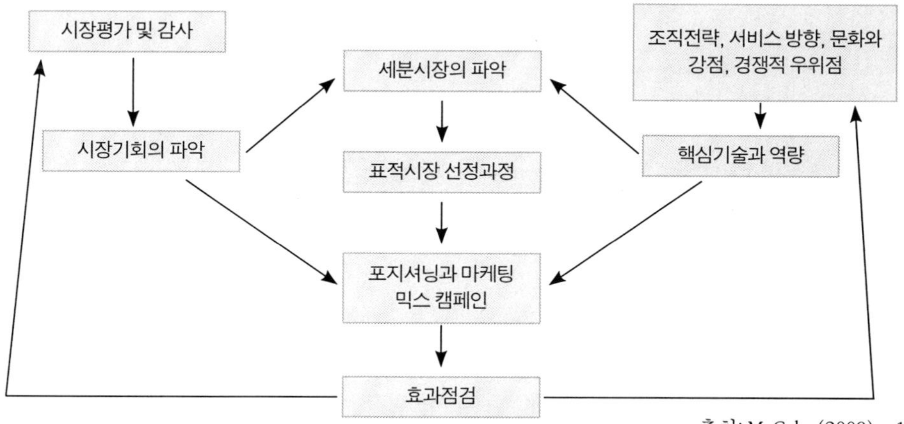

출처: McCabe(2009), p146

나. 제품 포트폴리오 분석

상황분석을 위해서는 먼저 자신의 브랜드 즉, 제품 혹은 서비스 상품에 대한 분석이 필요하다. 흔히 마케팅의 4P라고 해서 product(제품), price(가격), promotion(촉진), place(유통)을 이야기한다. 서비스 마케팅은 거기에서 people(소비자), physical evidence(물질적 증거), process(과정)를 더해서 7P를 이야기한다.

그림 7-2 : BCG 제품 포트폴리오 분석

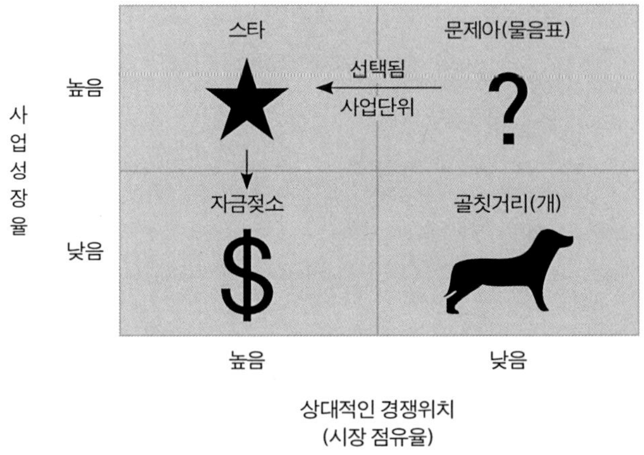

자사 제품을 분석할 때 원용하는 몇 가지 분석틀이 있다. 대표적인 것이 BCG 매트릭스(matrix)를 이용한 제품 포트폴리오 분석이다. BCG는 Boston Consulting Group의 약자다. 기업에서 여러 가지 브랜드를 통해서 사업영역을 다각화할 때 이런 것들이 어디에 속하는 것인지 파악할 필요가 있다. 가로축은 상대적 경쟁위치로 시장점유율을 나타내며 현금창출과 관련된다. 현재 시장점유율이 얼마이고 현금을 얼마나 많이 벌어들이고 있는가의 정도다. 세로축은 사업성장률이고, 현금사용과 관련된다. 향후 성장가능성이 얼마나 있으며 현재 현금이 어느 정도 사용되고 있는가의 정도다. 성장가능성이 높기는 하지만 그만큼 투자도 많이 해야 되기 때문이다.

기업에서 이 두 가지 기준을 가진 BCG 매트릭스를 가지고 제품 포트폴리오를 구성한다. 여기서 제품은 브랜드일 수 있고 그 브랜드를 담당한 사업단위일 수도 있다. 많이 언급되는 범주가 자금젖소(cash cow)다. 시장점유율이 상대적으로 높고 현금사용은 적은 것이다. 향후 성장가능성이 그렇게 높지는 않다. 이미 안정되어있는 브랜드 혹은 사업으로 계속 이익을 산출해내는 분야다. 스타(Star)는 시장점유율도 높을 뿐 아니라 향후 성장가능성도 높은 브랜드다. 하지만 그 만큼 돈도 많이 들어 갈 수 있다. 빠르게 성장하고 있는 시장을 지속적으로 리드하기 위해 많은 투자가 유지되어야 하기 때문이다. 비용이 많이 들지만 앞으로 주력 사업으로 성장할 가능성이 높기에 투자를 지속적으로 하여야 한다.

문제아인 물음표(question mark)는 현재 시장점유율은 상대적으로 낮다. 그러나 성장가능성은 있는 범주다. 시장점유율을 증가시키기 위해 많은 비용이 소모될 뿐만 아니라 시장의 성장률이 높기에 점유율을 유지하는데도 많은 비용이 필요하다. 때문에 경영자는 자금과 마케팅 투자를 통해 스타로 전환시킬 것인지 시장을 포기할 것인지 결정하게 된다. 시장이 매력적이고 경쟁사 대비 지속적인 차별화가 가능하다면 투자가 이루어져야 할 것이고 시장의 매력도 낮거나 경쟁사와 차별화시킬 만한 자원이 없다면 정리하는 것이 바람직하다. 골칫거리인 개(dog)는 시장점유율도 낮고 성장가능성도 없는 범주로써 정리하는 것이 좋다.

기업에서 내부적 상황분석을 할 때는 자사의 여러 브랜드 혹은 사업부서가 어느 범주에 속하는지 분석해야 한다. 그래서 투자를 더 할 것인지, 철수를 할 것인지를 결정해야 한다. 이것은 의료관광에서도 적용될 수 있다. 한창 인기를 끌고 있는 성형 관광, 양방과 한방의 협진, 실버 관광, 건강검진 관광 상품 등 다양한 사업이 있다. 현재 돈을 많이 버는 자금젖소는 무엇이고, 스타는 무엇이고, 골칫거리는 무엇인지 파악해서 적절하게 포트폴리오를 구성해야 한다.

포트폴리오 분석을 통해 각각의 상품 혹은 브랜드를 분석을 했으면 이들이 소비자에게 무엇을 제공하며 소비자는 왜 이 제품을 구매하는가를 파악해야 한다. 일종의 프로파일(profile)분석을 해서 적절하게 포트폴리오를 구상한다. 주식투자에서 포트폴리오를 구성하여 자금을 적당히 분산해서 투자하는 것처럼 자사를 분석할 때 매트릭스분석을 통해 포트폴리오를 구성해야 한다.

그림 7-3 : 시장에서 성공한 꼬꼬면 광고

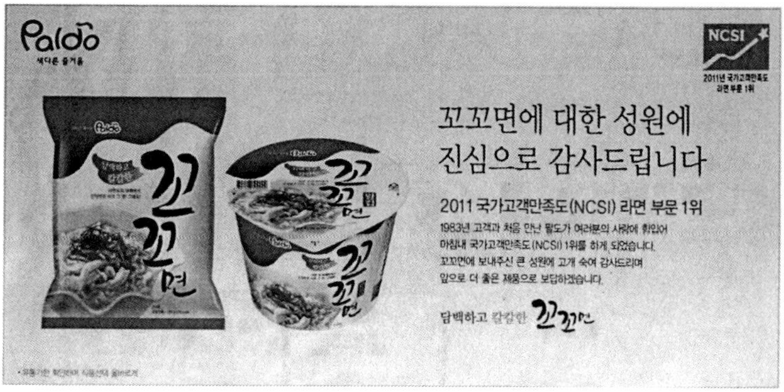

그림 7-4 : 시장에서 실패한 신라면 블랙 광고

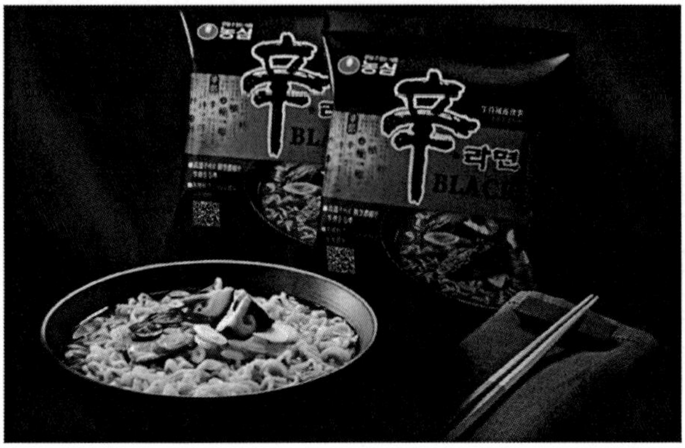

다. 제품의 3가지 차원과 제품/시장 매트릭스 분석

제품 혹은 서비스를 분석할 때 세 가지 차원이 있다. 핵심 제품(core product), 가시적 제품(tangible product), 확장된 제품(augmented product)이다. 이것을 의료관광 상품과 관련해서 생각해볼 수 있다. 핵심 제품(core product)은 의료관광 상품이 제공하는 핵심적인 가치, 경험 이런 것들이다. 예를 들면 의료관광이 경험이나 가치를 통해서 총체적인 휴식을 준다거나 자신의 미적 가치를 향상시킨다든지 하는 것이다. 의료관광을 통해서 소비자들이 얻고자 하는 체험 혹은 가치 이런 것들이 핵심 제품이다. 광고는 이런 가치나 체험에 집중해야한다. 가치사슬 이론에 따르면, 어떤 제품의 속성(attribute)이 있으며 그 속성이 소비자에게 편익(benefits)을 주고, 그 편익이 실질적으로 어떤 가치(value)를 주는가가 중요하다. 핵심 제품이 가치와 연결되었다는 점에서 이와 일맥상통한다.

가시적인 혹은 직접 만질 수 있는 제품(tangible product)은 의료관광 같은 경우 서비스 상품이기 때문에 언뜻 연결시키기가 쉽지 않다. 의료관광 상품에서 만질 수 있는 제품의 속성은 의료장비 같은 것들을 들 수 있다. 병원의 시설, 관련된 호텔의 침대시트 배게, 미니 바(mini bar) 등이 의료관광에서 만질 수 있는(tangible) 물질적인 제품이 될 수 있다.

확장된 제품(augmented product)은 핵심 제품에 부가적으로 추가된 서비스를 말한다. 외국인 환자가 한국병원으로 의료관광을 왔을 때, 전화응대가 얼마나 잘 되어 있는지, 러시아 코디네이터가 있어서 다국어 서비스가 있고, 전혀 불편함 없게 원스톱 서비스가 제공되는지, 치료를 받고나서 그 이후에 여러 보증(warranty) 같은 것이 잘 되는지 등등이다. 그래서 제품분석을 할 때 세 가지 카테고리를 가지고 어떤 부분에 속해 있는지를 분석해볼 수 있다.

제품시장 매트릭스 가지고도 시장을 분석할 수 있다. 제품과 시장의 결합관계를 가지고 4가지로 나눌 수 있다. 기존 제품(existing products), 기존 시장(existing market), 새로운 제품(new product), 새로운 시장(new market)이다. 즉, 기존의 제품 가지고 기존 시장에 진입할 것이냐. 혹은 새로운 시장을 공략할 것인가. 그리고 새로운 제품으로 기존 시장에 진입하느냐 혹은 새로운 시장을 개척하느냐에 따라서 4가지 제품-시장 메트릭스 전략이 나온다.

표 7-1 : 제품/시장 매트릭스 분석

	기존제품	신제품
기존시장	시장침투 전략 - 기존고객의 추가적인 구매와 사용유도 - 경쟁사 고객탈취 - 비사용자를 사용자로 전환	제품개발 전략 - 새로운 특성부가를 통해 제품조정 - 다른 품질 - 새로운 제품
신규시장	시장개발 전략 - 새로운 세분 시장 - 새로운 유통채널 - 새로운 지리적 영역	다양화 전략 - 조직의 성장 - 합병 - 인수

기존의 제품을 가지고 기존의 시장을 공략하는 것, 이것은 시장침투 전략(market penetration Strategy)이다. 기존제품을 가지고 기존의 시장을 공략하는 것이다. 이런 경우는 기존의 소비자들이 기존 제품을 더 많이 사게 하는 것이다. 덕용포장을 하거나 할인행사 등을 통해 사용량을 증가시킨다. 또는 경쟁사로부터 고객을 빼오는 전략을 쓰거나 비사용자들을 사용자로 전환시키는 것이다. 의료관광에 다소 도식화시켜 적용해본다면, 만약에 지금 성형수술 의료관광 상품이 있는데 기존의 시장이 중국의 20~30대 젊은 여성이라고 하자. 눈만 성형수술 할 것을 코까지 하게 하는 것, 인도나 싱가포르로 갈 중국의 젊은 여성을 우리나라로 끌어오는 것, 성형수술 할 필요가 없다고 생각하는 사람들을 성형수술 하게 만드는 것, 이것이 바로 의료관광에서 기존제품

을 가지고 기존시장을 공략하는 전략의 적용사례다.

그림 7-5 : 시장침투전략을 구사한 판촉세일 광고

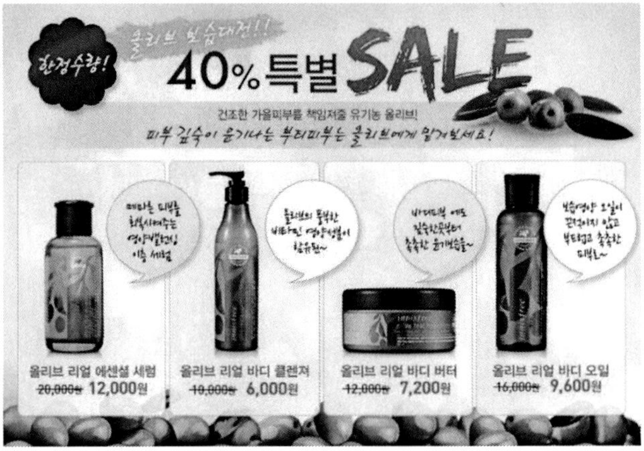

두 번째는 새로운 제품을 가지고 기존의 시장을 공략하는 재품개발 전략(product development strategy)이다. 기존의 중국 젊은 여성시장에 한방테라피라는 새로운 상품을 개발해서 공략한다면 이것이 제품개발 전략이라 할 수 있다. 여기에는 새로운 속성을 가미하여 제품을 다양화하는 방법도 있다. 기존의 중국 여성소비자에게 그냥 단순하게 성형수술만 하는 것이 아니라 한방테라피를 활용한 새로운 성형수술 상품을 제공하는 것이다. 상품의 질을 차별화시켜서 공략하는 것도 한 방법이다. 이를테면 피부 관리 의료관광 상품을 중저가의 대중적인 피부 관리 상품에서부터 1억 원짜리의 고가 상품까지 다양하게 차별화하여 제공하는 전략이다.

세 번째는 시장개발 전략(market development strategy)이다. 기존 제품을 가지고 새로운 시장을 개척하는 전략이다. 이를테면 기존 2~30대 젊은 여성을 주요 대상으로 했던 피부 관리 의료관광 상품을 가지고 4~50대 중장년층을 공략하는 전략이다. 이들은 나이가 들면서 눈도 쳐지고 주름도 늘어나니까 피부를 탱탱하게 하고 싶다는 욕구가 있을 수 있다. 이처럼 새로운 시장을 찾아내어 공략하는 것이다. 기존의 젊은 여성들이 아니라 중년 남성이라는 연령 및 인구통계적, 심리적 기준을 통해서 여러 가지 새로운 시장을 세분화하고 그중에서 시장매력도를 평가한다. 그리고 포지셔닝하는 것이다. 예를 들면 '젊음을 되찾아 드립니다. 탱탱한 피부 확인하세요' 이런 식으로 한다.

새로운 시장을 세분화하거나, 새로운 유통채널을 개발하거나, 새로운 지역을 개발하거나, 새로운 시장은 다른 것이 아니라 기존에 중국의 젊은 여성들을 대상으로 했던 성형관광 상품을 지역을 달리 해서 러시아 블라디보스토크 지역에 젊은 여성들을 타깃으로 한다.

마지막은 다양화 전략(diversification strategy)이다. 새 제품 가지고, 새로운 시장을 개척하는 것이다. 이런 경우는 조직자체가 성장을 해서 새롭게 회사를 분리하거나, 다른 회사와 합작해서 진행하는 조인트벤처를 설립하거나, 혹은 인수합병을 하는 전략이다.

2. 마케팅 커뮤니케이션 기획과 STP전략

가. 의료관광과 STP 전략

STP란 segmentation, targeting, positioning의 약자다. 마케팅 커뮤니케이션 기획을 할 때 처음에 상황분석하면서 이 전략을 많이 구사한다. 특히 의료관광 같은 경우에 STP전략이란 조직의 능력과 특정 표적 수용자의 잠재적 욕구 및 기대치를 어떻게 잘 접합시키느냐 하는 것이다.

그림 7-6 : STP 전략의 개요

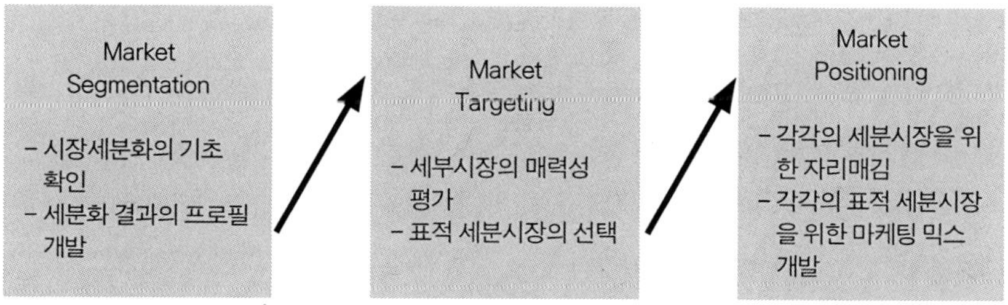

출처: McCabe(2009), p145

크게 보면 STP과정은 3가지로 나뉜다. 첫째는 시장세분화(market segmentation)과정으로, 시장세분화의 여러 가지 분류 기준을 통해 세분화하고, 세분화 결과의 프로필을 개발한다. 두 번째는 표적시장 선정(market targeting)으로, 세분시장의 매력성을 평가하고 표적 세분시장을 선택한다. 마지막은 포지셔닝(positioning) 과정으로, 표적 소비자의 마음속에 브랜드를 각인시키고 마케팅 믹스를 개발하는 것이다. 여기서 시장 조사 및 프로파일링 조사가 중요하다.

전체적인 마케팅 기획과 관련해서 보면 시장에 대해서 평가하고 조직에 대해서 평가한 후, 분석을 통해서 시장의 기회를 파악한다. 조직의 핵심 기술과 역량을 파악한 후에 전체시장을 세분화하고, 표적시장을 선정하고, 포지셔닝한다.

나. 시장세분화

STP전략의 첫 번째는 시장세분화다. 시장세분화 전략은 어떤 의미에서 마케팅이 제품지향에서 시장지향으로 변하는 방향과 일치한다. 마케팅은 초기에 대량생산 마케팅(mass production marketing)을 지향했었다. 그러다가 제품다양화 마케팅(product variety marketing)을 지향하고, 현재는 표적 마케팅(target marketing)으로 발전했다. 시장세분화의 기준은 크게 인구통계적 기준, 행동적 기준, 심리적 기준의 3가지로 나뉜다.

1) 인구통계적 세분화

인구통계적인 기준은 성, 성적 취향, 인종 및 문화적 배경, 소득이나 사회경제적 배경, 직업 등이다. 그밖에 제품 수명주기(product life cycle)처럼 가족의 수명주기(family life cycle)에 따라서도 시장을 세분화할 수 있다. 가족 수명주기에 따라 가처분 소득의 수준이 달라지고 소비행태도 달라지기 때문에 시장세분화의 중요한 기준이다. 지역적 인구통계정보(geodemography)라고 해서 인구통계적인 것과 지역이 합쳐진 기준도 있다. 인구통계적 기준은 앞에서 소비자는 누구인가를 분석할 때 살펴본 내용과 일치한다.

2) 행동 세분화

행동 세분화의 기준에도 여러 가지가 있다. 우선 추구하는 편익이 무엇이냐에 따라 시장을 세분화할 수 있다. 의료관광의 경우 추구하는 편익에 따라 편안한 휴식을 원하는 소비자, 자신의 아름다움을 고양시키기를 원하는 소비자, 진정한 체험을 추구하는 소비자 등으로 나눌 수 있다. 서비스 편익의 정의는 3가지 정도로 구분할 수 있다. 제품 편익, 그것을 가능하게 하는 제품의 속성, 마케팅 지원 서비스다. 이것은 앞에서 설명한 핵심 제품, 가시적 제품, 확장된 제품과 유사하다.

또 특정 서비스에 대한 태도나 지각, 가치, 신념도 행동 세분화의 기준이다. 한국으로 떠나는 의료관광에 대해서 얼마나 호의적인 태도를 갖고 있느냐, 어떻게 지각하고 있느냐, 어떤 가치를 중시하느냐, 미용성형 관광에 믿음을 갖고 있느냐에 따라 소비자 시장을 나눌 수 있다.

의사결정과정에서 그 사람이 어떤 역할을 하느냐가 있을 수도 있다. 앞에서 살펴본 것처럼 제안자, 영향력 행사자, 구매자, 이용자, 평가자 등 어떤 역할을 하느냐로 소비자 시장을 세분화할 수 있다. 브랜드 충성도를 따져서 브랜드 충성도가 강한 집단과 약한 집단으로 나눌 수 있다. 위험지각의 정도에 있어서 위험하다고 지각하지만 위험에 대해서 과감하게 받아들이는 사람들이 있고, 그렇지 않은 사람도 있다. 혁신의 채택도 마찬가지다. 선택의 기준이 뭐냐에 따라서 나눌 수 있다. 구매 유형과 이용 빈도에서 비사용자에서 중사용자(heavy user)까지 나눌 수 있다.

3) 심리적 세분화

심리적 세분화의 기준에는 여러 가지가 있다. 우선 성격 및 자아정체성에 따라 세분화할 수 있다. 특히 사람들이 성격이나 자기개념(self concept)을 형성함에 있어서 이제는 관광이나 여행이 자기를 표현하는 중요한 행위다. 따라서 성격이나 정체성 자기 개념은 세분화의 중요한 기준이다. 심리학에 여러 가지 성격유형이론이 있다. 예를 들어 자기지향적인 사람, 타인지향적인 사람, 전통지향적인 사람, 또는 내성적인 성격과 외향적인 성격 등이다. 이런 기준에 따라 소비자를 나눌 수 있다. 생활양식(Life Style)에 따라서도 나뉜다. 생활양식은 특히 AIO라고 해서 Activity(활동), Interest(관심분야), Opinion(견해)에 기초한 시장세분화를 많이 한다.

특히 많이 사용되는 틀이 VALS이다. Value and Life Style의 약자로, 추구하는 가치와 생활양식에 따라서 소비자를 나눈 것이다. 〈그림 7-7〉에서 보듯 8가지 유형으로 소비자를 나누는 것이다. 이것을 바탕으로 일본에서 개발한 분석틀이 Japan-VALS로 소비자를 약간 다르게 유형화했다.

그림 7-7 : VALS 및 Japan-VALS 체계도

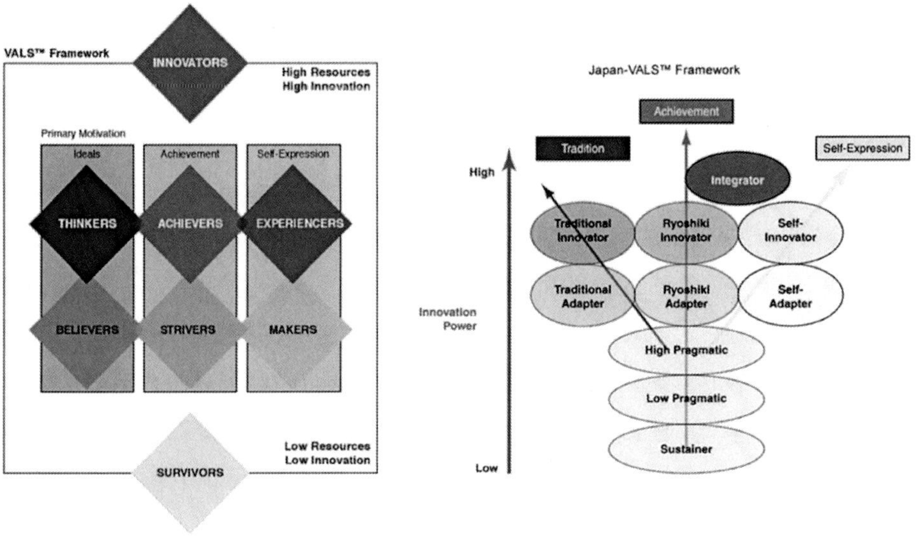

출처: http://www.strategicbusinessinsights.com

다. 표적시장의 선정

여러 기준에 의해 시장세분화를 했으면 표적시장 선정(targeting)을 한다. 이를 위해서 먼저 시장 매력도를 평가해야 한다. 즉, 시장이 너무 미성숙하지 않았는지, 또는 아직은 초기단계지만 충분하게 지속가능하게 장기적 수익을 보장하는 시장인지를 검토해야 한다. 그밖에 세분시장이 실제로 존재하는지, 측정가능한지, 충분히 큰지, 특정 시점에서 적절한지 등의 관점에서 각각의 세분시장을 평가한다.

의료관광도 마찬가지다. 방문목적이나 거주 지역, 동기 등의 기준에 의해 분명하게 구분이 되는지, 조사데이터에 의해 측정 가능한지, 투자 대비 이익이 조직의 재정적인 목표에 부합되는지, 조직 내에서 여러 가지 이해관계의 충돌가능성은 없는지, 사람들의 불평을 관리할 수 있는 수준인지, 그리고 그것이 조직의 목적에 긍정적 혹은 부정적으로 기여할 수 있는지를 생각해봐야 한다.

표적시장을 선정하는 방법에는 5가지가 있다. 상품/시장 전문화, 상품 전문화, 시장 전문화, 선택적 전문화, 완전 포괄적 전략이 있다. 이를 의료관광에 적용해서 설명해보자. 〈그림 7-8〉에서 보는 바와 같이 의료관광 상품에 성형미용 서비스, 한방 서비스, 숲치료 관광 상품이 있다고 하자. 세분시장도 2~30대 여성시장, 4~50대 남성시장, 60

대 이상 은퇴자 시장이 있다고 하자.

상품 전문화 전략은 성형/미용 상품처럼 특정한 상품만으로 전문화하여 2~30대 여성시장, 4~50대 VIP시장, 60대 은퇴자 시장 등 여러 의료관광 시장을 공략하는 것이다. 시장 전문화 전략은 4~50대 VIP 남성시장 등 특정시장만을 전문화하여 성형, 한방, 숲치료 등 여러 가지 상품으로 공략하는 것이다. 상품/시장 전문화 전략은 상품과 시장을 각각 전문화하는 것이다. 예를 들어 성형/미용 상품만으로 전문화하여 2~30대 여성시장만을 집중적으로 공략하는 전략이다. 선택적 전문화 전략은 다양한 상품으로 다양한 세분시장을 공략하는 것이다. 예를 들어 성형/미용 상품은 2~30대 여성시장으로 전문화하고, 60대 이상 은퇴자 시장은 숲치료 관광 상품으로 집중 공략하는 전략이다. 완전 포괄적 전략은 여러 가지 상품을 구비하여 전체 시장을 두루뭉술하게 공략하는 전략이다.

그림 7-8 : 의료관광 서비스/시장의 표적시장 선정전략 예시

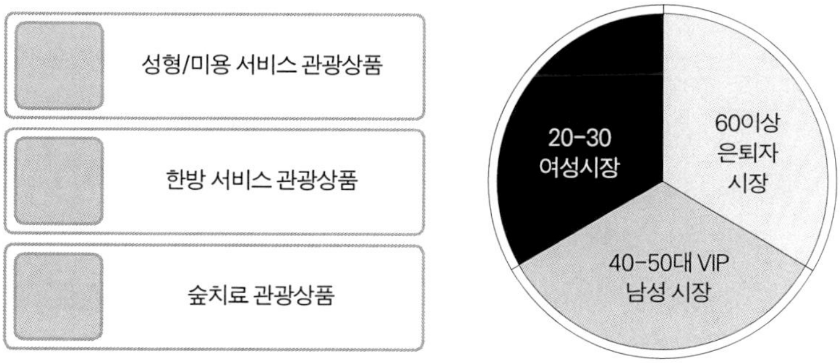

라. 시장 포지셔닝

1) 포지셔닝의 의미

STP 전략의 마지막 단계는 포지셔닝(positioning)이다. 포지셔닝은 광고 마케팅에서 가장 많이 사용되는 용어이기도 하다. 이는 소비자들의 마음속에 사다리를 만들어서 사다리의 맨 위에 자리매김하게 하는 것이다. 1970년대 처음 제출된 포지셔닝 이론은 획기적인 발상의 전환이라고 할 수 있다. 실체(reality)와 지각(perception)의 차이는 매우 오래된 주제다. 전통적으로는 실체가 중요하다고 생각한다. 지각은 실체를 단지 반영하는 것이라 생각한다. 하지만 포지셔닝 이론에서는 실체보다 지각이 더 중요하다고 주장한다. 지각이 다르면 실체도 달라지는 것이나 마찬가지다.

리스와 트라우트(Ries & Trout, 2000/2002)가 쓴 『포지셔닝』이란 책의 원래 부제는 당신의 마음을 위한 전투(The battle for your mind)다. 상대방의 마음에 자리매김하기 위한 전투다. 이것은 소비자를 대상으로 한 마케팅은 물론 직장 내 인간관계, 남녀 간의 연애에도 적용이 되는 것이다. 직장에서 혹은 연애할 때 내가 어디에 포지셔닝되어 있는가, 강력한 라이벌이 누구인가를 알아야 한다. 우리말의 자리매김이라는 말이 포지셔닝의 개념에 딱 맞는다. 소비자들의 마음속에 브랜드를 자리매김하는 것이다. 의료관광이라면 의료관광 서비스의 이미지를 표적 소비자의 가치 및 욕구에 관련시켜 마케팅 커뮤니케이션 전략을 구사해야한다.

그림 7-9 : 지각과 실체의 차이를 보여주는 롤링스톤 잡지 광고

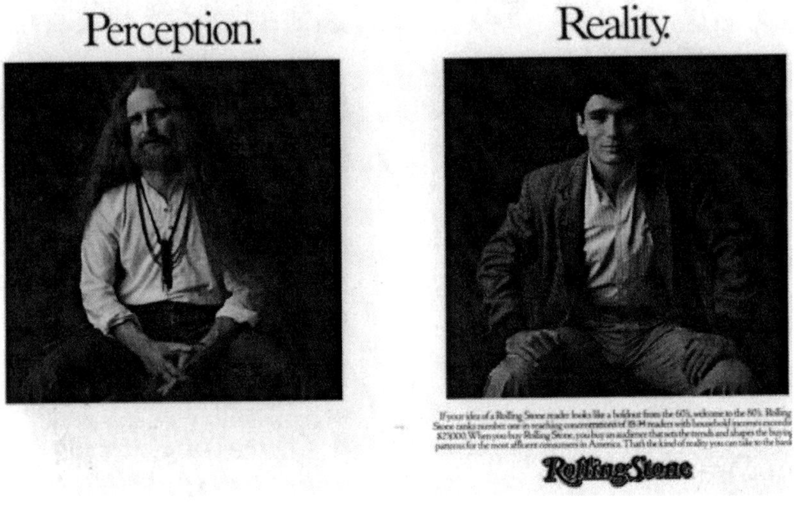

내외적 커뮤니케이션 전략에 의해서 기업이 자리매김한 위치가 이들 메시지 수용자의 마음속에 자리 잡고 있는 서비스 브랜드와 조응하는 것이 중요하다. 소비자의 마음속에 얼토당토 하지 않는 곳에 자리매김하면 안 된다. 수용자의 마음속에 자리 잡고 있는 서비스 브랜드의 이미지와 맞아야 한다.

2) 포지셔닝 절차와 접근법

포지셔닝의 절차는 처음에 자신의 위치를 분석하는데서 출발한다. 상대방에 비해서 어떠한 경쟁적 우위점이 있는지 파악한다. 보통 지각도(perceptual map)를 통해서 자사와 경쟁자의 현재 위치와 이상적인 위치를 파악한다. 예를 들어 경쟁병원, 경쟁하는 나라들이 어떻게 되어 있는지 봐야 한다. 그래서 적절한 경쟁 우위를 선택하여 포지셔닝 전략을 수립한다. 상품/서비스를 차별화 하거나, 이미지를 차별화 하거나, 고객을 차별화 하여 틈새시장(niche market)을 노려볼 수 있다.

포지셔닝을 분석했으면 적절한 경쟁 우위를 선택하기 위한 전략을 수립한다. 또 그것을 전달하기 위해서 여러 가지 커뮤니케이션을 실행하고, 소비자들이 공감대를 형성할 수 있도록 한다. 그리고 자사의 포지션을 주기적으로 검사해야 한다. 자신들이 그렇게 포지셔닝이 되어 있는지, 경쟁사 전략에 대한 변화와 계속 어떻게 변화되고 있는가를 검토한다.

포지셔닝할 때 유용한 분석틀이 지각도다. 잠재고객의 마음속에 인식하고 있는 자사 및 경쟁사의 위치를 2~3개의 기준 지표를 통해서 표시하는 것이다. 조사를 통해서 소비자들이 중요하게 생각하는 기준치가 무었인지를 알 수 있다. 의료관광 같은 경우 의료비와 의료기술의 수준이 중요하다. 패션 제품이면 패션의 기능성, 디자인, 가격 등이 있을 수 있다. 자동차의 경우에는 안전성, 연비, 경제성이 있다. 보통 2개 정도의 차원에서 제품의 지각 공간을 형성한다.

틈새시장이라는 것이 바로 그것이다. 지각도에서 경쟁사들이 한 곳에 모여 있으면 남들이 없는 틈새시장을 공략할 수 있다. 소비자 조사를 통해서 공간상에 표시한다. 이런 지각도를 통해서 자사와 경쟁사와의 경쟁관계를 파악할 수 있고, 잠재고객이 중요하게 생각하는 속성을 확인할 수 있다. 의료비와 의료기술 수준에서 의료비가 아니라 접근성이 될 수도 있다. 그리고 이상적인 지점을 찾아서 마케팅 노력을 경주할 수 있다.

포지셔닝의 접근방식에는 8가지 방법이 있다(손영석 나운봉, 2006). 즉, 가장 일반적인 방법은 '튼튼한 볼보자동차'처럼 제품속성을 통해 자리매김하는 접근법이며, 중저가나 명품 등 가격으로 자리매김하는 방법, 아파트 광고에서 흔히 보는 것처럼 제품사용자를 통해 접근하는 방법, '물먹는 하마'처럼 용도나 활용에 의한 접근법이 있다. 또 '침대는 가구가 아닙니다'라고 강조한 에이스 침대처럼 제품범주를 통한 접근법, 술 먹기 전에 먹는 컨디션처럼 사용상황을 통한 접근법, 말보로 담배광고의 카우보이처럼 문화상징을 통한 접근법, 경쟁사와 비교하면서 No 2 캠페인을 펼친 에이비스의 경쟁자 접근법 등이 있다.

그림 7-10 : NO 2 포지셔닝 전략을 구사한 에이비스 렌트카 광고

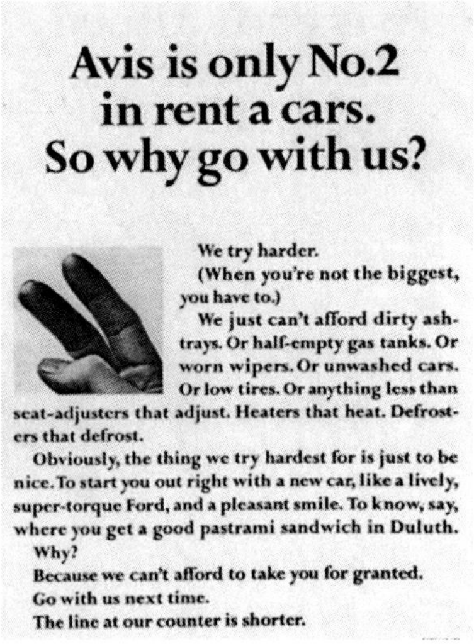

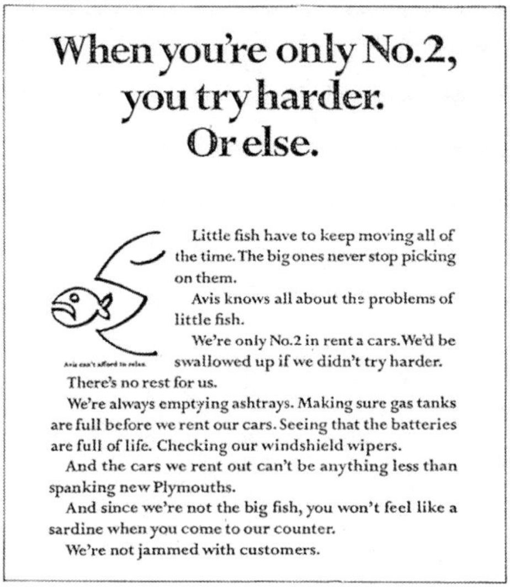

관광 같은 경우는 서비스이다 보니까 막연한 것 같지만 물리적인 특성에 의해서 포지셔닝 전략을 구사한다. 예를 들어 로마나 경주의 문화유적, 사파리의 야생동물, 하와이의 아름다운 열대풍경, 그리고 사회문화적인 여러 가지 이벤트 등이 있다.

의료관광도 앞에서 설명한 여러 가지 접근법에 의해 포지셔닝할 수 있다. 즉, 의료서비스의 품질, 의료서비스 받는 이용자, 가격, 성형의료 건강검진 등 의료관광 상품의 여러 범주, 의료서비스가 필요한 상황, 한국전통 의학의 문화상징, 태국 등 경쟁자와 대비하는 방법 등을 통해 포지셔닝할 수 있다.

좀 더 구체적으로 설명하면 우선 의료기술 수준에 따라 포지셔닝 할 수 있다. 예를 들어 불임 수술에 세계적인 권위자가 있다거나 척추 수술 분야에서 뛰어난 기술을 보유하고 있다고 할 수 있다. 그리고 서비스의 수준에 따라서 포지셔닝을 할 수 있다. 보통 의료관광에서 많이 중요하게 생각하는 것이 다국어 서비스다. 외국 사람들이 왔을 때 신속하게 코디네이터가 옆에서 언어적인 문제가 없도록 하는 것이다. 그래서 병원의 홍보물을 보면 여러 언어별로 코디네이터가 있다는 점을 강조한다.

병원의 포지셔닝에서는 지리적 근접성 및 접근가능성도 중요한 강조점이다. 극동러시아 지역이 한국과 가깝다는 점을 강조하거나, 공항에서 병원까지 불과 몇 분 안 걸린다는 점을 부각시키는 방법이다. 사후보증 제도를 통해서도 포지셔닝을 할 수 있다. 예를 들어 현대자동차는 미국에서 '10년 보증'(ten-year warranty)을 대대적으로 광고하여, 미국소비자 사이에서 보증기간이 긴 자동차로 각인시켰다. 의료서비스는 지각된 위험이 크기 때문에 보증은 효과적인 포지셔닝 요소가 될 수 있다. 그리고 인증 및 증언도 많이 활용한다. 앞에서 살펴본 것처럼 국제적으로 병원인증 기관이 꽤 있다. JCI(Joint Commission International), TIAS(Trent International Accreditation Scheme), SOFIHA(The Society for International Healthcare Accreditation), HCTI(Health Care Tourism International) 등이다. 의료관광에서 국제적 인증을 받은 병원으로 포지셔닝하는 것은 강력한 경쟁우위점이 될 수 있다.

7-11 : 10년 보증을 내세운 미국의 현대자동차 광고

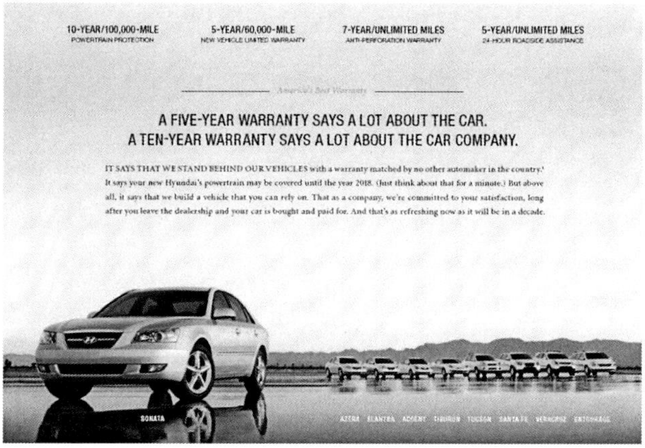

마. STP 전략의 종류와 쟁점

1) STP 전략의 종류

시장을 세분화하고 표적시장을 선정하고 그 시장의 소비자 마음속에 브랜드를 자리매김하는 STP전략은 3가지 종류가 있다. 단일적 세분화(Single segmentation), 선택적 세분화(Selective segmentation), 배타적 세분화(Exclusive segmentation)다

(McCabe, 2009).

단일적 세분화(Single segmentation) 전략은 집중 마케팅과 관련된다. 이 전략은 세분화를 한 후 어느 것을 하나 선택해서 집중적으로 마케팅하는 것이다. 예를 들어 여행이나 관광 쪽에서는 50대 이상의 시장을 집중적으로 공략하거나, 아니면 나홀로 배낭족들을 집중적으로 공략할 수 있다. 만약에 나홀로 여행족 시장을 집중적으로 공략하려면 그 시장의 인구, 매력도, 우리 회사의 포지셔닝이 어떻게 되어 있고, 어떻게 포지셔닝을 시켜야 하는지를 알아야 한다.

선택적 세분화(Selective segmentation) 전략은 차별화 마케팅과 관련된다. 다양한 집단을 다양한 제품으로 공략하는 것이다. 예를 들면 페이지 앤드 모이(Page and Moy)라는 영국의 여행사는 다양한 관광 상품을 제시한다. 화려한 크루즈 여행부터 이른바 '땡처리' 수준으로 싸게 하는 상품, 오지체험 상품까지 다양하다. 상품을 다양하게 해서 그것에 맞는 타깃을 공략하는 차별화 마케팅을 한다.

배타적 세분화(Exclusive segmentation) 전략은 비차별화 마케팅과 관련된다. 비차별화 마케팅은 동일한 마케팅 전략으로 거의 모든 집단을 공략하는 것이다. 예를 들어 영국의 여행사 퍼스트 초이스(First Choice)는 거의 모든 마케팅 전략을 동일하게 해서 집단을 공략한다.

그림 7-12 : 배타적 세분화 전략을 구사하는 영국 여행사 퍼스트 초이스의 홈페이지

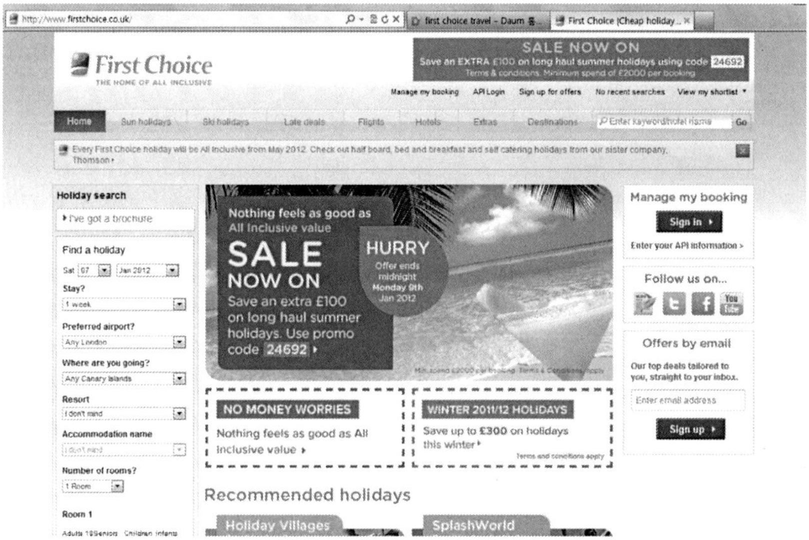

표적마케팅의 비의도적 효과

성적 정체성이나 인종적 정체성에 근거하여 시장을 세분화한 후 소수인종이나 동성애 소비자를 겨냥하는 게이 마케팅(gay marketing)이나 인종적 마케팅(ethnic marketing)은 표적 마케팅의 대표적인 전략이라 할 수 있다. 표적 마케팅은 표적시장(target market)의 소비자에게는 설득효과가 있지만, 비표적 시장(non-target market)의 소비자에게는 의도하지 않는 영향을 미칠 수 있다.

동성애 광고에 대한 이성애 소비자의 반응을 검증한 실험연구(Bhat, Leigh & Wardlow, 1998)에 의하면, 동성애를 표현한 광고에 대한 이성애 소비자의 정서적 반응과 태도는 그들이 평소 동성애에 대해서 어떤 태도를 가지느냐에 따라 다른 것으로 나타났다. 즉, 평소 동성애에 대해서 거부감을 가지고 있는 이성애 소비자는 동성애 광고에 대해서 거부감을 나타내고, 반대로 동성애에 대해서 평소 관용적인 태도를 가지고 있는 이성애 소비자는 동성애 광고에 대한 거부감이 많지 않은 것으로 드러났다.

인종적 마케팅 혹은 다문화 광고에서도 유사한 연구결과가 보고되었다. 프랑스의 다문화 광고에 대한 효과를 검증한 실험연구(Johnson & Grier, 2011)에 의하면, 광고에서 다문화적 단서(아프리카 흑인모델 및 민속복장 등)를 활용한 광고에 대해서 표적 소비자인 아프리카인종 소비자는 호의적인 반응을 보였다. 그러나 표적 수용자가 아닌 유럽인종 소비자는 그러한 광고를 잘 해독하지 못했고 거부감을 나타내는 것으로 드러났다.

그림 7-13 : 표적 마케팅은 비표적 집단의 반발을 야기할 수 있다.
사진은 동성애자 소비자를 겨냥한 게이마케팅 광고

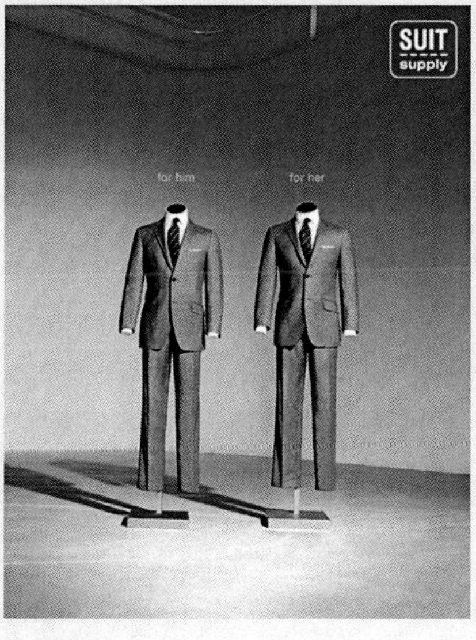

2) STP 전략의 중요성 및 쟁점

STP 전략은 오늘날 불가피하다. 예산상으로나 인력상으로 모든 소비자 시장을 공략하기가 어렵기 때문이다. STP 전략을 구사할 때 조직에서 고려해야 할 몇 가지 사항이 있다. 즉, 마케팅 커뮤니케이션이 얼마나 효과적인가, 사람들이 어떻게 반응하는가, 어떤 매체가 효과적인가, 마케팅 비용의 ROI(Return On Investment)는 무엇인가를 고려해야 한다. 특히 의료관광 STP의 경우, 다양한 소비자 집단을 하나의 관광 목적지에 불러들일 수 있는 능력이 관건이다. 소비자를 시장 세분화의 기준에 의해 여러 가지로 분류를 했으면, 그 표적 시장의 소비자들을 어느 정도까지 끌어 모을 수 있는지가 관건이다.

STP 전략이 어떤 특정한 타깃을 집중적으로 공략할 때 몇 가지 쟁점이 있다. STP전략은 시장세분화를 할 때 소비자를 인구통계나 심리 혹은 행동적 기준에 의거하여 세분화된 집단으로 분류한다. 이때 소비자를 너무 집단의 일원으로만 파악하는 경향이 있다. 소비자는 집단의 일원이면서 독특한 개인이다. 소비자 개개인의 특성이 간과되기 쉽다.

또 사회적 쟁점이 있다. 단일 표적시장을 집중적으로 공략하는 표적 마케팅을 시행할 때 비표적 소비자로부터 의도하지 않은 반응에 직면할 수 있다. 특정 표적 수용자만을 겨냥한다고 해서 그들만이 메시지를 본다는 보장이 없다. 표적 수용자 외의 소비자들도 표적 수용자를 겨냥한 마케팅 커뮤니케이션 메시지에 노출될 수 있다. 그런 경우 반발을 살 수 있다. 예를 들어 동성애 소비자를 표적 수용자로 하는 게이 마케팅(gay marketing)에 대해서 평소 동성애에 거부감을 느끼는 보수적인 이성애 소비자가 반발한다는 연구결과가 있다. 이것은 소수인종을 겨냥한 인종적 마케팅(ethnic marketing) 혹은 다문화 마케팅(multicultural marketing)에도 해당된다.

STP전략의 이러한 비의도적 효과 및 사회적 쟁점은 의료관광에서도 발생할 수 있다. 중국의 젊은 여성 소비자를 표적 소비자 삼아 성형관광 상품을 집중적으로 홍보할 때, 비표적 시장의 소비자가 이에 거부감을 느낄 수 있다. 전통적으로 의술은 인술이라고 해서 상품으로 접근하는 것 자체에 대해서 거부감을 가지고 있는 사람이 있을 수 있고, 혹은 성형 자체에 거부감을 가지는 사람들도 있기 때문이다. 또 의료관광이 활성화되면 그 병원들이 외국의 돈 많은 환자만을 우선적으로 생각하기 때문에 자국의 돈 없는 사람들을 소홀히 하는 부작용이 나타날 수 있다.

강원도의 녹색 의료관광

숲에서 휴식을 취하면서 전문 의료서비스를 받을 수 있는 국내최초의 '산림치유형 통합의학 웰니스센터'가 강원도 둔내 자연휴양림에 문을 열었다.

강원도는 광역경제권 선도산업으로 추진하는 의료관광 프로젝트 중 녹색 의료관광 사업을 추진해왔다. 2011년 8월25일 둔내 숲체원 내에 포레스트힐링센터를 개소한데 이어 이번에 둔내 자연휴양림 내 산림치유형 의료관광 상품을 선보였다.

웰니스센터는 이용자가 산림휴양과 의료서비스를 동시에 받을 수 있는 국내 최초의 시설이다. 센터 내에는 의료진이 상주하는 진료실, 상담실, 운동실, 쑥뜸 베드방, 풍욕장, 족욕장, 원격화상시스템이 있어 전문적인 의료서비스를 받을 수 있다. 또 휴양림 내에 조성된 환자 맞춤형 트래킹코스 등을 이용한 산림치유 프로그램을 체험할 수 있으며, 지역에서 자연농업으로 재배한 제철 식재료를 이용한 건강 식단을 제공받게 된다. 그밖에도 명상-이완요법, 자세교정, 운동요법 등을 서비스 받을 수 있다.

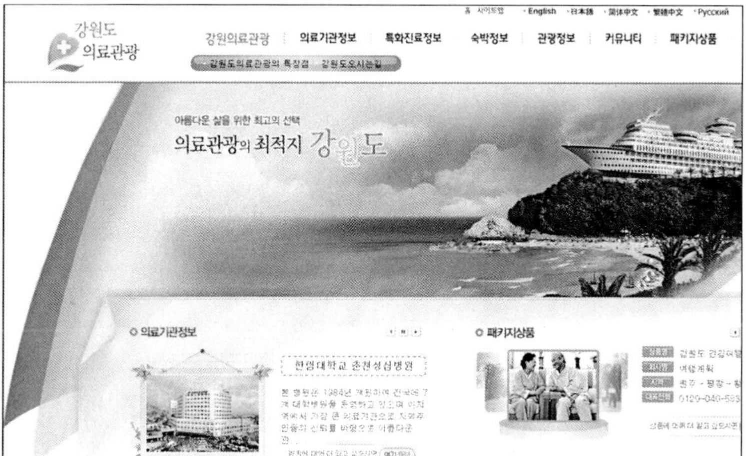

출처 : 조민지, '강원도, 국내 최초 산림치유형 통합의학 웰니스센타 개설', 뉴스쉐어, 2011. 10. 26 요약

8
목표설정과 브랜드자산 관리

목표설정과 브랜드자산 관리

8장

앞 장에서 의료관광 마케팅커뮤니케이션 기획의 출발점이라 할 수 있는 상황분석과 STP전략에 대해서 살펴보았다. 지금 어디에 있는가에 대한 상황분석을 했으면 어디로 가야 하는가 하는 목표를 설정해야 한다. 그런데 이제는 마케팅 커뮤니케이션의 목표가 단순히 매출이나 인지도 향상 차원이 아니라 전반적인 브랜드 자산의 관리라는 관점이 대두되고 있다. 따라서 이 장에서는 마케팅 커뮤니케이션에서 목표설정의 의미와 중요성에 대해서 짚어본 후, 마케팅 커뮤니케이션의 목표로써 특히 DAGMAR와 브랜드 자산의 관리에 대해서 집중적으로 살펴본다.

1. 마케팅 커뮤니케이션 기획과 목표설정

일반적으로 기획은 3가지 질문에 대한 답으로 구성된다. 지금 어디에 있는가, 어디로 갈 것인가, 어떻게 갈 것인가? 마케팅 커뮤니케이션 기획도 마찬가지다. 지금 어디에 있는가를 파악하려는 노력이 상황분석이다. 소비자 행동에 대한 이해나 STP전략 등이 지금 어디에 있는가를 파악하려는 노력이다. 지금 어디에 있는가에 대한 상황분석을 했으면 '어디로 가야 하는가'하는 목표를 설정해야 한다. 그리고 어떻게 갈 것인가에 대한 전략을 수립해서 집행해야 한다. 최적의 시간에 최적의 소비자에게 최적의 내용을 이야기하기 위해서는 특히 메시지 전략과 매체 전략을 잘 구사해야 한다. 따라서 이러한 일련의 마케팅 커뮤니케이션 기획과정은 조직의 마케팅 커뮤니케이션 전략을 수행하는 과정과 연관된 개발 및 관리 과정이다.

가. 마케팅 커뮤니케이션의 맥락과 목표설정의 중요성

마케팅 커뮤니케이션의 기획과정에서는 조사가 중요하다. 의료관광이라면 의료관광 상품에 대한 고객의 지각, 이미지, 브랜드 태도를 조사해서 파악해야 한다. 의료관광 목적지가 대중매체에서 어떻게 그려지고 있는가도 파악해야 한다. 이러한 전반적인 마케팅 커뮤니케이션의 맥락을 조사 분석해서 이해하고 있어야 한다. 이를 통해 내적인 핵심역량과 외적인 환경을 분석한다. 내적인 핵심역량의 분석을 통해 강점(strength)과 약점(weakness)을 파악하고, 외적 환경의 분석을 통해 기회(opportunity)요인과 위협(threat)요인을 포착한다. 이것을 요약한 것이 SWOT 분석이다.

이런 분석을 바탕으로 목표를 설정해야 한다. 목표를 정확하게 설정해야 목표대로 가고 있는지 점검할 수 있고 과정을 관리할 수 있다. 그래야 목표에 의한 관리 즉, MBO(management by object)가 이루어질 수 있다. 마케팅 커뮤니케이션에서 고려하는 목표에는 경영 목표, 마케팅 목표, 커뮤니케이션 목표가 있다. 회사 전체의 경영 목표가 제시되면 그에 따라 마케팅 목표를 설정하고 커뮤니케이션 목표를 설정한 후, 그 하위의 광고나 홍보 판촉활동의 목표를 단계적으로 설정한다. 이러한 목표들은 서로 일맥상통해야 한다.

목표는 행동의 결과이고, 성취하기를 기대하는 모든 것이고, 효과의 기준이다. 영어에서 목표 혹은 목적과 관련된 용어로 objective와 goal이 있다. objective는 장기적이고 일반적인 것이고, goal은 단기적이고 구체적인 것이다. 목표는 문제해결의 방향을 제시하고 기회요인을 파악할 수 있도록 한다. 목표가 명확해야 어떤 것이 기회요인인지 알 수 있다. 또 책임소재를 명확하게 하고, 평가의 기준을 제공하고, 의사결정에 기여한다.

커뮤니케이션의 과업이나 목표들은 행동언어로 표현하는 것이 좋다. 어떤 브랜드에 대해서 몇 퍼센트가 이해한다, 구매 의도를 갖는다, 호의적 태도를 형성한다 등으로 목표를 세운다. 목표설정은 단위 부서에 기초해야 하며 최종적으로 산출물(outcome)이 무엇인지 명확하게 기술해야 한다. 목표에는 당연히 제한된 시간이 있다. 언제까지에 대한 규정 없이 막연하게 진행하는 것은 제대로 된 목표라고 할 수 없다.

목표는 측정 가능성이 있어야 하고, 구체성이 있어야 하고, 현실성 및 도달가능성이

그림 8-1 : 새로운 카드서비스의 고지 및 이해가 목표인 현대카드 광고

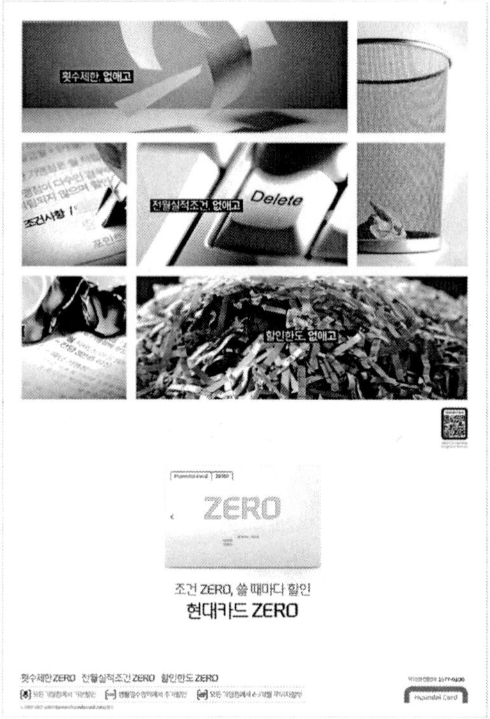

있어야 한다. 전략의 방향과 목적을 명확하게 제공하는 것이 좋고, 장기적인 것들 중에서 무엇이 우선순위인지를 설정해주는 것이 좋은 목표다. 그 다음에 마케팅 예산의 통제 및 책임성을 고양시킬 수 있는 목표가 좋은 목표다.

나쁜 목표는 애매모호한 목표다. 고객의 가치 및 지향점과 단절이 되는 것도 좋지 않은 목표다. 원론적인 이야기지만 마케팅 커뮤니케이션은 고객이 높이 평가하는 가치 및 지향점과 연결이 되어야 한다. 그리고 조직이 고객에게 어떻게 지각되는가에 대한 인식이 부족한 상태에서 설정된 목표도 나쁜 목표다. 실제로 자신들의 이미지가 어떻게 설정되어 있는지 모르는 상태에서 설정된 것은 잘못된 목표설정이다. 그리고 현재 및 미래의 외부적 마케팅 환경을 인식하는 것에 실패하는 것 이런 것들이 나쁜 목표다.(Parente, et al., 1996/2003)

IMC에서 목표는 단순한 시장점유율 혹은 매출증대 이상을 뜻하기도 하고 조금 더 제한적으로 얘기를 할 수 있다. 그래서 IMC의 경우는 기업, 마케팅, 그 밑의 커뮤니케이션 목표들이 연관되어서 혹은 3자들이 조합이 돼서 목표를 설정해야 한다.

나. DAGMAR에 의한 목표설정법

마케팅 커뮤니케이션, 그중에서도 특히 광고의 목표를 논할 때 많이 얘기되는 것이 DAGMAR이다. Defining Advertising Goals for Measured Advertising Results

의 약자로, '측정된 광고 결과를 위한 광고 목표의 정의'라는 뜻이다. 콜리(Colley, 1995/1998)가 저술한 책의 제목이기도 하다. 이러한 접근법에 따르면 광고목표를 매출로 잡는 것은 문제가 있다. 매출의 원인에는 여러 가지가 있기 때문이다. 마케팅 4Ps를 감안하더라도 상품 자체의 품질, 가격, 유통, 그리고 촉진 내에서도 입소문이나 인적 판매 등 여러 원인에 의해 매출은 영향을 받는다. 또 광고를 집행하고 나서 직접적인 매출로 이어지기까지 그 효과가 바로 나타나는 것이 아니라 장기간에 걸쳐서 나중에 나타날 수 있다. 따라서 올해의 매출이 이번 광고캠페인의 효과인지 아니면 작년도 캠페인 효과의 이월효과인지 구분하기 어려울 때가 있다.

DAGMAR 접근법에서는 광고목표를 매출이 아니라 기억이나 이해 태도와 같은 커뮤니케이션으로 한정한다. 즉, 브랜드에 대한 소비자의 재인(recognition)과 회상(recall)을 강화시키거나, 이해도를 높이거나, 호의도를 높이거나, 태도를 변화시키는 등의 커뮤니케이션 목표를 설정한다. 다그마 접근법에 따르면 목표는 측정 가능해야 한다. 측정 가능하기 위해서는 기준점(benchmark)이 정확하게 설정되어 있어야 한다. 처음에 시작할 때 인지도나 호의도가 정확하게 얼마인지 알아야 달성하고자 하는 목표를 설정할 수 있다. 처음부터 막연하게 하면 안 된다. 또 다그마 접근법에 따르면 광고목표는 특정 표적 수용자를 대상으로 특정기간 동안 달성하여야 할 특정의 커뮤니케이션 과업이다. 광고목표를 계량화가 가능한 수치로 정한다면 광고효과의 계량화도 가능하다. 여기서 광고목표를 설정하고 전략을 실행할 때 체크리스트를 강조한다.

표 8-1 : DAGMAR의 체크리스트

1. 광고는 판매를 완결시키는 데 어느 정도 역점을 두고 있는가?
2. 광고는 잠재 고객을 단계별로 촉진해 잠정적인 판매를 이룩하는데 역점을 두고 있는가?
3. 광고는 장기적으로 소비자 애호도를 향상시키는 데 역점을 두고 있는가?
4. 광고는 구체적으로 판매를 증가시키는 데 어떻게 기여할 수 있는가?
5. 광고는 구매까지 연결되도록 어떤 구체적인 방법을 추구하는가?
6. 판매원을 위한 지원 광고의 '지원효익'은 어느 정도인가?
7. 고객만족과 구매를 실현하는 데 광고의 역할은 정보 전달인가?
8. 광고는 기업에 대한 신뢰도와 호감을 조성하는 데 어느 정도 역점을 두고 있나?
9. 기업은 광고를 통해 구체적으로 어떠한 이미지를 추구하는가?

〈표 8-1〉은 다그마에서 제시한 9가지 체크리스트다. 이 체크리스트 항목은 다시 하위의 세부적인 체크리스트가 있다. 이러한 지나친 체크리스트적 접근이 광고 창의성을 저해한다는 비판도 있다. 또 광고목표를 커뮤니케이션에 한정함으로써 애매하기 쉬운 광고관리 업무를 명확하게 해준다는 장점은 있으나, 광고목표에서 판매의 요소를 분리했다는 것이 문제점으로 다시 지적된다. 광고의 궁극적인 목표는 판매이기 때문에 매출을 배제하기는 곤란하기 때문이다.

2. 목표설정과 브랜드 자산 관리

가. 브랜드 자산의 개념적 모형

앞에서 살펴본 바와 같이 마케팅 커뮤니케이션에서 목표에 대한 논의는 크게 두 가지로 나뉜다. 하나는 매출증대와 같이 행동 혹은 시장중심으로 접근하는 방식이다. 또 하나는 인지도나 호의도 태도 이해 등과 같은 커뮤니케이션 중심으로 접근하는 방식이다. 그러다가 브랜딩 전략이 부각되면서 광고의 목표에 있어서 핵심은 브랜드 관리라는 관점이 제기되었다. 단순히 매출증대나 호의도 제고보다는 장기적이고 전체적인 측면에서 브랜드 자산을 구축하는 것이 광고관리의 목표라는 주장이다.

브랜드 자산에는 두 가지 접근방법이 있다. 재무적 관점에서 접근하는 방법과 심리학적으로 접근하는 방법이다. 재무적 접근법에 따르면 브랜드 자산은 회계상의 무형자산으로 평가하는 것이다. 이것은 특히 기업 간의 인수합병에서 잘 나타난다. 어떤 기업을 인수할 때 그 기업의 브랜드를 자산 가치로 산정하는 것이다. 예를 들어 그 공장의 생산라인 직원들, 건물, 사무실을 인수할 때 다 합해서 백억인데, 그 브랜드 자산이 가치가 있다면 거기에 10억 정도 더 얹어서 계산한다는 것이다. 그 브랜드의 명성이나 이미지를 자산으로 인정해주는 것이다. 이것은 일상에서 가게를 매매할 때 권리금을 더 얹어 주는 것과 같은 이치다.

브랜드의 재무적 가치는 실제로 조사기관을 통해 요즘 많이 드러난다. 이를테면 영국 시장조사기관 밀워드 브라운 옵티모(MBO)는 세계 주요 기업의 브랜드 가치를 산정한 보고서를 매년 발표한다.

광고 마케팅이나 소비자 행동론 분야에서는 브랜드 자산을 주로 심리학적으로 접근한다. 이는 조사 등을 통해서 브랜드에 대한 소비자의 인지도나 호의도 등을 평가하여 측정하는 것이다. 한국산업의 브랜드파워를 조사하는 K-BPI(Korea Brand Power

세계 100대 브랜드

영국 시장조사기관 MBO의 '2011 브랜드 100대 기업' 보고서에 따르면, 애플이 1533억 달러(약 164조7822억 원)의 브랜드 자산 가치를 가진 것으로 평가되었다. 그래서 지난 4년간 1위를 지켜온 구글을 누르고 세계 최고의 브랜드로 등극했다.

한편 페이스북은 지난 1년 동안 브랜드 가치가 가장 많이 상승한 기업으로 기록됐으며(246%), 중국 검색엔진 바이두(141%)와 웰스 파고(97%), 버버리(86%) 등이 뒤를 이었다. 이 외에도 나이키(패션), 버드와이저(맥주), 맥도날드(패스트푸드), 중국공상은행(금융), 루이뷔통(명품), 질레트(생활용품), AT&T(통신서비스)가 부문별 1위를 차지했다.

삼성의 브랜드 가치는 약 122억 달러(약 13조1138억 원)로 세계 67위 수준인 것으로 나타났다. 이 같은 삼성의 브랜드 가치는 전년보다 약 7% 늘어난 규모로 순위도 그 이전 년도보다 1단계 상승했다.

그림 8-2 : 영국 시장조사기관 MBO의 2011 브랜드 100대 기업 중 일부

#	Brand	Brand Value 2011 ($M)	% Brand Value Change 2011 vs. 2010
1		153,285	84%
2	Google	111,498	-2%
3	IBM	100,849	17%
4		81,016	23%
5	Microsoft	78,243	2%
6	Coca-Cola	73,752	8%
7	at&t	69,916	N/A
8	Marlboro	67,522	18%
9	中国移动通信 CHINA MOBILE	57,326	9%
10		50,318	12%
11	ICBC (Asia)	44,440	1%
12	vodafone	43,647	-2%
13	verizon	42,828	N/A
14	amazon.com	37,628	37%
15	Walmart	37,277	-5%

Index)가 이런 접근법을 보여준다. K-BPI는 브랜드 인지도와 충성도로 구성되는데 주로 소비자를 대상으로 한 조사를 바탕으로 측정한다. K-BPI 조사 결과를 통해 각 기업은 시장에서 자사 브랜드의 상대적 경쟁력을 파악할 수 있다. 또 유사 카테고리의 브랜드 비교 지수를 분석할 수 있다. 따라서 K-BPI를 통해 기업은 브랜드파워 증대를 위한 체계적인 브랜드 매니지먼트 전략을 수립할 수 있다.

그림 8-3 : 한국산업의 브랜드 가치를 평가하는 K-BPI

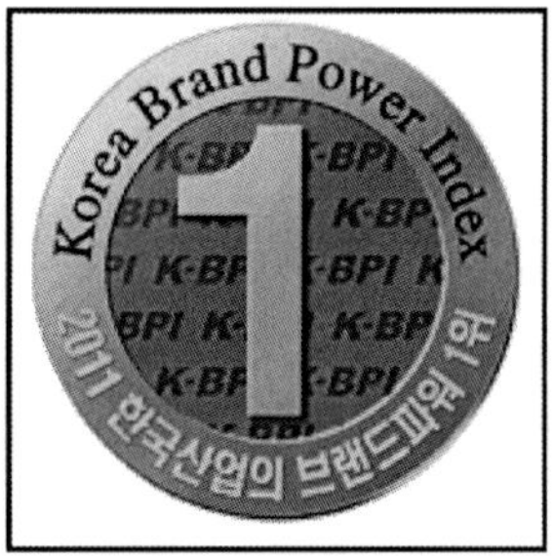

심리학적 관점에서 접근하는 브랜드 자산에도 여러 개념이 있다. 그중에 대표적인 것이 켈러(Keller, 1996)의 소비자 기반 브랜드 자산 이론이다. 켈러에 의하면 브랜드 자산은 브랜드에 대해서 사람들이 가지고 있는 지식이다. 브랜드에 대한 지식은 다시 브랜드 인지(brand awareness)와 브랜드 이미지(brand image)로 구성된다. 브랜드 인지라는 것은 브랜드에 대해서 얼마나 알고 있느냐 하는 것이다. 브랜드 인지는 재인(recognition)과 상기 혹은 회상(recall)을 측정한다. 재인과 회상 중에서 더 강력하게 각인된 기억은 회상이다.

브랜드 자산의 또 다른 구성요소는 브랜드 이미지다. 심리학의 관점에서 볼 때 브랜드 이미지란 브랜드와 관련된 연합(association) 혹은 연상이다. 이 개념은 파블로프의 고전적 조건화이론에서 온 것이다. 즉, 무조건 자극과 조건 자극의 연합을 통해 이미지가 형성된다. 파블로프의 실험에서 개에게 먹이를 줄 때마다 종을 울리면 나중에는 종소리만 듣고도 개가 침을 흘린다. 여기서 무조건 자극은 고기이고 조건자극이 종소리다. 무조건 자극인 고기가 조건자극인 종소리와 연합되어 종소리는 고기를 연상시켜서 침을 흘리는 조건반사를 일으킨다. 광고 등을 통해 매력적인 모델을 어떤 브랜드와 연합시키면, 그 브랜드를 볼 때마다 매력 있는 모델이 연상되어 호의적인 태도를 갖게 된다. 브랜드와 연합되어 매력 있는 광고모델이 바로 브랜드 이미지가 된다. 브랜드 자산이 될 수 있는 브랜드 연합은 호의적(favorable)이어야 하고, 독특(unique)해야 하며, 강력(strong)해야 한다.

마케팅 커뮤니케이션을 통해서 브랜드에 대한 인지도를 높이는 것, 그리고 호의적이고 독특하고 강력한 브랜드이미지를 구축하여 브랜드 자산을 구축하는 것, 그것이 광고관리의 가장 핵심적인 목표다. 이를 위해서는 브랜드 관련 정보를 입력하고 인출하는 단계에서 여러 가지 마케팅 커뮤니케이션 수단을 통해 호의도를 늘리고 좋은 이미지를 갖도록 해야 한다.

그림 8-4 : 브랜드 이미지는 호의적이고 독특하며 강렬해야 한다.
사진은 칠성사이다의 이미지 광고

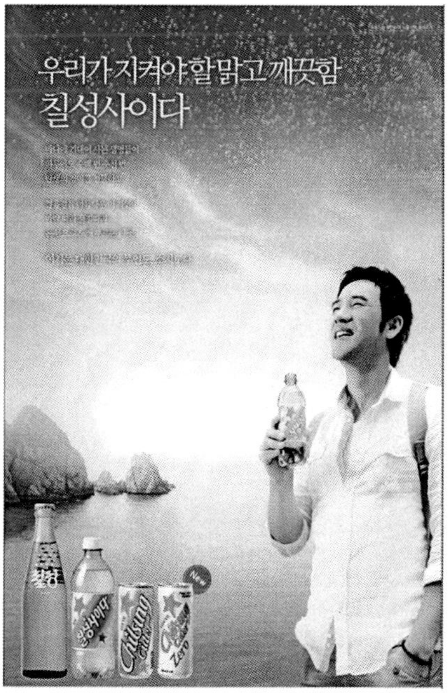

나. 마케팅 커뮤니케이션을 통한 브랜드자산 구축

브랜드 인지도를 높이는 가장 기본적인 방법은 반복노출이다. 브랜드를 자꾸 접하게 되면 브랜드를 알게 되고 친숙해진다. 브랜드 이미지를 구축하는 방법은 호의적인 자극물과 자꾸 연합시키는 것이다. 이런 인지도와 호의도는 서로 관련이 있는 경우가 많다. 사람들은 잘 알아야 호의적인 태도도 생긴다. 그것이 단순노출이론(exposure theory)이다. 계속적으로 반복적으로 노출시켜주면 호의적 태도가 형성된다는 이론이다. 의미 없는 다각형인 자극물에 계속 노출된 집단이 그렇지 않은 집단보다 자극물에 더 호의적인 태도를 보인다는 것이다.

마케팅 커뮤니케이션을 위해 브랜드 자산을 구축하기 위해서는 우선 호의적인 요소를 브랜드와 연합시킨다. 여기서는 여러 가지 요소를 통해 브랜드에 대한 호의적인 연합이 이루어지도록 해야 한다. 즉, 제품속성을 통해, 제품사용자를 통해, 제품사용상황을 통해서, 문화적 상징을 통해서, 매력적인 모델이나 음악 및 문화적 상징 등을 통해서 브랜드에 대한 호의적인 연합이 이루어지도록 한다.

그 다음에 독특해야 한다. 브랜드 연합이 호의적이기만 해서는 안 된다. 시인 함민복이 노래하듯 광고의 나라는 행복만 가득한 나라이기 때문에 광고이미지는 다 좋고 호의적이다. 호의적일 뿐 아니라 남과 달라야 하고 독특해야한다. 독특하려면 상대적인 이점이 있어야 하고 최소한 동등한 수준이어야 한다.

브랜드 연합은 또 강력해야한다. 호의적이면서 독특하긴 한데 강력하지 않으면 잘 기억이 안 난다. 강력한 연합의 형성은 입력 단계와 출력 단계에서 달라질 수 있다. 입력할 때 기존 브랜드에 대해서 어떤 지식을 가지고 있으면 그 브랜드 지식의 내용과 구조 및 강도가 입력 단계에서 영향을 미친다. 인출 단계에서는 경쟁 브랜드에 대한 지식이 영향을 미친다. 다른 경쟁 브랜드에 대한 지식이 많으면 자사 브랜드를 인출할 때 혼동할 염려가 있어서 강력한 브랜드 연합이 형성되지 않는다. 반면에 외적인 인출단서가 있으면 인출이 잘 되어서 강력한 브랜드 연합이 형성된다. 캐릭터, 슬로건, 로고, 광고모델, 징글 등이 인출 단서가 될 수 있다.

다. 마케팅 커뮤니케이션 조건의 배합

켈러의 브랜드 자산 개념은 소비자에 근거한 브랜드 자산이다. 이것은 결과중심적인 접근이라는 특징이 있다. 어떤 과정을 통해서 브랜드에 대한 지식을 갖추었느냐가 중요한 것이 아니라 그 결과 갖게 된 브랜드에 대한 지식이 중요하다. 즉, 브랜드에 대해 얼마나 알고 있고 어떤 이미지를 갖고 있느냐가 중요하다. 따라서 이 경우에 브랜드 이미지가 일관성과 정합성을 갖는 것이 중요하다. 정합적이라는 것은 여러 요소들 간의 아귀가 서로 맞아야 한다는 뜻이고 그러면서 이러지리 바뀌지 않고 일정하게 지속되어야 한다는 것이다. 말보로 광고를 보면 브랜드 이미지가 정합적이고 일관적이다. 브랜드 연합의 이러한 정합성과 일관성에서 예상치 못한 정보의 효과라는 것이 있다. 이것은 기존의 브랜드 이미지와 서로 일치하지 않은 정보를 접하게 되었을 때 어떤 효과가 나는가하는 문제다. 일반적으로 기본 정보와의 괴리가 너무 크면 새로운 정보는 정교하게 처리되지 않고 튕겨져 나간다. 사람들은 인지부조화 효과를 겪고 싶지 않기

그림 8-5 : 입력변화성의 원리에 따르면 다양한 채널로 입력된 정보가 더 오래간다. 다양한 매체를 통해 IMC 전략을 구사하는 삼성광고

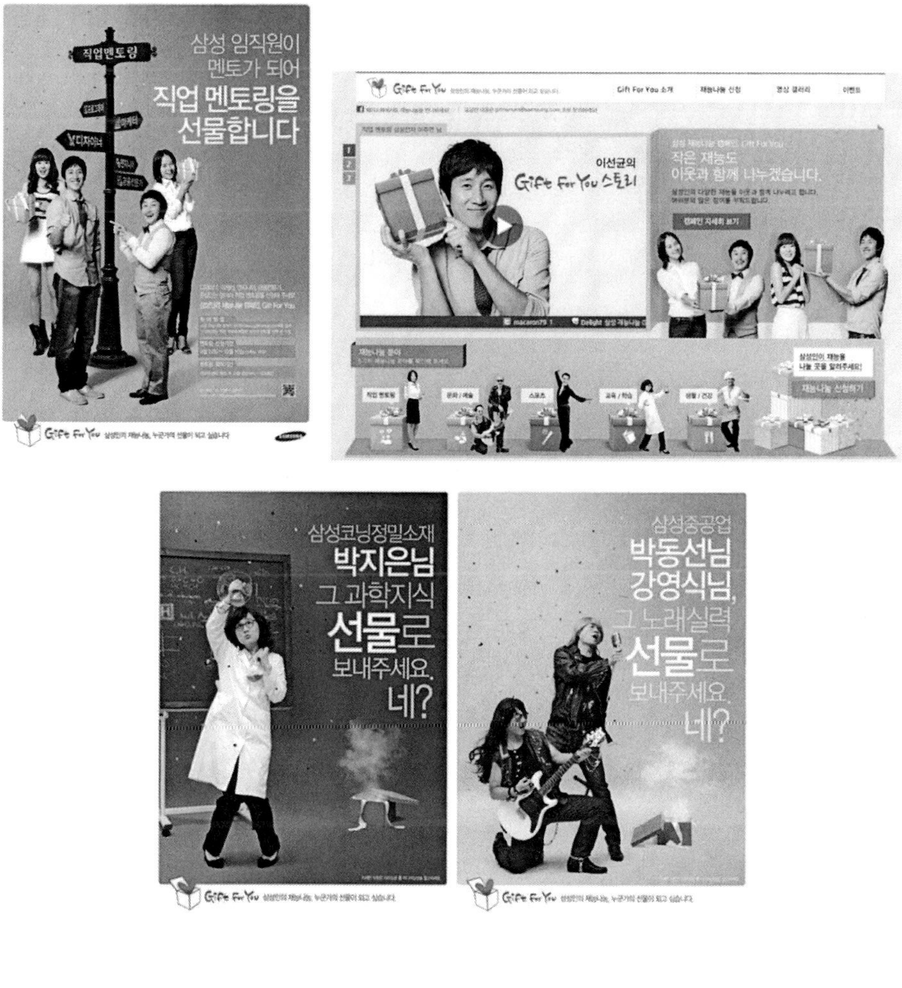

때문이다. 하지만 적당한 정도의 괴리가 발생했을 때는 놀랍고 신선한 충격으로 간주해서 긍정적인 방향으로 기대불일치 효과가 발생한다. 물론 새로운 요소가 기존 브랜드 이미지와 다른 신선한 충격을 주는 경우에도 그런 충격적 이미지가 너무 누적되어 브랜드 이미지의 일관성을 깨뜨려서는 안 될 것이다.

그래서 이런 브랜드 자산의 관리를 위해 광고나 홍보 판촉활동, DM, 후원 홍보활동 등 다양한 커뮤니케이션 조건을 활용한다. 다양한 조건들을 활용하는 이론적 근거는 입력 변화성의 원리(encoding variability principle)다. 정보처리과정에서 입력을 할 때 똑같은 정보를 계속 반복해서 입력하기보다는 비슷하지만 조금씩 다르게 변화를 주어 입력하는 것이 효과적이라는 주장이다. 정보처리를 더욱 깊게 하고 인출단서가 다양해져서 기억하기도 더 쉽기 때문이다. 이것은 통합적 마케팅 커뮤니케이션(IMC)의 이론적 근거이기도 하다. 똑같은 돈을 들여서 TV광고만 계속하거나 잡지광고만 계속하는 것보다, 비슷한 주제지만 매체환경이나 메시지 표현 등을 조금씩 달리해서 전달하면 소비자가 더 잘 기억할 수 있다(심재철 윤태일, 2003).

다양한 커뮤니케이션 조건들을 통해 브랜드 인지도와 이미지를 강화(reinforcement)하는 경우 세 가지 방법이 가능하다. 첫째는 광고, 이벤트, 전시, 판촉수단 등 커뮤니케이션 요소 간에 서로 강화하는 방법이다. 두 번째는 텔레비전 광고, 신문 광고, 라디오 광고, 잡지 광고 옥외 광고 등 광고 매체 간에 서로 강화하는 방법이다. 세 번째는 같은 광고매체 내에서도 다양하게 변화시켜 강화하는 방법이다. 즉, 신문 광고라 해도 흑백 광고, 컬러 광고, 전면 광고, 5단 광고 등 매체 형태도 조금씩 변화시키고 광고 카피 등도 변화를 주는 방법이다.

라. 마케팅 커뮤니케이션 요소의 통합

마케팅 커뮤니케이션의 도전에 몇 가지 문제가 있다. 하나는 커뮤니케이션 효과와 브랜드와의 고리가 그렇게 강하지 않은 경우가 있다. 특히 경쟁이 많을 때 광고는 재미있어서 화제가 되었는데 브랜드는 잘 기억하지 못한다. 혹은 광고에 나온 모델은 기억이 나는데 무슨 광고인지는 기억이 나지 않는 것 등이다. 경쟁이 치열하거나 광고모델이 여러 광고에 중복 출연하는 경우에도 그렇다. 이것은 정보처리의 동기, 능력, 기회가 부족한 경우에 일어난다. 제품 정보도 처리해야 하고 모델 정보도 처리해야 하기 때문에 정보량이 많아진다. 광고모델이 제품과 긴밀하게 연결되지 않으면 과부하가 걸리면서 광고효과가 떨어진다. 이것은 특히 음악이 기억에 미친 효과에 대한 연구에서 잘 드러난다. 음악이 광고메시지와 잘 어울리지 않으면 음악 또한 처리해야 할 정보가 되어서 메시지 내용을 기억하는데 부정적 영향을 미친다. 음악이 또 하나의 정보로 되면 문제가 있다.

마케팅 커뮤니케이션에서 인출단서를 활용하는 경우가 있다. 인출단서는 앞에서 얘기한 대로 저장된 정보의 인출을 촉진하는 단서이다. 기억의 실마리인 셈이다. 대표적인 것이 나이키의 슬로건(just do it)과 로고 스워시(swosh), 그리고 미국 낙농협회의 'Got milk' 캠페인에서 일관되게 나타나는 모델의 우유수염과 Got milk라는 헤드라인이다. 소비자는 인출단서를 보는 순간 브랜드를 잘 기억해 내고 그 결과 회상률이 증가한다. 인출단서를 사용하면 광고 크리에이티브에 역으로 자유를 부여한다. Just do it으로 나이키 광고의 일관된 이미지 유지가 가능하기 때문에 오히려 더 자유롭게 표현할 수 있다. 다양하게 표현하더라도 슬로건과 로고만 붙이면 나이키 광고가 되는 것이다. 인출단서는 경쟁상황에서 구매시점(POP)의 행동단서로 활용된다. 구매시점 광고는 대부분 신문 광고나 방송 광고의 슬로건 등을 활용한다. 이런 것들이 인출단서로 활용되어 브랜드 평가에도 영향을 준다. 연상 효과를 통해서다.

그 다음에 단서와 적합성원리가 있다. 그 단서가 브랜드와 맞아야 한다는 것이다. 그 단서와 연합되지 않는 정보의 회상에는 부정적이라는 역효과가 있다.

그림 8-6 : 슬로건 및 심볼마크를 인출단서로 활용한 나이키 시리즈 광고

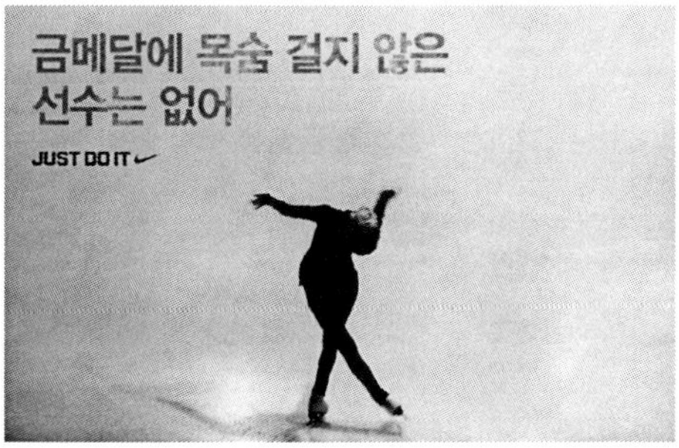

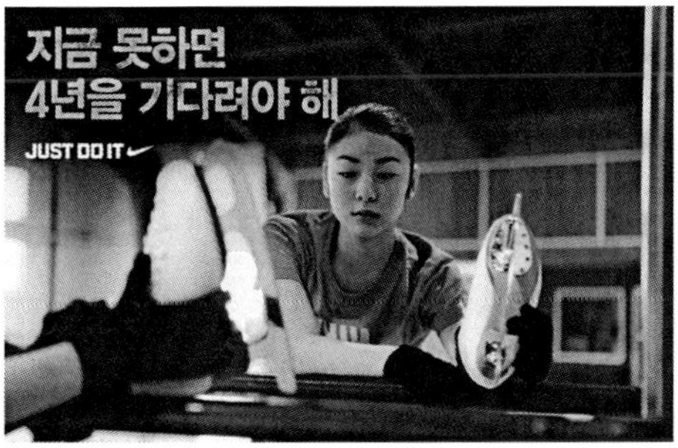

마. 마케팅 커뮤니케이션 전략

앞에서 브랜드 자산 관리에 대해 살펴보았다. 특히 의료 서비스는 경험으로부터 파생되는 편익과 가치이기 때문에 브랜드가 중요한 역할을 수행한다. 상품을 직접 구체적으로 만져서 확인하기 어려울 때 브랜드가 특히 중요하다. 브랜드 인지는 지각적인 것이다. 바로 그 자리에서 이용하여 확인해보고 비교할 수 있는 경우는 브랜드가 그렇게 중요하지 않다. 브랜드가 중요한 것은 지각적으로 굉장히 미묘해서 우리가 차이를 알기 어려울 때 브랜드에 의존하는 것이다. 의료관광 같은 경우는 자기가 미리 가서 체험을 할 수가 없기 때문에 브랜드가 특히 더 중요한 역할을 한다. 의료관광 브랜드의 브랜드 인지도나 호의도를 제고하기 위해서는 마케팅 커뮤니케이션의 여러 가지 요소와 유통, 제품이 적절하게 활용이 되어야 한다. 브랜드 자산 구축을 위한 마케팅 커뮤니케이션의 전략에 있어서 흔히 얘기하는 3가지 전략으로 푸시(Push) 전략, 풀(Pull) 전략, 프로파일(Profile) 전략이 있다.

푸시 전략은 중재인을 소비자 쪽으로 밀어내는 것이다. 제품 서비스를 위한 채널 네트워크이며 중재인을 대상으로 한 커뮤니케이션이다. 의료관광 같은 경우 여행사, 코디네이터 등이 있다. B2B(Business to Business) 채널, 인적 판매, 여행 전시, 이벤트 등을 활용해서 커뮤니케이션하는 것이다.

풀 전략은 광고를 통해서 소비자를 끌어들이는 것이다. 최종소비자를 대상으로 메시지를 전달한다. 소비자를 구체적인 행동으로 이끌어서 조직의 유통채널에 끌어당기기 위한 전략이다.

프로파일 전략은 이해당사자들을 겨냥해서 내부 및 외부에 그것과 관련된 주식을 가지고 있는 사람, 그리고 홍보 쪽 이해당사자들을 대상으로 다양한 채널과 행동을 관통하는 통합적 마케팅 커뮤니케이션을 구사하는 것이다.

브랜드 자산을 관리하기 위해서 커뮤니케이션 믹스를 결정해야 한다. 조직의 규모에 따라서 접근방식이 상이하고, 메시지의 내용 및 스타일은 매체에 따라 상이하기 때문에 이런 것들을 잘 고려해서 결정해야 한다.

마케팅 커뮤니케이션 평가와 통제에 있어서 인지도 및 호의도에 미치는 커뮤니케이션 효과를 측정해야 한다. 특히 의료관광과 관련해서는 목적지의 인지도, 호의도, 방문기간 및 지출액, 시장 점유율, 매출액들을 측정해야 한다.

일본의 의료관광 소비자

메디컬 스킨케어가 일본에서 한국 의료관광의 대표 상품으로 자리 잡고 있다. 아름다운나라 피부과 · 성형외과가 아시아 최대 규모의 여행박람회인 'JATA(일본여행업협회) 세계여행 박람회'에 참가해 2009년부터 3년 동안 일본인 관람객 1,100명을 대상으로 설문 조사한 결과, 한국의 대표 의료관광 상품으로 메디컬 스킨케어를 꼽은 비율이 2011년 32%에 달했다고 5일 밝혔다. 이는 2009년 7%, 2010년 12%에 비해 많이 크게 늘어난 수치라고 병원 측은 밝혔다.

주름 치료와 피부 마사지 등 메디컬 스킨케어를 받기 위해 한국을 방문할 계획이 있는 지에 대해서는 '1년 이내에 계획이 있다'는 응답자가 45%로 가장 많았다. '3개월 이내'(22%), '6개월 이내'(20%)가 그 뒤를 이었다.

응답자들은 좋아하는 한국 연예인으로 2009년에 이병헌, 배용준, 동방신기 순으로, 2010년에는 이병헌, 배용준, 최지우 순으로 꼽았다. 2011년에는 카라, 소녀시대, 빅뱅을 차례로 지목했다.

또 의료마케팅 전문기업인 휴케어(대표 정승호)가 지난 9월과 10월 사이에 일본 현지에서 성인 958명을 대상으로 설문한 결과에 따르면, 10명 중 7명(71%)이 한국에서 진료를 받을 의향이 없었고, 한국 의료기관을 찾더라도 진료를 받은 후 3~5일 이내에 출국하겠다고 밝혔다. 또 4.3명은 진료비를 100만 원 이하로 쓸 것이라고 응답해 일본이 전반적으로 한국 의료관광에 대해 매력을 못 느끼고 있는 것으로 조사됐다.

하지만 설문조사 응답자 중 실제 한국 의료 경험이 있는 일본인들의 평가는 나쁘지 않았다. 전체 응답자 중 한국 의료기관에서 진료 받은 경험이 있다고 답했던 이들의 만족도는 91%로 상당히 높게 평가됐다. 특히 국내 의료관광의 강점으로 내세웠던 일본 현지에 비해 낮은 수가(57%)와 높은 의료기술력(19%), 친절한 원내 서비스(15%)에 후한 점수를 줬다. 한국에 다시 오고 싶다는 응답도 78%로 한국 의료를 경험하지 못한 일본인들과는 상반된 의견을 보였다.

특히 눈여겨봐야 할 부분은 한국에 의료관광을 올 의향이 없다고 응답했던 일본인들도 '특화된 의료와 문화가 어우러진 패키지 상품 있다'면 45%가 한국 의료를 경험해 보고 싶다고 답한 부분이다. 따라서 일본인 환자 유치 활성화를 위해서는 이들의 눈길을 끌 수 있도록 시술과 문화가 접목된 의료관광 상품이 개발되고, 현지 홍보를 통해 기술력 높은 한국 의료관광의 실제 모습을 조목조목 따져 제대로 알려야 할 것이다.

출처 : 이병문, '한국 의료관광 대표상품은 피부과 진료', 매경뉴스, 2011. 10. 5.
장세규, '외국인환자 증가 속 빠져나가는 '日환자', 기독일보, 2011. 11. 23 요약

9

크리에이티브 전략

크리에이티브 전략

9장

마케팅 커뮤니케이션 기획과정에서 목표를 설정했으면 어떻게 그 목표를 실행할 것인가에 대한 전략을 수립해야 한다. 이 장에서는 의료관광 마케팅 커뮤니케이션의 전 과정에서 크리에이티브 전략의 위상을 짚어보고 창의성이란 무엇인가에 대해서 알아본다. 또 아이디어발상은 어떻게 하고, 그 아이디어를 전개해나가는 방식으로써 스토리텔링에 대해서 살펴본다. 크리에이티브 전략은 무엇을 말할 것인가(what to say)와 어떻게 얘기할 것인가(How to say)이다. 이 두 가지에 대해서도 살펴본다.

1. 마케팅 커뮤니케이션 기획과 크리에이티브 전략

마케팅 커뮤니케이션 기획은 상황분석과 목표설정과 전략실행의 3가지로 구성된다고 했다. 앞에서 지금 어디에 있는가를 알기 위해 상황분석을 했다. 어디로 갈 것인가를 설정하기 위해 목표를 설정했고, 특히 브랜드 자산관리에 대해서 살펴보았다. 이제 어떻게 갈 것인가를 구상하고 실행해야 한다. 대표적인 전략이 크리에이티브 전략과 매체전략이다.

가. 기획의 맥락과 크리에이티브 전략

크리에이티브 전략은 메시지 전략이라고도 한다. 그런데 메시지 전략이라고 하면 콘셉트 메시지, 내용 자체에 더 주목한 느낌이 있고 크리에이티브 전략이라고 하면 광고에서 어떻게 표현하는가라는 표현방식에 초점을 맞춘 느낌이다. 크리에이티브 전략의 출발은 크리에이티브 브리프다. 보통 광고 대행사의 AE(Account Executive)가 광고주와 회의를 한 후 대행사로 돌아와 간략하게 그 내용을 제작팀에 전달할 때 크리에이티브 브리프(creative brief)를 작성한다. 한 페이지정도로 요약을 해서 목표, 표적청중, 메시지의 핵심적인 주제, 근거, 제한사항을 쓴다. 제한사항은 제작을 할 때 특히 고려해야 할 사항으로 예산이 많지 않다거나 시기적으로 촉박해서 언제까지 완료해야 된다는 등이다. 크리에이티브 부문에서는 이에 근거해서 크리에이티브 전략을 짜고 실행에 옮긴다.

크리에이티브 전략의 핵심은 크게 두 단계다. 하나는 아이데이션(Ideation) 즉, 아이디어 발상이다. 또 하나는 아이디어를 어떻게 전개해나갈 것인가 하는 스토리텔링(storytelling)이다. 요즘 브랜드 스토리텔링 마케팅이 많이 강조된다(김훈철 장영렬 이상훈, 2006). 아이디어를 구체화하고 전개시킬 때 스토리텔링이 유용한 틀이 될 수 있다. 또 크리에이티브 전략은 what to say와 how to say로 구분할 수 있다. 무엇을 말할 것인가, 그리고 어떻게 말할 것인가이다. 이것은 문학이나 예술에 있어서 오랜 논쟁거리였던 내용과 형식, 또는 내용과 표현의 관계와 비슷하다. 크리에이티브 콘셉트(creative concept)를 뽑아내어 무엇을 얘기할 것인가가 중요하다. 그리고 그것 못지않게 어떻게 표현할 것인가도 중요하다. 아무리 아이디어가 좋고 콘셉트가 좋아도 제대로 표현이 안 되면 효과를 발휘하기 어렵기 때문이다.

그림 9-1 : 상투적인 인식이 실체와 다를 수 있다는 것을 보여주는 롤링스톤즈의 광고

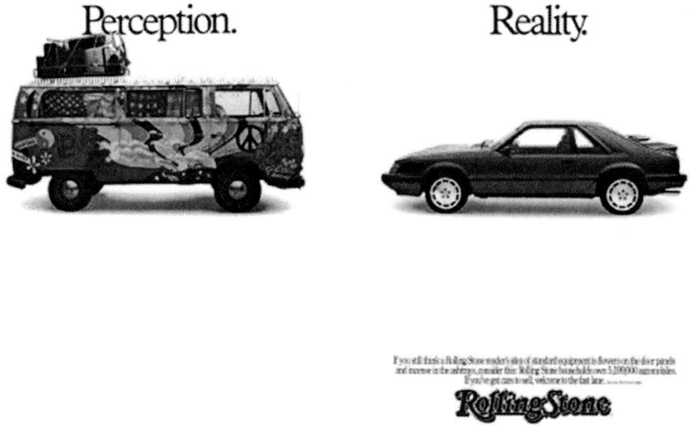

나. 창의성

광고홍보 등 마케팅 커뮤니케이션은 창의산업(creative industry)이다. 모든 업무에 창의성이 요구되지만 특히 광고는 창의적 사고가 절실히 요구된다. 창의성은 광고에 있어서 성공 삼각형의 한 축을 이룬다고 할 정도로 특히 중요하다. 광고는 과학적이어야 하고, 이론뿐 아니라 오랜 경험이 필요하다. 그보다 더 중요한 것은 광고의 창의성이다.

창의적 사고(creative thinking)는 비판적 사고(critical thinking)와 대비된다. 창의적이라는 것은 상상력이 풍부하다는 것이다. 비판적이라는 것은 분석력이 뛰어나다는 것이다. 창의적인 상상력이 풍부하다는 것은 전혀 상관없어 보이는 두 사물 간의 공통점을 찾아내는 것이고, 비판적인 분석능력이 뛰어나다는 것은 비슷해 보이는 두 사물의 차이점을 잡아내는 것이다. 사실 광고는 창의적 사고와 비판적 사고를 다 요구한다. 상황분석하고 목표설정하고 전략을 수립하는 기획과정은 날카로운 분석을 필요로 한다. 그러한 전략을 바탕으로 독특하고 참신한 광고를 만들기 위해서는 창의적인 상상력이 절대적이다.

TV를 보면서 특히 미국 드라마를 보면 그 얼굴이 그 얼굴인 것 같아서 잘 구분을 못하는 사람이 있다. 그런데 외국 배우임에도 불구하고 그 사람과 비슷한 얼굴의 한국 사람을 잘 찾아내는 사람이 있다. 비슷비슷한 얼굴을 잘 구분하지 못하지만, 남들은 잘 알아채지 못하는 유사점을 잘 찾아내서 서로 비슷한 얼굴을 연결시키는 사람이다. 그런 사람은 분석적 사고는 잘 못하지만 창의적 사고를 잘 하는 사람이다. 두 사물 간의 차이점을 발견하는 것이 분석력이라면 유사점을 찾아내는 것이 상상력이기 때문이다.

광고 마케팅 커뮤니케이션에 적용해보면 이렇다. 여기 대표적인 냉장고 지펠과 디오스가 있다. 분석적 사고는 언뜻 봐서는 기능 등이 비슷해 보이는 지펠과 디오스의 미묘한 차이점을 파고들어서 찾아내는 것이다. 그래서 "우리 냉장고가 경쟁사 냉장고보다 이런 점이 더 뛰어나다"고 광고하는 사람은 분석력이 뛰어난 것이다.

거기에 비해서 상상력이 뛰어난 사람은 냉장고와 고양이의 공통점을 찾아낸다. 이를테면 고양이와 냉장고의 공통점을 어떻게 연결될 수 있을까? 고양이는 조용한 것을 좋아한다. 냉장고는 조용해야 한다. 조용한 것을 좋아한다기보다는 이것들은 조용해야 사람들이 좋아한다. 고양이는 살금살금 걸어 다닌다. 또 다른 공통점이 뭐가 있을까? 차가운 것을 좋아한다. 차가운 것 중에서 특히 생선이다. 차가운 생선, 싱싱한 생선을 뱃속에 넣고 있는 것을 좋아한다. 그런 몇 가지 공통점이 있다.

차갑고 싱싱한 것을 좋아한다는 점에서 고양이가 냉장고와 공통점이 있다면, 반대로 보일러와 고양이의 공통점은 무엇일까? 고양이는 따뜻한 것도 좋아한다. 고양이는 부뚜막처럼 따뜻한 곳을 좋아한다. 그리고 앞에서 얘기했듯이 고양이는 조용한 것을 좋아한다. 보일러도 조용해야 한다. 고양이가 차갑고 싱싱한 것을 좋아한다는 점에서 보면 냉장고랑 연결이 되지만, 햇빛에서 꾸벅꾸벅 조는 고양이처럼 따뜻하고 조용한 것을 좋아한다는 점에서 보면 보일러와 연결이 된다. 그런 것이 창의적 사고다. 고양이와 냉장고, 혹은 고양이와 보일러처럼 전혀 상관없어 보이는 것 사이의 연결 고리를 찾아서 폭력적으로 결합시키는 사람, 그런 사람이 창의적인 사람, 상상력이 뛰어난 사람이다.

그림 9-2 : 안도현의 시를 인용한 은행 광고

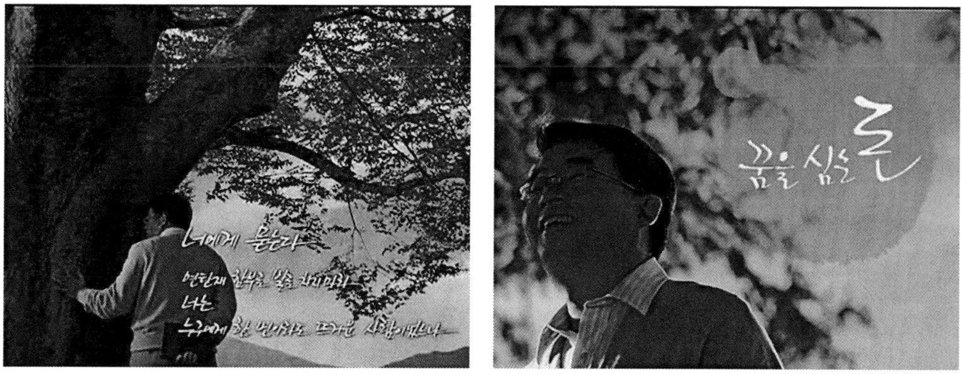

1930년대 우리나라의 대표적인 모더니스트 시인이었던 김광균의 '추일서정(秋日抒情)'이라는 시가 있다. 그 시에 보면 '낙엽은 폴란드 망명 정부의 지폐'라는 시구가 있다. 보통 낙엽을 죽음, 쇠락 등 여러 가지로 연결을 한다. 하지만 시인은 전혀 뜻밖에도 낙엽을 폴란드 망명 정부의 지폐와 연결시킨다. 폴란드 망명 정부의 지폐는 얼마나 하찮겠는가. 망명 정부의 지폐가 막 흐트러져 있는 것이 연상이 된다. 폴란드 망명 정부의 지폐와 낙엽이라는 것은 전혀 관련이 없는 것을 폭력적으로 결합시키는 것이다. 그런 것들이 상상력이 풍부한 것이고 창의적인 발상이다.

서로 어울리지 않는 것을 폭력적으로 결합시킨다는 것은 익숙한 것과 낯선 것의 결합일 수도 있다. 익숙한 것은 새롭게 보이도록 하고, 낯선 것은 익숙하게 보이도록 하는 것이 창의적 사고이다. 그것은 일반인들에게 각인돼 있는 이미지나 내용에 새로운 의미를 부여하는 과정이다. 일상적인 장면과 새로운 장면을 엮어서 본래의 익숙한 맥락을 깨려는 시도이다. 이러한 사례로 시인 안도현의 '너에게 묻는다'라는 시를 꼽을 수 있다. '연탄재 함부로 발로 차지 마라/너는/누구에게 한 번이라도 뜨거운 사람이었느냐'는 짧은 이 시는 은행광고에도 활용되었다. 이 시는 다 타고 남아서 지극히 하찮은 연탄재에 인생이라는 의미를 넣어 새로운 맥락에 위치시켰다. 그래서 '연탄재'와 '누군가를 위해 뜨겁게 자신을 소진한 사람'을 폭력적으로 결합시켰다.

다. 창의성 배양을 위한 자질

창의성을 배양하기 위해서는 여러 가지 자질이 필요하다. 사람들은 분석적 사고나 지식은 연습하면 낳아질 수 있다고 생각한다. 그런데 창의성은 타고난 자질이라고 생각하기 쉽다. 하지만 창의성도 끊임 없는 훈련을 통해 연마할 수 있다. 특히 광고는 순수예술이 아니고 철저히 목표지향적이기 때문에 훈련을 통해서 배양할 수 있다.

또 창의성은 한창 나이가 젊을 때나 참신한 아이디어가 잘 떠오른다고 생각한다. 특히 우리나라 광고인들은 쉽게 조로(早老)하는 경향이 있다. 그래서 30대 중반만 넘어도 머리가 굳어서 아이디어가 잘 떠오르지 않는다고 생각한다. 하지만 1960년대 미국의 크리에이티브 혁명기를 주도했던 위대한 광고인 데이비드 오길비는 36살에 처음 광고를 시작했다. 그 이전까지 그는 아미시(Amish) 공동체에서 농사도 짓다가, 조사원도 하다가, 레스토랑에서 일도 하다가 뒤늦게 광고를 시작했다. 하지만 '헤서웨이 셔츠를 입은 남자(The man in the Hathaway shirt)'를 비롯하여 누구보다 창의적인 광고작품을 많이 남겼다. 창의성 배양을 위해서 필요한 자질에는 몇 가지가 있다.

가장 중요한 것은 호기심이다. 호기심은 모든 사람에게 필요하다. 학문하는 사람들에게도 지적 호기심이 필요하다. 호기심이 많으면 박학다식(博學多識)까지는 아니더라도 잡학다식(雜學多識)해진다. 세상의 온갖 일상다반사에 관심이 많은 사람이 광고인이다. 생생한 요약력과 표현력도 요구된다. 그래서 광고에서는 특히 슬로건이나 헤드라인이 중요하다. 표현력 중에서도 특히 친근하고 재치 있는 언어능력이 많이 필요하다. 카피라이터에게 요구되는 자질이다. 개그 프로에서 유행어를 많이 만들어내지만 예전부터 광고에서도 유행어가 많이 나왔다. 재치 있는 언어표현은 가끔 동음이의어(pun)를 이용한 말장난을 하기도 한다. 〈그림 9-3〉 헤지스 광고의 굿바이 폴에서 폴은 광고 속의 그림과 어울려서 함축적 의미를 담고 있다. 자전거와 말을 보여주는 광고는 각각 경쟁사 브랜드인 빈폴과 폴로를 암시한다. 따라서 굿바이 폴은 이 두 브랜드와 작별을 고하라는 재치 있는 표현이다.

그림 9-3 : 재치 있는 언어감각을 보여주는 헤지스 광고

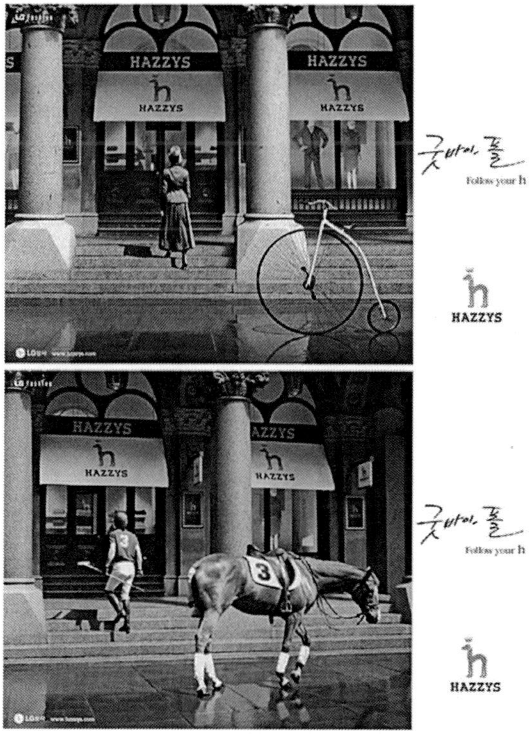

시각적, 언어적 표현의 조화능력도 필요하다. 카피라이터는 자기 카피를 과감하게 덜어낼 줄 알아야 한다. 어떤 경우에는 카피가 없는 것이 더 강력할 수 있다. 말보로 담배 같은 경우 보통 그렇게 한다. 슬로건이 'Come to the Malboro country'인데 그 외에는 카피가 없다. 어떤 경우에는 그 슬로건조차 없는 광고도 많다. 앱솔루트 보드카나 베네통 광고를 보면 최소한의 카피만 있다. 이처럼 카피와 비주얼이 적절하게 조화시킬 수 있는 능력이 필요하다.

그림 9-4 : 카피를 과감하게 생략한 말레이시아의 펜라인 접착테이프 광고

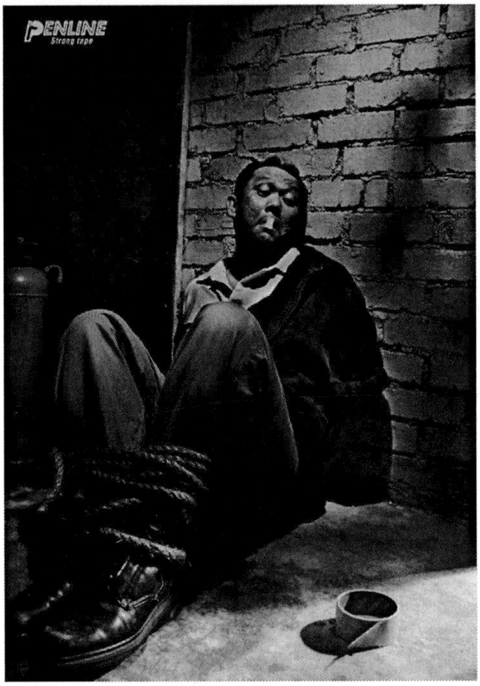

이러한 여러 가지 창의적 능력을 절묘하게 표현한 광고카피가 있다. 1990년대 명멸했던 독립광고 대행사 중에 리젠시가 있었다. 그 회사의 구인광고는 카피로만 이루어진 아주 작은 광고다. 그 광고에서 '이런 사람'이란 헤드라인 아래 쓴 카피는 창의적인 광고인의 자질을 절묘하게 잘 표현했다.

〈이런 사람〉

최고가 되기를 원하는 사람 / 최저가 될 수도 있는 사람 / 예술가와 판사의 기질을 함께 가진 사람 / 사흘 동안 연이어 밤을 새울 수 있는 사람 / 사흘 동안 계속해서 잘 수 있는 사람 / 시계를 뜯어본 경험이 있는 사람 / 보는 걸 좋아하는 사람 / 하는 걸 좋아하는 사람 / 마시는 걸 좋아하는 사람 / 직장암이라는 불치의 병에 걸리기를 두려워하지 않는 사람 / 異性을 理性으로 대할 수 있는 사람 / 感性을 知性으로 극복할 수 있는 사람 / 언제나 남과 다르게 생각 할 수 있는 사람 / 퇴근 시간을 자기가 정할 능력이 있는 사람 / 돈을 저축하는 것보다 능력을 저축하는 것이 더 이익이라는 사실을 알고 있는 사람 / 스스로에게 부끄러운 행동을 억제할 수 있는 사람 / 사랑에 져본 경험이 있는 사람 / 광고를 끝까지 사랑 할 사람 / 리젠시를 끝까지 사랑할 사람

2. 창의적인 아이디어 발상법

가. 빅 아이디어

창의적인 아이디어 발상법의 궁극적인 목표는 빅 아이디어(Big Idea)다. 광고 캠페인은 빅 아이디어(Big Idea)를 갈구한다. 아이디어는 주관적이기에 사람마다 평가가 다르다. 하지만 빅 아이디어는 그 모든 논란을 잠재우는 아이디어다. 보는 순간 모두 좋다고 이야기하는 아이디어가 빅 아이디어다.

유명한 광고 거장 데이비드 오길비에 따르면 빅 아이디어는 보는 순간 숨이 막히는 느낌이 든다. 빅 아이디어는 모든 사람이 보면 헉! 하는 반응이 온다. 그리고 질투를 느끼게 한다. 저 아이디어를 내가 냈어야 했는데 하는 아쉬움과 질투가 확 느껴지는 아이디어다. 또 독특해야 한다. 그러면서도 광고이기 때문에 전략에 부합되어야 한다. 그리고 30년은 지속될 수 있는가 따져봐야 한다. 말보로 담배 같은 경우 50년 동안 지속되었다. 병 모양의 비주얼과 'Absolut…' 헤드라인만으로 구성된 디자인으로 앱솔루트 보드카 광고는 30년 넘게 일관된 캠페인을 전개하고 있다. 이런 것이 빅 아이디어다.

그림 9-5 : 백남준의 작품을 활용한 앱솔루트 보드카 광고

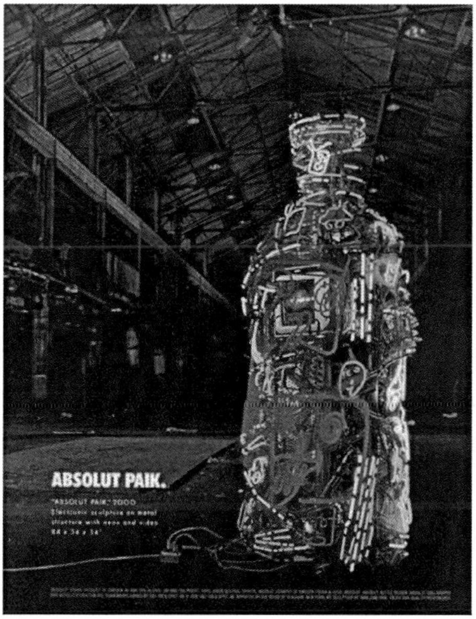

나. 제임스 웹 영의 아이디어 발상법

백지 하나 놓고 아이디어를 떠올리려면 막막하다. 이른바 백지의 공포가 밀려온다. 그럴 때 이런저런 것으로 일종의 매뉴얼 비슷하게 아이디어를 발상하는 방법들이 있다(김병희, 2007). 그중 하나가 영(James W. Young)의 아이디어 발상법으로 그는 다섯 단계를 제시했다.

첫 번째는 흡수(ingestion) 단계다. 이 단계에서 영이 강조한 격언이 "No browsing, no milk"다. 직역하면 풀을 뜯어먹지 않으면 우유는 없다는 것이다. 아아디어를 내려면 무엇보다 많은 정보를 흡수해야 한다는 뜻이다. 제품 자체에 대해서, 소비자에 대해서, 시장의 트렌드에 대해서 평소 많은 정보를 습득해야 한다. 그래서 잡학다식하려면 앞서 이야기한 것처럼 왕성한 호기심이 있어야 한다. 그 다음은 소화(Digestion) 단계다. 기존의 여러 자료들을 서로 비교하는 과정으로, 거기서 아이디어의 실마리가 떠오를 수 있다.

그 다음은 부화(incubation) 단계다. 이 단계가 굉장히 중요하다. 왜냐하면 아이디어를 생각하다보면 거기에 매달리게 되고 빠져든다. 아이디어 발상을 위해서는 잠시 기분을 전환할 필요가 있다. 그래서 섭취한 정보가 무의식적인 단계로 내려가서 부화가 돼야 한다. 아르키메데스의 유명한 일화가 이것을 말해준다. 왕관이 순금인지 아닌지를 알아낸 것은 목욕을 할 때였다. 이에 그는 기쁨에 겨워 옷도 입지 않고 거리를 내달렸다. 여기서 중요한 것은 목욕이다. 잠시 골몰하던 주제를 잊고 산책을 간다든지, 목욕을 한다든지, 운동을 한다든지 해서 잠시 잊어버리는 순간이 필요하다.

네 번째가 조명(Illumination) 단계다. 완전한 우연으로부터 중대한 발견이나 발명이 이루어지는 것을 뜻하는 세렌디피티(serendipity)를 얻는 단계다. 여기서 바로 유레카(Eureka)!라고 외치는 것이다. 아르키메데스가 목욕하다말고 뛰어 나간 것처럼 바로 이 단계가 유레카 단계다. 마지막 단계는 검증(verification)이다. 아이디어에 대해서 증명할 필요가 있다. 요즘은 연애편지를 잘 안 쓰지만, 밤에 쓴 연애편지는 아침에 뜯어보지 말라는 속설이 있다. 뜨거운 열정에 사로잡혀 휘갈겨 내려간 편지를 아침에 뜯어보면 얼굴이 화끈거려 보낼 수가 없기 때문이다. 그러나 밤에 쓴 카피는 아침에 꼭 다시 읽어보라고 했다. 밤에 쓴 카피를 아침에 맑은 정신으로 점검하듯, 아이디어도 반드시 검증단계를 거쳐야 한다. 아이디어가 전략에 부합되는지, 현실 가능한지, 독특한지 짚어보아야 한다.

다. 브레인스토밍과 브레인라이팅

브레인스토밍은 가장 많이 쓰는 아이디어 발상법이다. 브레인스토밍의 전개는 처음에 주제를 설정하고, 진행자를 선정한다. 진행자가 꼭 나이가 많거나 그럴 필요는 없다. 분위기를 부드럽게 이끌 수 있는 사람이 하는 것이 중요하다. 너무 고압적이면 안된다. 아이디어는 기분 나쁠 때 잘 나오지 않는다. 기분이 좋아야 아이디어도 잘 나온다. 여기에는 심리학적 근거가 있다. 왜냐면 사람들이 긍정적인 상태일 때 뉴런이 활성화되며 다른 것과 연합이 잘된다. 부정적이면 그것이 연결이 잘 안 된다. 진행자를 선정했으면 회의실이나 장소를 확보해야 한다. 구성원들끼리 조정을 하고. 기록을 한다. 브레인스토밍을 할 때 한 시간 정도했으면 십 분정도 쉬는 시간이 필요하다. 샌드위치라고 하는데 잠시 기분을 전환하는 것이 효과적이다.

브레인스토밍에서 비판은 절대금지다. 처음에는 비판하지 말고 일단은 계속 많은 것을 자유롭게 발표하게 하는 분위기가 중요하다. 브레인스토밍은 일단 양이 중요하다. 광고에서도 카피 쓸 때도 마찬가지다. 다다익선(多多益善)이다. 처음부터 질적으로 우수한 소수의 아이디어를 내겠다는 것은 좋지 않은 접근법이다. 일단 아이디어를 많이 내고 나중에 서로 다른 것과 결합시키면서 확장시키는 것이 필요하다.

브레인스토밍이 의외로 효과가 없는 측면도 있다. 브레인스토밍은 물론 다른 사람들의 얘기를 들으며 서로 상승작용을 일으키는 것이 가장 이상적이다. 하지만 반대의 경우도 있다. 다른 사람 얘기 하는 것을 들으면서 자신의 아이디어를 생각하려면, 혼자 생각할 때보다 생각의 흐름이 깨질 수 있다. 그래서 오히려 아이디어 발상이 저지되는 경우가 있다. 그리고 무임승차자가 생길 수도 있다. 여럿이 아이디어를 내려고 노력할 때 어떤 사람은 그냥 멍하니 있는다. 또 하나의 문제는 소수에 의한 지배다. 그나마 아이디어가 반짝반짝하는 소수 사람에 의한 지배면 괜찮다. 아이디어도 안내면서 자신이 나이가 많다는 이유로, 직급이 높다는 이유로 소수의 지배를 하면 최악이다. 아이디어를 낸다는 것도 하나의 투쟁이다. 경쟁상황에서 다들 자신의 아이디어를 관철시키려 한다.

브레인스토밍이 소심한 사람들에게 안 좋을 수 있다. 여럿이 모여 있는데 소심하고 말을 잘 못하는 사람들은 자기 아이디어를 잘 이야기하지 못한다. 그런 경우 대안이 될 수 있는 방법이 브레인라이팅(Brain writing)이다. 일종의 침묵 브레인스토밍이라고도 얘기를 하는데 원래 635법이라 한다. 단기간에 아이디어를 뽑아내고 싶다면 이 방법을 활용해볼 수 있다.

절차는 다음과 같다. 만약에 6명이라고 하면 쭉 둘러앉아서 한사람마다 A4 용지 하나씩 준다. 5분정도 시간을 주고 어떤 것에 대해서 아이디어 3개씩 적게 한다. 그리고 그 옆으로 넘긴다. 그리고 옆 사람이 적은 아이디어에 다시 3개씩 또 아이디어를 적는다. 그 다음에 또 옆으로 넘긴다. 그러면 그 밑에 또 아이디어를 3개씩 적는다. 그러면 한 사람당 아이디어를 18개를 적는 것이다. 즉, A4 용지 한 장에 18개의 아이디어가 적히는 것이다. 그런 A4용지가 모두 6장이니까, 18개 아이디어×6 장=108개의 아이디어를 30분 동안 뽑을 수 있다. 물론 산술적으로 그렇다는 이야기다. 과연 30분 동안 한 사림당 18개씩 아이디어를 산출할 수 있는지는 의문이다.

역시 이때 중요한 것은 질이 아니라 양이다. 시간이 없을 때 말이 되든 안 되든 서로 비판은 금지하고 그 밑에 쭉 의견을 적는다. 소심하고 말 잘 못하는 사람도 의견을 똑같이 표시할 수 있다. 그러면 일단 양적으로는 30분 내에 100개가 넘는 아이디어를 뽑아 낼 수 있다. 그러면 그것을 다시 정리하고 취합하고 빼고 뒤집으면서 아이디어를 다듬는 과정을 거친다. 주제를 제시하고 의견을 작성하고 기록들을 수집하고 분류를 한 다음에 그것을 다시 비슷한 것들끼리 모은다.

이러한 브레인라이팅법은 광고대행사에서도 약간 변형시켜 많이 사용한다. 광고대행사에서 경쟁 프레젠테이션에 돌입하면 팀이 구성된다. 몇백 억짜리 큰 프로젝트라고 하면 최소 1~2개월은 준비를 해야 한다. 그러면 회의실을 하나 확보해 팀이 전용으로 쓰도록 한다. 그곳을 자유롭게 드나들면서 아이디어가 생각날 때마다 써서 벽에 붙인다. 팀원들이 계속 아이디어를 붙여 나간다. 슬로건도 좋고, 카피도 좋고, 비주얼 아이디어도 좋고, 멋진 사진도 좋다. 또 꼭 그 팀이 아니더라도 지나가던 다른 팀원들도 들어와서 보다가 아이디어가 생각나면 써서 붙인다. 그렇게 2~3주가 되면 온 벽면이 빽빽하게 가득 찬다. 그리고 어느 정도 아이디어가 나오면 다시 하나씩 아이디어를 정리한다. 비슷한 것, 충돌하거나 결합 할 수 있는 것 등을 분류하고 모은다. 그러면서 빼는 작업을 한다. 그런 식으로 점점 아이디어가 정리되는 것이다.

이제는 꼭 회의실을 정해서 하지 않아도 된다. 오프라인이 아니라 온라인에서 언제 어디서나 할 수 있다. 온라인에 카페나 게시판을 통해서 계속 아이디어를 적어나가는 것이다. 그리고 그곳에 댓글을 단다. 물론 비판적인 댓글 대신에 어느 것이 좋다는 댓글을 이어나간다. 그 아이디어에 덧붙일 수 있는 아이디어를 낸다. 다른 아이디어가 있으면 생각날 때마다 글을 올릴 수 있다. 요즘은 스마트폰 시대니까 길을 가다가, 샤워를 하다, 화장실에서, 커피를 마시다가, 산책하다가도 올릴 수 있다.(최중식, 2010) 그런 점에서 브레인라이팅이 온라인 시대에 잘 활용할 수 있는 아이디어 발상법이다.

라. 포스터와 베이커의 아이디어 발상법

포스터는 아이디어를 내는 동안 마음을 조절하는 8가지 방법을 제시했다. 이는 아이디어 발상과정에서 마음조절이 중요함을 강조한 것이다. 첫 번째, 인생을 즐겨라. 현재를 즐기라는 '카르페 디엠(Carpe diem)'은 커피자판기에도 적혀있을 만큼 많이 인용된다. 피할 수 없으면 즐겨라라는 말도 있다. 즐기는 마음에서 아이디어가 더 잘 나오는 것은 사실이다. 두 번째, 아이디어 뭉치가 되어라. 이 얘기는 아이디어가 원래부터 존재해왔다는 사실을 깨달아야 함을 강조한 것이다. 즉, 긍정적인 마음에서 출발하라는 것이다.

세 번째, 마음속에 목표를 정하라. 광고는 순수예술이 아니라 목표지향적 비즈니스다. 확실한 목표를 가지고 발상을 할 때 아이디어가 더 잘 나온다. 넷째,어린이가 되라. 보들레르는 천재란 언제나 자신이 어린이가 될 수 있는 사람이라고 했다. 어린애처럼 천진난만하고 엉뚱하고 과대 망상적인 것이 필요하다. 진중권(2005)의 책 『놀이와 예술 그리고 상상력』에서도 어린애와 같은 마음이 예술에선 중요하다고 강조했다.

다섯째, 정보를 더 많이 확보하라. 앞에서 제임스 영도 강조한 "No browsing, no milk"와 같은 맥락이다. 여섯째, 배짱을 가져라. 광고처럼 팀으로 진행되는 업무에서는 자신의 아이디어가 다른 사람들에게 인정받아서 채택되어야 실현할 수 있다. 따라서 아이디어는 일종의 인정투쟁이다. 광고아이디어는 특히 주관적인 판단이 게재된다. 자신의 아이디어에 대한 비난을 두려워하지 말고, 배짱을 가지고 자신 있게 자신의 의견을 개진해야 한다.

일곱째, 생각을 다시 한 번 정리하라. 이때 언어화 혹은 시각화하는 능력이 특히 필요하다. 구슬이 서 말이라도 꿰어야 보배라는 말이 있다. 여러 가지 전략과 전술을 집약할 수 있는 한마디의 슬로건이나 핵심 비주얼이 중요하다. 마지막은 어떻게 결합할 것인지를 연구하라는 것으로 이것은 상상력의 본질이 결합능력이라는 앞의 설명과 일맥상통한다.

이러한 마음가짐을 바탕으로 포스터는 아이디어 발상과정을 5가지로 제시했다. 문제를 정의하고, 정보를 수집하고, 아이디어를 탐색하고, 일시적인 망각을 시도하고, 마지막으로 아이디어를 실행하는 것이다.

베이커는 아이디어 발상법으로 201가지를 제시했다. 사실은 200가지이며, 마지막 201번째는 이 200가지를 다 결합해보라는 것이다. 그럴 때 베이커의 발상법을 매뉴얼 삼아 이리저리 시도해보는 것도 방법이다.

스테판 베이커의 아이디어 발상법(일부)

그것을 뒤집어 엎어보라 / 잡아 당겨 보라 / 움츠려 보라 / 색깔을 바꾸어라 / 작게 만들어라 / 둥글게 만들어라 / 사각형으로 만들어라 / 길게 만들어라 / 짧게 만들어라 / 눈에 보이게 만들어라 / 주위환경을 최대한으로 이용하라 / 가사 속에 집어넣어라 / 악보 속에 집어넣어라 / 가사와 악보를 결합시켜라 / 가사와 악보와 그림을 결합시켜라 / 그림과 악보를 결합시켜라 / 가사를 없애라 / 그림을 없애라 / 그것을 잠잠하게 하라 / 반복을 이용하라 / 3차원으로 만들어라 / 2차원으로 만들어라 / 모양을 바꾸어라 / 일부를 바꾸어라 / 한 세트로 만들어라 / 수집가의 아이템으로 만들어라 / 예약에 의해서 판매하라 / 기계화시켜라 / 충전시켜라 / 움직이게 만들어라 / 조직을 부여하라 / 낭만적으로 만들어라 / 구식처럼 보이게 하라 / 다른 무언가의 일부분으로 만들어라 / 강하게 만들어라 / 상징주의를 사용하라 / 현실적으로 되어 보라 / 사진으로 바꾸어보라 / 삽화로 바꾸어 보라 / 활자의 종류를 바꾸어 보라 / 당신의 이야기를 사진 제목으로 말해 보라 / 새로운 광고 매체를 사용하라 / 뜨겁게 만들어라 / 차갑게 만들어라 / 향기를 덧붙여라 / 어린이에게 어필하도록 만들어라 / 여성에게 혹은 남성에게 어필하도록 만들어라 / 가격을 낮추거나 올려라 / 성분 요소를 바꾸어라 / 투명하게 만들어라 / 다른 백그라운드를 이용하라 / 광학 효과를 이용하라 / 다른 재료를 사용해보라 / 인간적인 관심을 덧붙여라 / 다른 용기에 집어넣어라 / 간결하게 만들어라 / 제거시켜라 / 휴대형으로 만들어라 / 극한 상황까지 가보라 / 방한용으로 만들어라 / 개인용으로 만들어라 / 어둡게 혹은 밝게 만들어라 / 깜박거리게 만들어라 / 무겁게 혹은 가볍게 만들어라 / 프로모션과 결부시켜라 / 성장하도록 만들어라 / 대체재로서 판매하라 / 섹스어필을 집어넣어라 / 응축시켜라 / 가면을 씌워라 / 별명을 붙여라 등등

마. 송치복의 아이디어발상법

지금까지 말한 아이디어 발상법은 모두 미국에서 제안한 방법들이다. 반면 카피라

이터 송치복(2003)은 『생각의 축지법』이란 책에서 현장의 실무경험을 바탕으로 우리 나름의 아이디어 발상법인 상통일맥풍류도(相通一脈風流徒)를 제시했다. 김병희(2007)는 "좀 과장해서 말하자면, 서구의 문화이론이 판을 치는 가운데 많은 연구자들이 지식의 수입상 역할을 하면서 외국의 문학이론을 잘 맞지도 않는 한국 현실에 억지로 적용했던 상황에서 우리만의 문학이론을 개발한 조동일 교수의 『한국소설의 이론』(1977)이라는 기념비적 저서에 필적할만한 업적"(p216)이라며 상통일맥풍류도를 높이 평가했다.

표 9-1 : 송치복의 상통일맥풍류도(相通一脈風流圖)

하나의 맥(一脈)	한 마디 말(一言)
하늘의 맥(天脈)	바람결(風流)
사람의 맥(人脈)	마음결(心流)
땅의 맥(地脈)	물결(水流)

이 발상법의 핵심은 '맥(脈)'이다. 전체를 관통하는 하나의 '맥'을 찾는 것이 중요하다는 것이다. 맥을 표현할 수 있는, 그야말로 열쇳말(key word)을 찾는 순간 전체의 문제가 풀리면서 아이디어의 발상은 끝나버린다. 원래 상황분석에서는 3C라고 해서 Company, Consumer, Competitor를 분석한다. 자기 회사의 제품을 분석하고, 소비자를 분석하고, 거기에 관련되는 경쟁자를 분석하는 것이다. 이는 다시 말하면 자신의 제품자체를 치밀하게 분석하고, 소비자가 되는 표적 수용자를 분석하고, 시장의 전체적인 흐름인 트렌드를 분석하는 것이다.

송치복은 이러한 분석을 하늘의 맥, 사람의 맥, 땅의 맥으로 분류했다. 사람의 맥이라는 것은 소비자에 가깝다. 땅의 맥은 자사 제품이 밟고 있는 곳이니 자사 제품을 뜻하고, 하늘의 맥은 전체적인 흐름 같은 트렌드를 뜻한다. 그것이 바람결(風流), 마음결(心流), 물결(水流)로 연결된다. 이러한 발상법의 핵심은 우리가 제품이나 경쟁시장 및 소비자를 분석한다 해도 결국에는 전체를 관통하는 하나의 맥을 발견하는 것이 중요하다는 것이다. 맥을 찾아서 하나의 키 비주얼이나 슬로건으로 표현하면 나머지 세부적인 전술은 다 통한다는 것이다.

예를 들어 하이트맥주가 OB맥주를 역전시켜 한국 마케팅의 신화가 될 수 있었던 것은 하늘과 땅과 사람을 관통하는 맥을 찾아냈기 때문이다. 맥주의 90%는 물이고, 소비자는 환경과 건강에 관심을 가지고 있기에 '천연암반수로 만든 맥주'라는 맥을 잡아낸 것이 주효했던 것이다.

그림 9-6 : 하늘과 땅과 사람을 꿰뚫는 맥을 찾는 것이 중요함을 보여주는 하이트맥주 광고

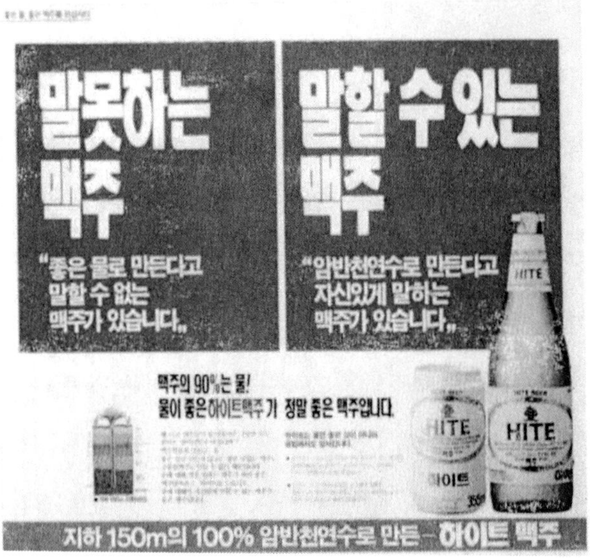

이러한 주장은 보편적 근거가 있다고 본다. 앞에서 에드워드 홀의 고맥락/저맥락(high context / low context) 문화유형학을 살펴본 바 있다. 이 문화유형학에 따르면 우리나라는 context 즉, 맥락을 중시하는 커뮤니케이션 스타일이다. 전체적인 맥락을 중시하는 고맥락 문화는 하나하나의 세부를 일일이 따지지 않는다. 전체적인 맥락을 중시한다. 영어에서처럼 'I love you'라면서 내가 너를 사랑한다고 일일이 다 얘기해 주지 않는다. 그냥 '사랑해'라는 한 마디로 모든 커뮤니케이션의 내용을 관통한다. 사랑을 고백하는 상황에서 전달하려는 핵심 메시지는 사랑한다는 동사다. '내가' 그리고 '당신을'이라는 주어와 목적어는 굳이 말 안 해도 맥락으로 충분히 짐작할 수 있다. 우리의 커뮤니케이션 양식은 '사랑해'라는 맥만 짚어낼 뿐, 나머지는 과감하게 생략한다. 송치복의 상통일맥풍류도는 그런 점에서 문화유형학적으로도 상당히 일리가 있다. 광고 아이디어를 찾을 때 전체를 관통하는 큰 맥을 잡는 것이 중요하다.

바. 광고아이디어의 원천

여러 가지 아이디어 발상법에 대해서 살펴보았는데, 그렇다면 특히 광고아이디어의 원천은 어디인가? 우선 브랜드와 로고에서 아이디어를 많이 얻고 그것이 아이디어 자체가 될 수 있다. 대표적인 것이 'Just do it'이나 'It's a sony' 등이다. 애플사의 먹다 남은 사과 모양의 로고도 사람들에게 오래도록 기억된다. 포장 자체도 아이디어의 원천이 될 수 있다. 왕뚜껑은 포장의 특성을 강조하여 브랜드의 네임으로 삼았고 광고에서 활용했다. 제조공정 자체가 광고아이디어의 원천이 될 수 있다. 풀무원 두부 등 유기농 무공해를 강조하는 식품광고에서 특히 그렇다.

상품의 국가 또는 지역 원산지도 광고아이디어의 원천이다. 콜롬비아 커피나 횡성한우가 그 사례다. 역사가 오래된 브랜드는 그 자체가 아이디어의 원천이 될 수 있다. 예를 들면 부채표 활명수나 100년 전통의 두산그룹이다. 과거의 광고캠페인 자체가 광고가 되는 경우도 있다. 새우깡이나 오란씨 같은 경우가 그렇다. 상품사용의 이전과 이후(before and after)를 비교하는 방법은 흔하게 사용하는 광고 아이디어다. 대표적인 것이 제약광고이다.

마지막으로 공감(common touch) 혹은 보편주의를 활용하는 아이디어가 있다. 이것은 레오 버넷(Leo Burnett)의 주장인데, 모든 제품에는 제품마다 담겨있는 내재적 드라마(inherent drama)가 있다는 것이다. 내재적 드라마를 포착하여 극적으로 제시하는 것이 광고의 핵심이라고 얘기를 한다. 이때 중요한 것이 누구나 공감할 수 있도록 이야기를 꾸며야 한다는 점이다.

이런 레오버넷의 광고 크리에이티브 철학이 잘 담겨있는 광고가 말보로 담배 캠페인이다. 한 개비의 말보로 담배를 피울 때 마치 자신이 서부의 사나이가 된 것 같은, 약간의 마초적인 환상을 끄집어내어 드라마틱하게 그려낸 것이 말보로 담배광고다. 〈그림 9-7〉에서 보이는 SK텔레콤의 '사람을 향합니다' 광고도 공감의 좋은 사례다. 광고는 하늘나라에 있는 딸을 못 잊는 아버지가 음성사서함에 저장되어 있는 딸의 자동메시지를 지우지 않고 계속 듣는다는 실제 이야기를 바탕으로 한 것이다. 이동전화 서비스 상품에 담긴 내재적 드라마를 끄집어내어 누구나 공감할 수 있도록 잘 표현했다.

그림 9-7 : 제품/서비스에 담겨있는 드라마를 끄집어내어
소비자의 공감을 이끌어 낸 SK텔레콤 광고

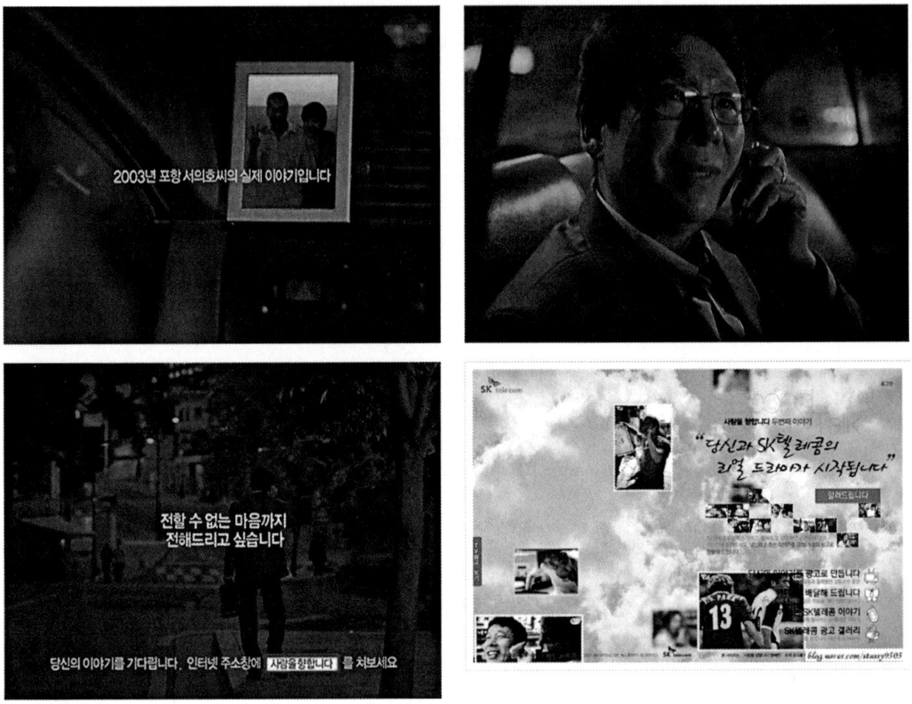

3. 아이디어의 전개, 스토리텔링

가. 이야기의 이해

아이디어를 떠올렸으면 이제는 그 아이디어를 발전시켜 전개해나가야 한다. 이때 중요한 기법이 스토리텔링(storytelling)이다. 스토리텔링의 시대라고 할 만큼 중요하다. 이전에는 이야기를 할머니가 많이 들려주었다. 할머니의 옛날이야기가 중요한 원천이었다. 그런데 요즘 이야기를 많이 해주는 것은 대중매체다. 그런 점에서 미디어는 할머니다. 대중매체를 통해 수많은 이야기가 유포되고 있다. 수많은 방송드라마와 영화, 그것은 바로 이야기다. 토크쇼도 이야기다. 뉴스도 이야기다. 일상적인 대화에서도 이야기가 넘쳐난다.

여기에 용어상의 혼란이 약간 있다. 내러티브(narrative), 플롯(plot), 담화(discourse) 등이 서로 혼용해서 쓰인다. 내러티브(narrative)는 우리말로 하면 서사다. 즉, 이야기를 이야기답게 만드는 서사 구조다. 사람마다 용어를 다르게 얘기를 한다. 문학이론가인 채트만(Chatman, 1978/2003)은 이야기(story)와 담화(discourse)로 나눈다. 이야기는 무엇을 말하는가(what to say)이고, 담화는 어떻게 말하는가(how to say)이다. 애드버스토리(adverstory)라는 말도 있다. 광고(advertising)와 이야기(story)의 합성어로 이야기가 있는 광고다(Smith, 2007). 광고 마케팅에 스토리텔링을 접목한 것이 브랜드 스토리텔링 마케팅이다.

스토리(story)와 플롯(plot)을 구분해서 쓰기도 한다. 스토리는 나열적이다. 예를 들면 왕이 죽었다, 왕비가 죽었다, 왕자가 죽었다 … 이렇게 쭉 나열하는 것은 스토리다. 플롯(plot)은 인과적으로 이야기를 엮어야 한다. 왕이 죽었다, 그래서 그 슬픔에 못 이겨서 왕비가 죽었다, 왕과 왕비가 죽어 지켜줄 사람이 없어지자 반역의 세력에 의해 왕자가 죽었다 … 이것이 플롯이다.

광고에 스토리텔링 광고가 많다. 1960년대 레오버넷이 이야기하는 내재적 드라마라는 것도 스토리의 일환이다. 창의적 광고란 제품에 담겨있는 드라마 즉, 이야기를 끄집어내는 것이라고 했다. 한 논문(Escalas, 1998)에 의하면 미국 323개 TV 광고 중 60% 이상이 어떤 이야기가 담겨져 있다고 했다. 사람들은 그냥 정보를 나열하는 것보다 어떤 이야기가 담겨져 있을 때 훨씬 더 설득적인 효과를 나타낸다고 했다.

광고의 이야기를 이해하는 것은 광고의 작동원리를 이해하는 것이고 최고의 광고는 이야기를 담고 있고 사람들 사이에 이야기를 촉발하는 광고이다. 스토리텔링 관점에서 브랜드를 재해석해볼 수 있다. 공장에서 그냥 만들어져 나오는 것이 제품이고, 그 제품이 시장에서 유통되면서 뭔가 이야기가 덧붙여질 때 브랜드가 된다.

그렇다면 왜 이야기인가? 왜 사람들은 이야기를 좋아하는가? 이야기는 재미있다. 그리고 유용함이 있다. 이야기의 어원이 이어약(耳於樂 또는 梨於樂)이라는 한자에서 유래되었다는 설도 있다. 귀에 좋은 약, 또는 약보다 이롭다는 뜻으로 그만큼 이야기가 좋다는 것이다.

어떤 유용함인가 봤을 때 이야기를 통해 세계를 이해하고 반응한다는 것이다.

심리학을 보면 인간의 사고방식, 혹은 정보처리 방식에 두 가지 유형이 있다. 하나는 패러다임적 처리(paradigm process)이고, 다른 하나는 내러티브적 처리(narrative process)다. 전자는 외부적인 정보를 논리적, 과학적으로 정보처리를 하는 방식이다. 후자는 외부의 정보를 한편의 이야기로 꾸며야 서사가 잘되는 경우가 있다. 한편의 이야기를 구성하려는 것처럼 외부의 정보를 이용해 자신의 경험을 조직화하고, 질서를 부여하여 의미를 해석하고 정서반응 및 행동을 이끌어내는 것이다.

'호반의 도시, 춘천으로 오세요!'라고 아무리 광고해도 별로 관광객이 없었다. 그런데 어느 날 갑자기 일본에서 관광객들이 몰려왔다. 바로 드라마 〈겨울연가〉의 이야기 때문이다. 춘천에 얽힌 첫사랑의 이야기에 매료되어 엄청나게 사람들이 몰려왔다. 특정의 공간에 이야기가 덧붙여지는 순간 매력적인 장소가 되어 관광객이 몰린다. 이처럼 이야기를 광고 속에 적극적으로 이용하는 것이 스토리텔링 광고다.

나. 브랜드 스토리텔링

브랜딩은 제품에 스토리텔링이 덧붙여진 것이다. 공장에서 나온 제품에 스토리텔링이 덧붙여질 때 브랜드가 된다. 주로 문학이론에서 발달한 서사이론이 미디어나 마케팅에 도입이 되면서 그 개념이 넓어졌다. 문학작품에만 내러티브가 있는 것이 아니다. 영화, 텔레비전 드라마, 뉴스, 토크쇼 등에도 내러티브가 있다. 그림에도 내러티브가 있다. 예를 들면 김홍도의 '서당 그림'은 누가보아도 금방 그림에 담긴 이야기를 짐작할 수 있다. 훈장님 앞에서 우는 아이, 그를 바라보는 훈장님의 낭패한 표정, 키득거리는 다른 아이들의 모습에서 시각적 내러티브를 읽어낼 수 있다. 그런 것처럼 광고에도 내러티브가 담겨있다.

그림 9-8 : 김홍도의 서당 그림

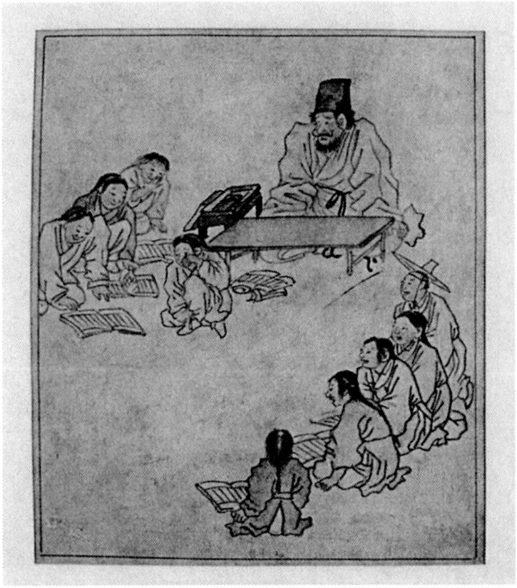

내러티브 즉, 서사구조의 요소를 크게 2가지 혹은 5가지로 나눈다. 2가지로 나누면 시간성(chronology)과 인과성(causality)으로 나눌 수 있다. 모든 이야기는 사건의 연속이기 때문에 시간의 전후가 있다. 왕이 죽고, 왕비가 죽고, 왕자가 죽는 일련의 사건 속에 시간성이 있으며 인과성이 있다. 서사구조의 요소를 다섯 가지로 나누기도 한다. 이것은 마치 신문기사 작성의 6하원칙과 같다. 누가(행위자), 무엇을(행동), 어디서(장소), 어떻게(도구), 왜(목적의도) 했는가이다.

광고의 내러티브에는 광고만의 특징이 더 있다(윤태일, 2007). 광고 내러티브 혹은 스토리텔링의 특징은 소비자가 광고의 설득의도를 간파한다는 것이다. 광고는 기껏해야 30초이고, 인쇄광고 잡지광고는 에피소드가 최대 두 개 정도밖에 안 된다. 앞에서 이야기 했던 SK텔레콤의 '사람을 향합니다'도 딸을 못 잊어서 딸의 음성사서함을 지우지 않는다는 단순한 에피소드다. 광고의 스토리는 소설 등 문학예술과 비교해서 더 회화적이다. 그런 점에서 영화나 방송 드라마에 가깝다. 또 하나 특징은 광고 내러티브의 중심이 제품이라는 점이다. 브랜드가 이야기의 주체이면서 이야기의 전달자다. 앞에서 언급한 광고 이야기에서 핵심은 결국 SK의 서비스인 음성사서함이다. 이것은 어떤 의미에서 감상의 오류(pathetic fallacy)다. 낭만주의 문학은 생명이 없는 모든 것을 마치 생명이 있는 것처럼 그린다. 바람과 구름과 시냇물과 바위가 서로 이야기한다. 광고도 마찬가지다. 〈그림 9-9〉에서 보듯, 광고 중에는 생명이 없는 제품이 마치 살아 있는 생명체처럼 움직이고 말한다. 그런 점에서 낭만주의에서 발견되는 감상의 오류가 스토리텔링 광고에서 많이 발견된다(Twitchell, 2004).

그림 9-9 : 제품을 의인화한 루믹스 카메라 광고

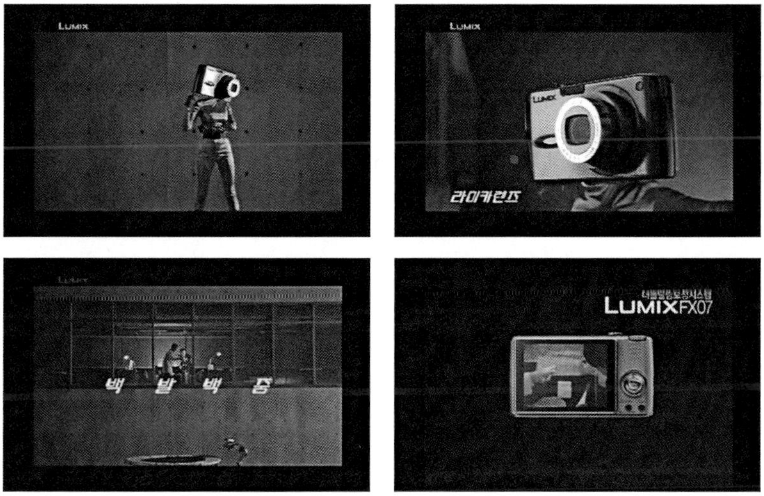

스토리텔링의 원천(source)은 여러 가지다(김훈철 장영렬 이상훈, 2006). 우선 브랜드나 기업 자체의 역사 혹은 이야기 거리로부터 브랜드 스토리를 이끌어낼 수 있다. 예를 들어 생수 브랜드 에비앙은 프랑스의 한 마을 이름으로, 이곳에 살던 후작이 마을에서 나는 물을 마시고 신장결석이 나았다는 브랜드 탄생의 이야기를 갖고 있다. 지포라이터에도 유명한 이야기가 있다. 베트남전 당시 한 미군 병사가 가슴에 총을 맞고 쓰러졌다. 그런데 군복 앞주머니에 들어있던 지포 라이터 때문에 목숨을 건질 수 있었다. 둘째, 소비자의 브랜드 경험으로부터 브랜드 이야기를 이끌어내는 경우가 있다. 앞에서 예로 들었던 SK텔레콤의 '사람을 향합니다' 광고는 SK텔레콤의 실제 이야기를 토대로 광고를 만든 것이다. 마지막으로 기존의 콘텐츠가 브랜드 스토리텔링의 원천이 될 수 있다. 이것은 일종의 패러디 전략이다. 〈그림 9-11〉 쿠퍼스 광고는 우리 전통 판소리인 토끼전로부터 이야기를 빌려왔다.

그림 9-10 : 제품자체로부터 이야깃거리를 찾아내는 지포 라이터 광고

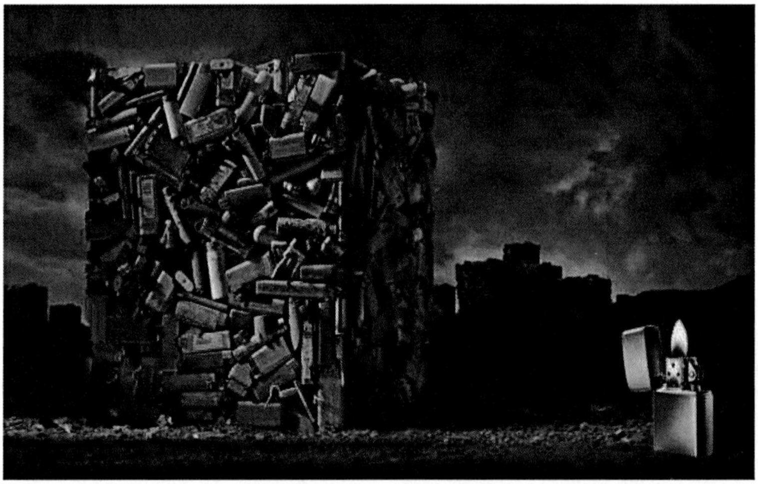

브랜드 스토리텔링은 몇 가지 역할을 수행한다. 브랜드에 대한 정보를 제공한다. 브랜드 스토리에 대한 이야기를 꾸미면 브랜드에 대한 이해가 증진되고 거기에 대해 호의적인 태도가 형성되면서 행동이 촉발되는 효과를 가지고 있다.

그림 9-11 : 기존의 콘텐츠인 토끼전으로부터 이야기를 끌어낸 쿠퍼스 광고

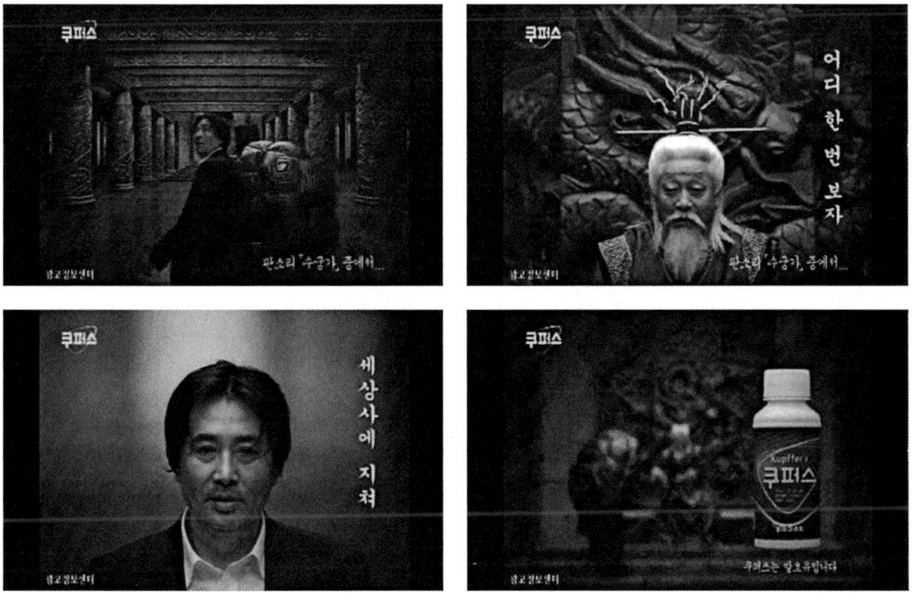

4. 메시지 전략 : what to say

가. 심리학적 기초

메시지 전략의 심리학적 기초가 되는 이론으로는 계층효과(hierarchy of effect) 모형이 있다(Clow & Baack, 2002). 이는 CAB모형이라고 한다. 즉 Cognition(인지), Affection(정서), Behavior(행동)의 약자다. 처음 인지가 되면 그 다음 아는 만큼 좋아하고, 이어서 행동이 일어난다는 것이다. 그런 효과가 단계적이고 위계적이라고 본다. 이것은 적극적인 정보처리이다. 외부의 정보가 있으면 인지적인 정보처리를 하고, 거기에 대해서 호의적인 태도가 형성되고 행동으로 간다는 효과 연속성 계층 모형이다.

계층효과 모형은 여러 가지가 있다. AIDMA도 일종의 계층효과 모형이다. attention(주목), interest(흥미), desire(욕구), memory(기억) 그리고 action(행동)이다. 아이스크림 광고를 보고 지갑 들고 바로 사먹으러 뛰어나갈 수도 있지만, 대부분 기억해놨다가 행동을 한다. 레비지와 스타이너(Lavege & Steiner)의 계층효과 모형도 비슷하다. 인지, 지식, 호감, 선호, 확신. 실제구매로 이어진다고 했다. 호감과 선호의 차이는 선호(preference)는 호감 중에서도 특별히 어떤 것을 더 좋아한다는 것이다. 인지와 지식이 인지적인 측면이고 호감과 선호, 확신이 정서적인 측면이고 실제 구매는 행동적인 측면이다. DAGMAR는 광고목표 설정법에 설명한 바 있다. 다그마도 계층적 위계 모형을 전제로 한다. 그래서 광고목표를 인지적, 정서적, 행동적 부분으로 나눈다.

계층효과 모형에서 인지적인 요소가 정서적인 요소로 전환되는 지점이 바로 지렛대(leverage point)다. 이것은 제품/서비스의 장점을 소비자의 개인적 가치로 연결하는 연결고리다. 이 지렛대의 지점을 찾는 것이 중요하다. 이는 인지적인 부분에서 정서적인 부분으로 나가는 것이다. 사실 이것은 계층 효과모형 및 수단-가치 사슬 이론과 관련이 있다. 수단-목적 사슬 이론(means-end chain theory)은 어떤 제품이 원래 장점이 있으면 그 장점이 소비자에게 어떤 혜택을 주고 그 혜택에서 더 나아가 어떤 특정 가치혜택으로 연결된다는 점이다. 그럴 때 소비자 혜택에서 가치로 넘어가는 부분. 또는 인지에서 정서로 넘어가는 지점이 이 지점이다.

계층효과 모형도 비판을 받는다. 소비자의 정보처리 방식이 반드시 인지-정서-행동 순서로 위계적으로 가지 않는 다는 것이다. 앞에서 설명한 바와 같이 FCB 격자모형에 따르면 계층효과 모형은 1/4분면 즉, 고관여/이성 유형에만 속하는 소비자 행동일 뿐이다. 하지만 그럼에도 소비자 반응이 어떤 식으로 이뤄지고 있는가 이해하고 마케팅 커뮤니케이션 전략을 수립하는 데 지침이 되기 때문에 이 개념이 유용하다. 때문에 계층효과 모형이 메시지 전략에 가이드라인으로 활용되기도 한다. CAB모델에 근거해서 메시지 전략을 인지, 정서, 행동, 브랜드 전략으로 나누어서 살펴본다(Clow & Baack, 2002).

나. 인지적 전략

메시지 전략의 첫 번째는 인지적인 전략이다. 인지적 전략은 여러 가지가 있는데 첫 번째는 일반적 메시지(general message) 전략이다. 일반적 메시지는 어떤 것에 대해 그 카테고리의 우월성 자체를 일반적으로 얘기하는 것이다. 일반적(general) 메시지가 강해지면 브랜드 입장에서는 제네릭 브랜드(generic brand)가 된다. 브랜드 자체가 어떤 카테고리 제품을 대표하는 이름이 되는 것이다. 이를테면 포크레인(Poclain)

은 원래 굴삭기(excavator)라는 중장비 기계를 생산하는 프랑스 회사 이름이다. 호치키스(Hotchkiss)도 원래 스테이플러(stapler)의 브랜드 네임이다.

한국의 의료관광을 예로 들면 의료관광에 대해 한국 혹은 우리 병원은 이런 점이 좋다라고 광고하지 않는 메시지 전략이다. 그 대신 '관광도 하고 의료서비스도 받는 일석이조의 효과' 정도로 의료관광 일반의 장점을 소구하는 전략이다. 이 정도의 전략을 구사하려면 시장에서의 위치가 1위 브랜드여야 한다. 1위 브랜드 정도가 돼야 일반적인 메시지 전략을 구사할 수 있다.

또 다른 인지적 전략으로 선취적(preemptive) 메시지와 USP전략이 있다. USP는 Unique Selling Proposition의 약자로 독특한 판매제안점이다. 선취적 메시지 전략은 남들도 다 있는 것을 자신이 먼저 주장해서 선점하는 전략이다. 다른 경쟁사도 뒤늦게 자신들도 그런 특징이 있다고 주장하면 미투(me-too) 제품이 될 뿐이다. USP 전략은 남들에게 없는 자신만의 특징을 소구하는 것이다.

예를 들어 러시아에는 우리나라와 같은 건강검진 서비스가 없다고 한다. 만약 한국의 어떤 병원에서 러시아 소비자에게 소구를 하면서, 건강을 미리 체크해봄으로써 질병을 예방할 수 있는 건강검진 서

그림 9-12 : 제품의 USP를 강조한 스카이 스마트폰 광고

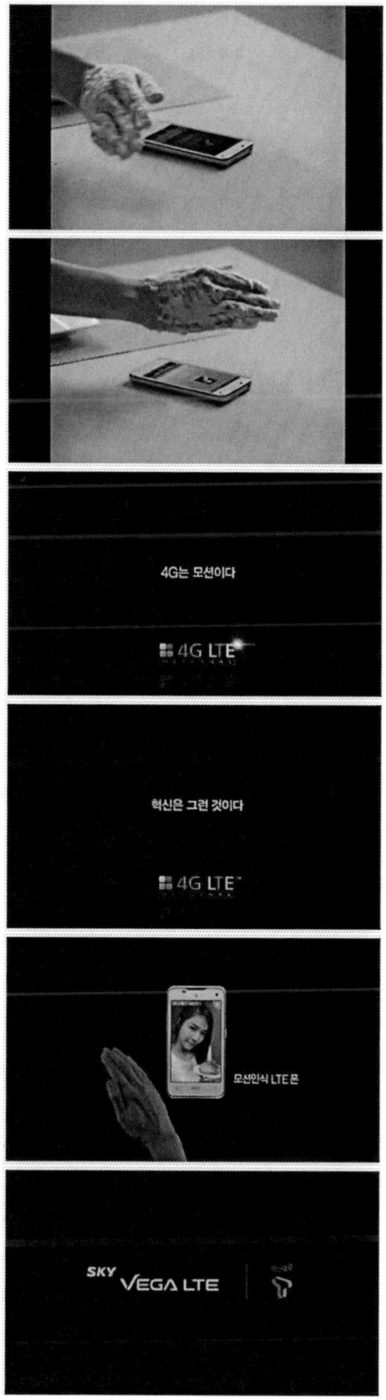

비스를 광고했다고 하자. 사실 한국의 다른 병원들도 건강검진 서비스는 다 있다. 하지만 먼저 치고 나감으로써 선점하는 것이다. 다른 병원이 뒤늦게 우리도 건강검진 서비스가 있다고 해봐야 미투(me-too) 전략밖에 되지 않는다. 다른 병원이 없는 첨단 의료장비가 있다고 소구하는 메시지는 USP전략의 사례다. USP 메시지가 법적으로 더 명확한 경우는 특허라고 할 수 있다. 특허야말로 다른 경쟁자들이 가질 수 없는 장점이 된다.

과장법(hyperbole)은 입증할 필요 없이 자신들의 우위를 주장하는 것이다. 그런 점에서 입증 할 수 있는 자신의 차별적 우위점을 내세우는 USP전략과 대조된다. 여기서 조심해야 할 점은 과장법이 과장광고(puffery)로 빠질 위험이 있다는 것이다. 과장광고와 과장법은 그 경계가 애매하지만 미묘한 차이가 있다. 과장법은 일종의 수사법이다. 유머광고에서 재미로 받아들일 수 있다. 하지만 과장광고는 허위광고와 마찬가지로 법에 걸린다.

예를 들면 '한국에서 의료서비스를 받고 관광까지 했더니 몸이 날아갈 것 같아요'라며 몸이 날아다니는 모습을 보여주면 과장법이다. 사람이 하늘을 날 수 없다는 것은 누구나 알기 때문에 유머광고에서 일종의 수사법으로써 과장법이라 본다. 그런데 '수술을 받고 났더니 할머니가 벌떡 일어나 걸었어요'라고 하면서 정말 벌떡 일어나서 걷는 모습을 보여주면 과장광고로 걸릴 수 있다. 관절약, 관절시술 등이 정말 그 정도 효험이 있는지 입증해줘야 한다. 정말 벌떡 일어나서 걷고 이런 것은 문제가 된다는 것이다.

차승원이 나오는 복분자술 광고는 과장법이다. 술 마시고 소변을 보았더니 화장실 변기가 다 깨지고 전봇대가 부러지는 모습을 보여주었기 때문이다. 하지만 복분자를 먹고 정말 성생활에 효험이 있는 것처럼 광고하면 과장광고가 될 수 있다. 설렁탕 한 그릇의 영양이 그대로 담겨 있다고 광고했던 신라면 블랙에 대해서 공정거래위원회는 과장광고라며 과징금을 부과했다. 우골보양식만큼 영양성분이 있다는 근거를 제시하지 못했기 때문이다.

비교 광고는 다른 경쟁사 제품과 직간접적으로 비교하는 광고다. 예를 들어 우리 병원이 다른 병원과 비교해서 가격이 훨씬 더 저렴하다거나 검진항목이 이것보다 더 많으면서 싸다거나 조목조목 비교해주는 것이다. 직접적인 비교는 직접적으로 그 비교 대상이 상대하는 병원 이름을 이야기 하는 것이고 간접비교는 직접적으로 언급하지는 않는 것이다. 사람들은 비교를 하면 더 잘 주목하고 기억하는 경향이 있다. 그런데 비

그림 9-13 : 과장법을 구사한 복분자 '전설의 힘' 광고

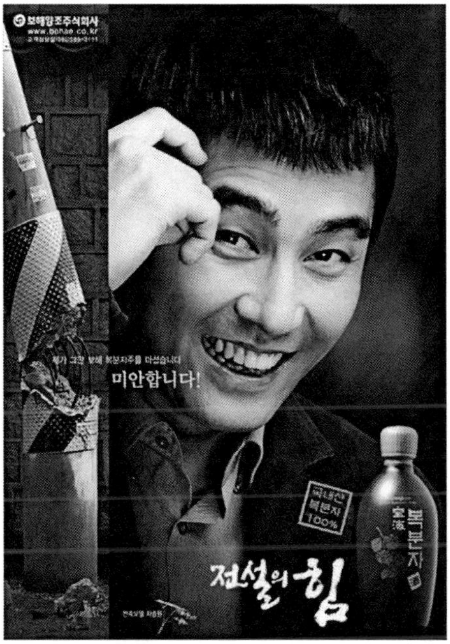

그림 9-14 : 과대광고로 과징금이 부과된 신라면 블랙 광고

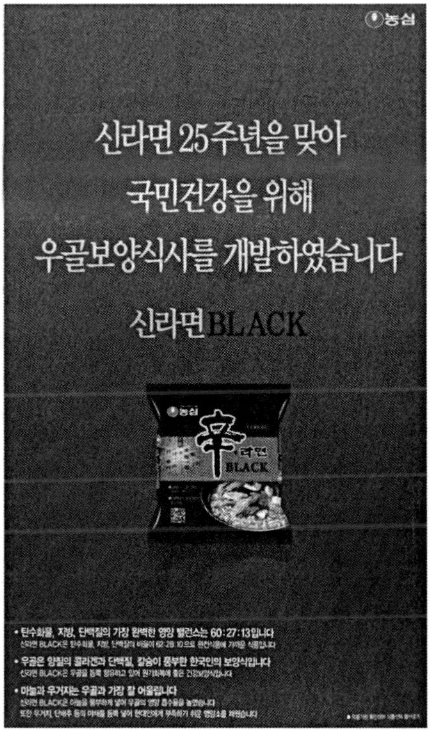

교 광고는 결국엔 상대방에 비해 이런 점들이 더 우월하다, 상대방이 우리에 비해 이런 점들에서 더 열등하다는 것을 이야기 해주는 것이다. 이것이 보통 많이 적용되는 것이 정치 광고다. 정치 광고에서 네거티브 전략을 많이 쓰는데 '상대방은 이렇지만 나는 이렇다!'라는 주장을 주로 펼친다.

여기서 자동적 특질 전이(spontaneous trait transference)의 비의도적 효과가 발생한다. 예를 들면 정치 광고에서 'A후보는 굉장히 부도덕한 사람입니다, 재산을 축적했고 학력을 위조했습니다'라고 B후보가 공격하면 공격을 했던 특징이 공격하는 B후보에게도 전이되어 연상이 되는 것이다. 그래서 사람들은 B후보를 생각할 때 부도덕, 재산축적, 학력위조 등을 연상한다.

비교 광고에서 문화적 차이도 존재한다. 우리나라도 비교 광고는 2001년부터 규제에서 풀려 허용되었다. 그 이전에는 직접적으로 다른 것과 비교하는 것이 허용되지 않

았다. 외국에 보면 특히 펩시나 코카콜라 같은 경우 상대방을 사정없이 짓밟는 광고들이 나오는데 우리나라나 일본 같은 경우 문화적으로 별로 잘 받아들여지지 않는다. 왜냐하면 사람들이 누구를 비교하고 잘났다고 하면 보통 '너나 잘하세요'라는 이야기를 많이 하기 때문에 별로 효과가 없었다.

그림 9-15 : 경쟁사와 비교하면서 자사의 우수성을 내세우는 자동차 비교 광고들

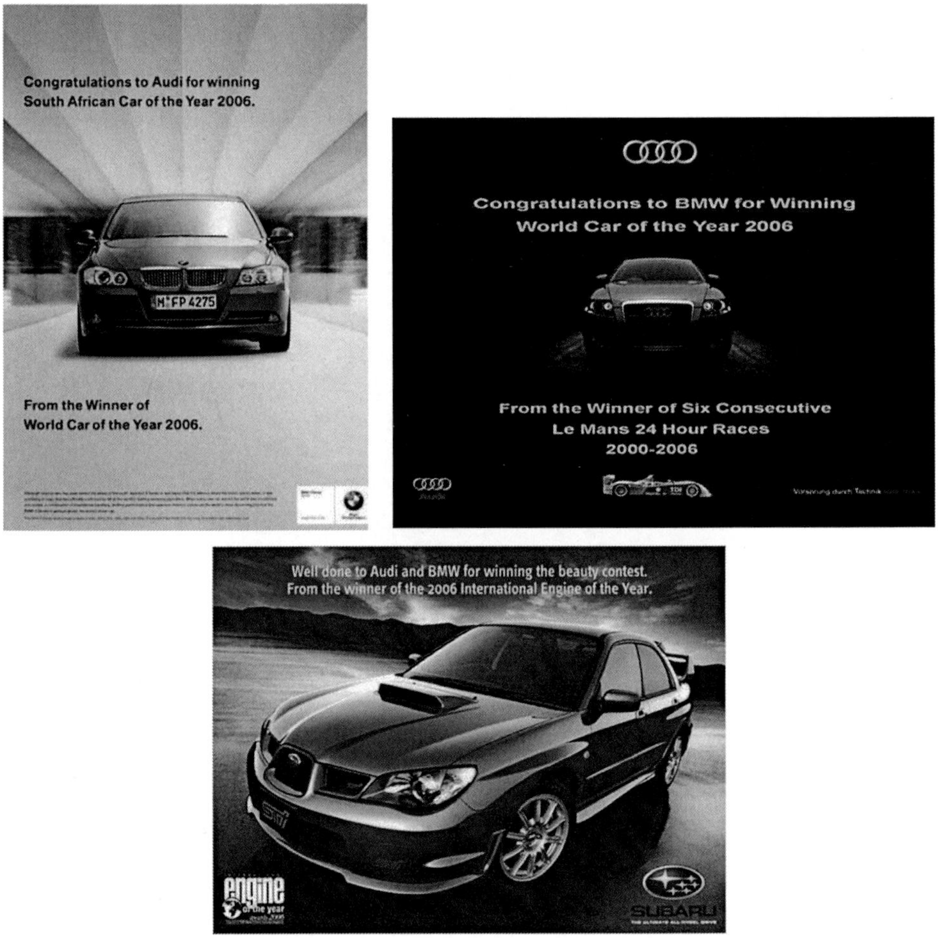

다. 정서적 전략

정서적인 전략에는 두 가지가 있다. 첫 번째는 반향광고(resonance advertising)다.

동굴이나 산에서 소리치면 메아리가 퍼져 반향이 일어난다. 마찬가지로 광고에서 소비자의 체험과 관련된 라이프스타일을 보여줌으로써 그것과 관련된 자신의 경험이나 체험을 되새기게 한다는 것이다. 제품과 소비자를 연결하는 것이다. 흔히 라이프스타일 광고가 이런 것인데, 만약 의료관광에서 러시아의 노부부가 한국에 와서 노후에 치료도 받고 숲을 거니는 것을 보여준다면 그것은 반향광고 전략을 구사한 것이다.

감성광고(emotional ad)도 비슷하다. 감성광고는 제품의 회상과 선택을 유도하기 위해서 특정의 감성을 강하게 연계시키는 것이다. 사랑스러운 감정이나 따뜻함, 이런 것들도 있지만 유머 광고도 있고 혹은 공포를 소구하는 경우도 있다. 사람들에게 공포심을 불러일으켜서 무엇을 못하게 하는 경우다. 공포소구를 많이 하는 광고는 공익광고다. 음주운전, 흡연, 건강과 관련된 광고에서 많이 공포소구를 이용한다. 유머 광고는 특히 문화적 차이가 있어서 유머를 구사할 때 주의해야 한다.

그림 9-16 : 감성적 전략 중 유머소구를 보여주는 광고

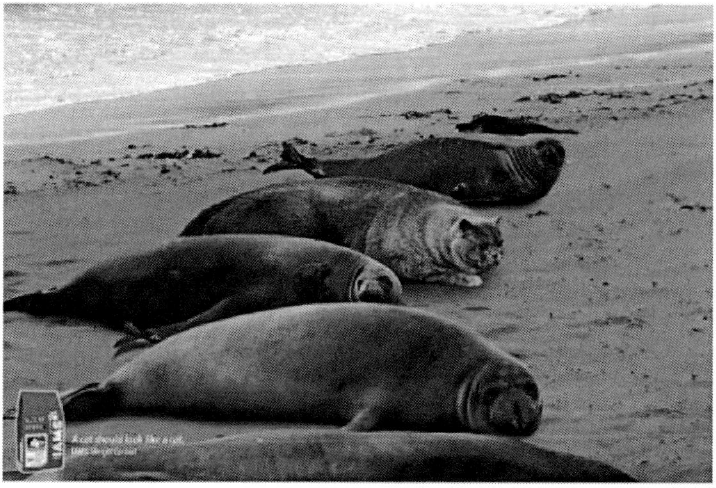

라. 행동적 전략

행동적 전략은 행동유발적인 광고다. 이를테면 충동구매를 촉발하는 경우다. 구매시점 광고나 인터넷, 홈쇼핑채널 같은 경우 '지금 신청하세요!'라는 것이 바로 이 전략을 구사한 것이다. 구매를 촉발하는 것은 관광에서도 찾아 볼 수 있다. 이른바 땡처리

여행에서 2~3일 전에 상품을 반값에 내놓는 것이 행동유발적 광고라고 볼 수 있다.

판촉 지원광고는 경품이나 사은 잔치 등 판촉행사를 할 때 이를 지원하는 광고다. 의료관광이나 관광 같은 경우는 판촉용품에 사은품으로 몇박 몇일 상품을 판촉 용품으로 제공해 연계하는 경우가 있다.

그림 9-17 : 행동적 전략을 구사한 판촉지원광고

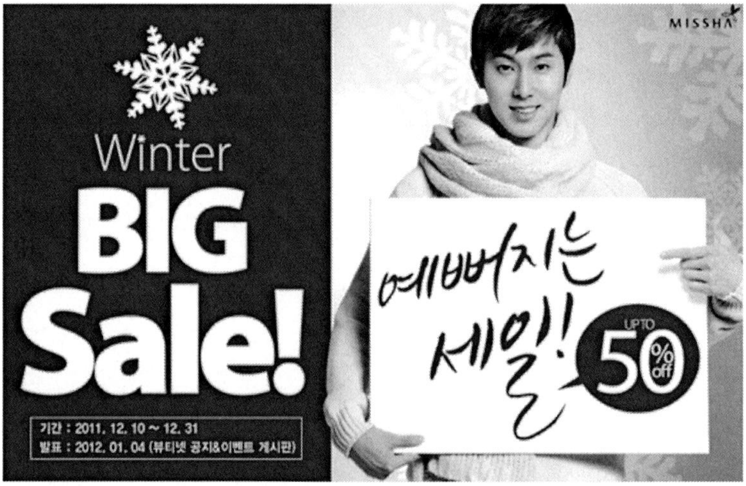

마. 브랜드 전략

마지막으로 브랜드 전략이 있다. 브랜드 전략은 브랜드 자산 구축을 위한 메시지 전략이다. 크게 보면 브랜드 사용자 전략, 브랜드 이미지 전략, 브랜드 사용전략, 기업광고로 나눌 수 있다. 브랜드 사용자 전략은 브랜드를 사용하는 사람들이 나와서 자신이 써보니까 좋더라 는 것이다. 특히 유명인(celebrity)이 나와서 이야기하는 것이다. 의료관광도 적용할 수 있다. 중국이나 러시아의 유명한 연예인을 광고에 활용해 한국에서 의료관광을 해보니 좋더라고 광고하는 것이다.

브랜드 이미지 전략은 브랜드 개성이나 브랜드명, 로고를 이용하는 것이다. 한국은 '메디컬 코리아(Medical Korea)'라는 슬로건을 만들었다. 그래서 이런 슬로건이나 캐릭터, 로고 등을 활용하여 브랜드를 광고 하는 전략이다. 브랜드 사용전략은 브랜드가 사용되는 상황을 통해 호의적 이미지를 구축하는 전략이다. 예를 들면 러시아나 중국 소비자가 한국으로 와서 의료서비스를 받고 관광을 하는 모습을 보여주는 것이다. 새로운 사용법을 제시하는 경우도 있다. 예를 들면 기존의 관광 상품에서 관광도 하고 건강도 챙기고, 관광을 새롭게 바꾸는 경우다. 일반적으로 보면 원래의 제품을 다르게도 활용하는 전략이 바로 이것이다. 의도하지 않았지만 소비자들이 새로운 방법으로 이용하는 경우도 있다. 물먹는 하마가 여름에 많이 팔리는데 물먹는 하마를 다 쓰고 나서 용기를 가지고 다른 용도로 이용하는 경우가 그것이다.

기업광고도 브랜드 전략의 하나다. 우리나라에서는 기업광고를 많이 한다. 소비자의 신뢰가 특히 중요하기 때문이다. 그래서 삼성에서 새로운 사업에 진출하면 '삼성이 하면 다릅니다'라고 하면서 삼성이라는 기업이미지를 업고 들어간다.

그림 9-18 : 브랜드전략을 구사한 기업이미지 광고

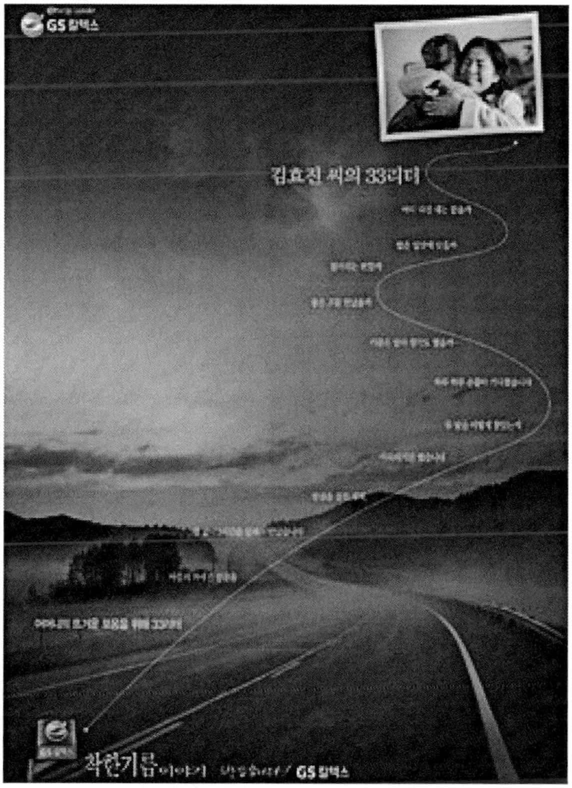

5. 크리에이티브의 실행 : How to say

메시지 전략에서 무엇을 이야기할 것인가(what to say)를 결정했으면 실제로 어떻게 표현하느냐(how to say)를 결정해야 한다. 광고 크리에이티브 콘셉트의 실현이다. 이를 특히 강조한 것이 윌리엄 번박의 엑시큐션(execution, 실행 혹은 솜씨)이다. 아무리 아이디어가 좋아도 실제로 표현할 수 있는 능력이 없으면 소용이 없다.

광고의 크리에이티브 콘셉트를 표현하는 방법들은 다음과 같다. 우선 입증(demonstration)을 통해 표현하는 방법이 있다. 상품의 이점이나 그 결과를 입증하는 방법이고 제품속성을 표현하는데 적합하다. 의료에서는 이 방법을 특히나 많이 이용한다. 사용 전후(before & after)를 보여주는 것도 흔히 쓰는 표현방법이다. 특히 성형수술 등 의료분야에서 수술 전 수술 후가 광고에 많이 이용된다.

실증사진도 많이 활용되는 표현방법이다. 화장품이나 향수 같은 경우에도 제품이 담기는 용기가 중요하다. 의료관광의 경우 자신의 첨단 의료장비를 보여준다든지 관광지의 멋있는 풍경을 보여준다. 특히 관광이나 서비스 같은 경우 서비스 마케팅 특징

그림 9-19 : 사용전후 기법을 활용한 광고

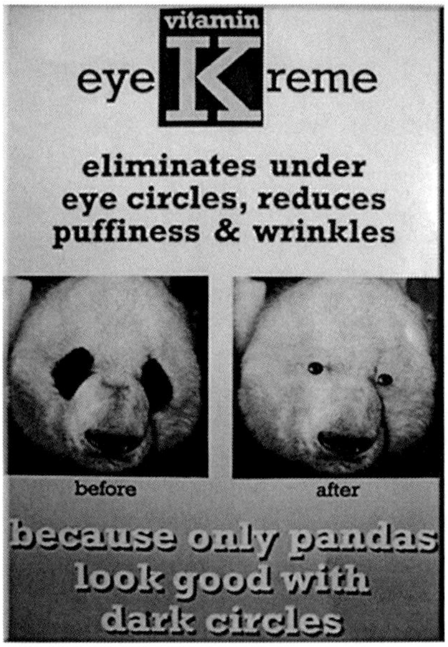

그림 9-20 : 흔들리지 않는 승차감을 실증사진을 통해 보여준 자동차 광고

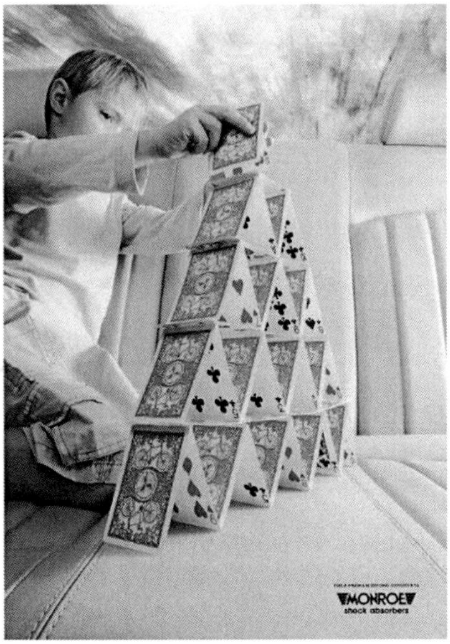

이 구체적으로 만질 수 없는 상품이기 때문에 멋진 관광사진 등 실증 사진을 통해서 보여주는 것이 좋다.

은유법은 광고에서 많이 쓰는 비유법 중 하나다. 비유법에는 직유법과 은유법이 있다. 병원 홈페이지의 외국인 환자 체험후기 중에 '여기는 병원이 아니라 천국 같아요'라는 표현이 있다. 이것은 직유법이다. '천국이에요'하면 은유다. 무드를 통해 간접적으로 전달하고 실질적인 차별화가 없거나 자아표현을 할 때 적합하다고 했다. 관광 같은 경우가 그렇다. 애니메이션은 삼성의 '또 하나의 가족' 캠페인에서 쓰였는데, 캐릭터를 쓰게 되면 친근감을 줄 순 있지만 가벼워 보일 수 있다. 그래서 의료 관광 같은 고관여 상품에서는 잘 사용하지 않는 경향이 있다.

그림 9-21 : 캐릭터를 활용한 삼성 기업광고

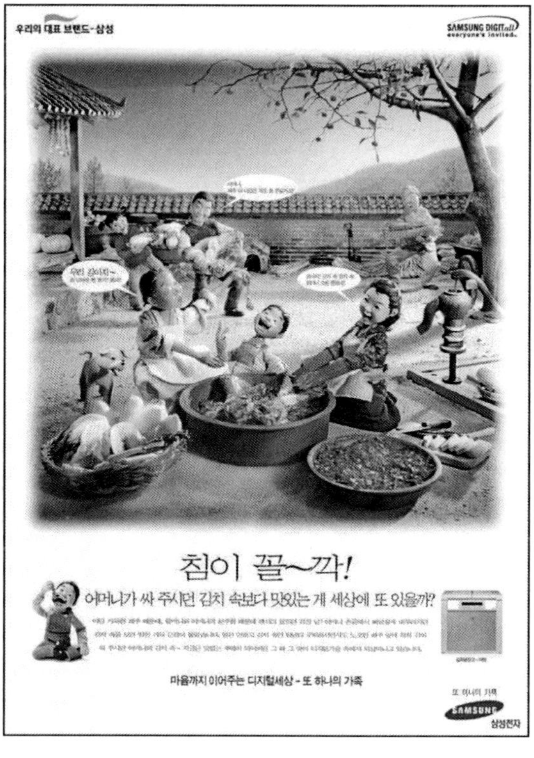

스포크스맨(spokesman) 및 전속모델도 광고에서 많이 활용하는 표현방법이다. 스포크스맨은 신뢰성과 공신력을 지닌 광고모델이다. 고관여 상품인 경우 전문가들을 많이 이용하는 편이고, 저관여인 경우 유명연예인이나 운동선수를 많이 쓴다. 의료관광에서도 마찬가지이다. 권위 있는 의사나 전문가를 쓸 수 있고, 중국이나 일본에서 인기 있는 한류 연예인들을 이용할 수 있다. 증언은 실제로 제품을 사용한 사람들이 어떤 브랜드를 사용해보니 정말 좋다고 광고에서 증언을 하는 것이다. 이 경우에는 전문가나 연예인이 아니라 일반인 소비자를 등장시킨다.

문제해결식 표현방법은 주어진 문제 상황에 상품이 어떻게 도움을 줄 수 있는지를 직설적으로 제시하는 것이다. 의료서비스 같은 경우 문제 해결식 표현방법을 많이 활용할 수 있다. 관절염, 허리 디스크를 수술 없이 치료하는 병원의 명의 등을 보여주는 것이다. 사람들은 광고를 보고 생각반응을 해서, 부정적인 생각 및 긍정적인 생각을 계속 떠올리기 마련이다. 생각반응이 요구되는 광고 전략에 적합하다. 테크노 같은 경우 3D나 첨단 세계를 상징하는 역할을 한다. IT기업이나 중소기업의 경우 이런 첨단세계를 상징하는 광고들이 많다. 이런 기법은 광고에서 잘 활용해야 한다. 첨단의 이미지를 풍기려다 오히려 촌스러운 느낌을 줄 수도 있기 때문이다. 티저광고는 시리즈 광고다. 티즈(tease) 한다는 것은 어떤 개체를 간질간질 거려서 집적거리는 것이다. 처음에 조금씩 보여주고 점점 늘려나가는 것이 티저 광고다. 보통 신제품을 처음 선보일 때 호기심을 유발하기 위해 많이 쓴다.

그림 9-22 : 티저기법을 활용한 에이씨케어 광고

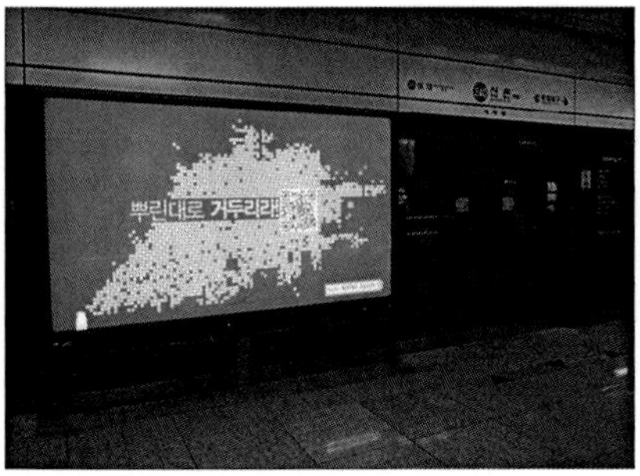

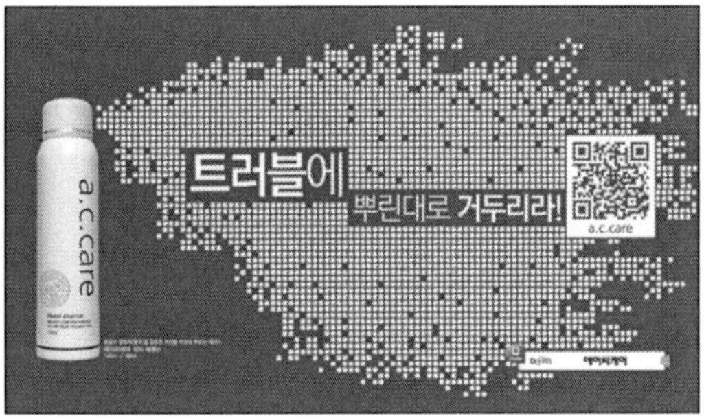

중국의 의료관광 소비자

중국 부자들의 외국 의료관광이 성행하고 있다고 관영 영자지인 「China Daily」가 보도했다. 다음은 기사내용의 요약이다.

사생활 보호와 고가의 의료서비스를 위해 외국에 기꺼이 돈을 지불하려는 중국인들이 늘고 있다. 이들은 상대적으로 저렴한 의료서비스를 위해 다른 나라를 찾는 미국의 의료관광객과도 다른 양상을 보인다. 중국의 의료비용이 세계에서 가장 저렴하기에, 이들은 고품질의 의료서비스를 위해 외국으로 간다. 일본, 한국, 싱가포르, 미국, 홍콩 등이 주로 선호되는 의료관광지다.

5년 전에는 수천 명에 불과했던 의료관광 목적의 출국자가 지난해에는 6만 명에 육박했다. 이들은 주로 피부 노화방지, 암 검사 등의 건강진단, 출산 등을 주요 목적으로 하되 숙박을 포함한 여타 일정에 최고가를 내면서 최상의 서비스를 요구하고 있다.

엄청난 인구와 점차 고령화되는 추세를 감안할 때 중국은 틀림없이 의료산업의 최대 시장이 될 것으로 전문가들은 내다보고 있다.

통상 특정목적의 의료 서비스와 더불어 숙식, 항공권, 관광 등의 7일 패키지 의료관광에 60만 위안(1억 552만 원)이 소요되는 것으로 조사됐다.

특히 최근 몇 년 새 중국 부자들의 의료관광이 크게 늘면서 이들을 겨냥한 마케팅이 강화되고 있다. 중국인 의료관광이 집중되는 한국과 일본 등의 주요 병원들은 중국어가 가능한 전담 의료팀을 가동하는가 하면 항공권 및 호텔 예약 서비스 등도 병행하고 있다.

급속한 경제성장을 바탕으로 중국 부자들의 외국 의료관광은 갈수록 더 늘어날 것이며 중국인의 미용관광도 잠재력 있는 시장이다.

대만은 중국인 의료관광 유치 차원에서 이르면 연말부터 건강검진 또는 성형수술 등을 목적으로 한 중국인의 대만 방문을 허용키로 하고 입국 허용 기준을 변경하기 작업을 진행 중이다. 중국의 의료관광 잠재력을 주목한 한국과 미국의 몇몇 병원에서는 중국환자만을 독점적으로 받기 위해서 중국어가 지원되는 별도의 병원조직을 구축하기도 했다.

출처 : Shan Juan, 'Wealthy Chinese spur medical tourism', China Daily, 2011. 11. 7 요약

10

예산 결정 및 매체 전략

예산 결정 및 매체 전략

10장

매체 전략은 크리에이티브 전략과 함께 의료관광 마케팅 커뮤니케이션 기획과정의 양대 축을 구성한다. 아무리 창의적인 메시지라 해도 소비자에게 제대로 전달이 되지 않으면 공염불에 그치기 때문에 매체는 중요하다. 더구나 매체비용, 그중에서도 특히 광고매체의 비용이 마케팅 커뮤니케이션의 비용에서 압도적인 비율을 차지하기에 매체 전략은 더욱 중요하다. 그리고 바로 그 이유 때문에 매체 전략은 예산결정과 긴밀하게 연계되어 있다. 이 장에서는 예산 책정법과 배분의 원칙을 알아보고, 매체계획의 수립절차에 대해서 살펴보도록 하겠다.

1. 의료관광 예산 결정 및 매체 전략

마케팅 커뮤니케이션에서 크리에이티브 전략과 함께 또 하나의 중요한 전략은 매체 전략이다. 상황분석과 목표설정을 했으면 전략을 수립하고 프로그램을 실행하고 그에 대한 평가를 한다. 3가지 측면에서 매체 전략은 중요하다. 우선, 비용측면에서 캠페인 비용의 대부분을 차지하는 것은 매체비이기 때문이다. 흔히 빌링(billing)이라 부르는 광고비의 대부분은 매체비용이다. 제작비의 비율은 얼마 되지 않는다. 그러다 보니까 매체 전략은 예산 설정과 긴밀하게 관련이 되어 있다.

둘째, 캠페인 실행 측면에서도 아무리 크리에이티브가 뛰어나고 메시지가 적합하더라도 소비자들에게 도달되지 않는 메시지는 무의미하다. 그래서 매체 전략이 중요하다.

마지막으로, 오늘날 매체 환경이 옛날보다 더 중요해졌다. 시벌카(Sivulka, 1997)의

『미국광고사』에 의하면, 1960년대가 크리에이티브 혁명기(creative revolution)라면 1990년대 이후는 매체혁명기(media revolution)다. 1990년대 이후 인터넷이나 이동통신 등 쌍방향 매체(interactive media)가 출현하면서 매체가 광고의 핵심 요인이 되었다는 것이다. 따라서 매체 전략이 갈수록 중요해지고 있다. 이 장에서는 마케팅 커뮤니케이션의 여러 매체비용 중에서 특히 광고비의 비중이 높기 때문에 주로 광고를 중심으로 매체 전략 및 예산 설정에 대해서 살펴본다.

2. 예산의 결정

가. 예산의 책정

마케팅 커뮤니케이션의 예산을 책정할 때 어떤 수준으로 매체를 집행해야 효과가 나타나는지를 정확하게 파악하기는 쉽지 않다. 미국 광고인 오길비(Ogilvy)가 많이 인용한 말 중에 이런 말이 있다. 광고주들은 자신의 광고예산 중 절반이 낭비되고 있다는 것은 분명한데 어느 쪽 절반이 낭비되고 있는지를 모르겠다며 불만을 가진다는 것이다. 그만큼 과학적인 예산 설정이 중요하다. 그래서 예산을 책정하는데 도움이 될 만한 지침을 참고하려 한다. 미국 광고대행사 오길비&매더(Ogilvy & Mather)가 제시한 지침도 그중 하나다(장대련 한민희, 2006). 하지만 이것도 원칙적인 이야기로써 광고예산 책정을 위한 사고의 틀을 제시할 뿐이다. 구체적인 예산 결정의 방법을 제시하지는 못한다.

1) 예산 책정 때 고려사항

예산을 책정할 때 고려사항으로 오길비&매더에서 제시한 첫 번째 제안은 브랜드가 경쟁할 시장을 정확히 정의하라는 것이다. 일반적으로 새로운 시장을 확대하는 경우에는 광고예산이 많이 필요하다. 경쟁하려는 상품이 좁게 정의될수록, 그리고 표적 소비자가 구체적으로 정의될수록 광고예산은 절약된다. 또 현재의 브랜드 포지션이 어디인가를 검토해야 한다. 현재 시장 점유율이 어디인가도 살펴볼 필요가 있다. 아무래도 점유율이 낮으면 더 높이기 위해서 광고예산이 많이 든다.

예산 설정을 할 때는 세분시장별로 시장점유율이 왜 그렇게 나타났는지를 정확하게 파악하고 분석해야 한다. 미국의 경우는 워낙 넓다보니 지역별 세분시장이 중요하고 예산도 지역별로 책정한다. 이때 세분시장별로 광고예산을 적절하게 배분하는 것이 중요하다. 또 광고가 판매변화에 중요한지, 그 영향이 어느 정도인지를 파악해야 한다. 광고의 영향이 매우 큰 시장이 있는가 하면 크지 않은 시장도 있다. 흔히 생각했을 때 10~20대의 젊은 층이 장년층이나 노년층보다 광고의 영향을 많이 받는다. 이런 사항들을 다 고려하여 예산을 책정해야 한다. 특히 광고비의 예산 책정법에는 여러 가지가 있는데, 이를 토대로 마케팅 커뮤니케이션의 예산 책정방법에 대해서 살펴보겠다.

그림 10-1 : 젊은 층을 겨냥한 에비앙 광고. 노년층보다는 젊은 층을 겨냥한 광고가 상대적으로 광고의 영향력이 크다

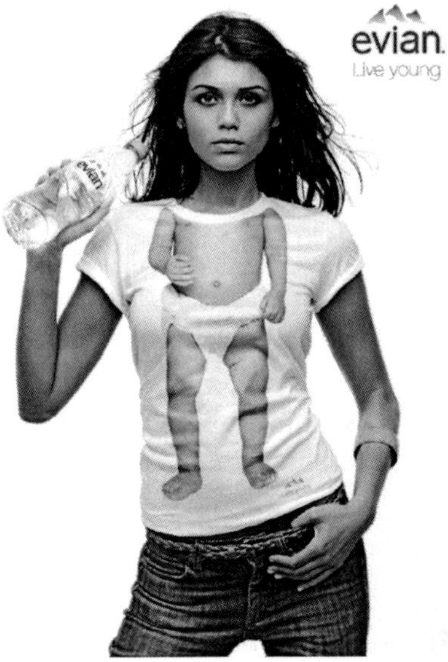

2) 지불능력 기준법

이 접근법은 단순하다. 최대 얼마까지 광고비나 홍보비, 판촉 이벤트 행사비용 등을 지출할 수 있는지를 기준으로 마케팅 커뮤니케이션 비용을 책정하는 것이다. 주로 광고나 홍보활동을 많이 하지 않고 규모가 작은 조직에서 활용하는 방법이다. 가장 단순하고 손쉬운 접근법이지만 의사결정의 합리적 근거는 가장 허약하다.

3) 매출액 기준법

마케팅 커뮤니케이션의 실무현장에서 가장 손쉽게 많이 이용하는 예산 책정법은 매출액 기준법이다. 과거의 판매실적이나 앞으로의 예측치를 기준으로 사전에 정한 일정한 비율을 곱하여 광고 선전비 및 홍보비를 정하는 것이다. 이것은 매출액을 기준으로 해서 광고할 여력이 어느 정도 있는가를 판단하는 관행적인 방법이다. 이 방법이 가정하는 것은 매출액과 광고비와의 관계다. 판매반응의 가정을 기초로 하는데, 그중에서 대표적인 것이 선형관계이다. 광고비가 늘어나는 것에 따라 판매가 늘어날 것으로 가정한다.

그림 10-2 : 판매와 광고의 선형관계

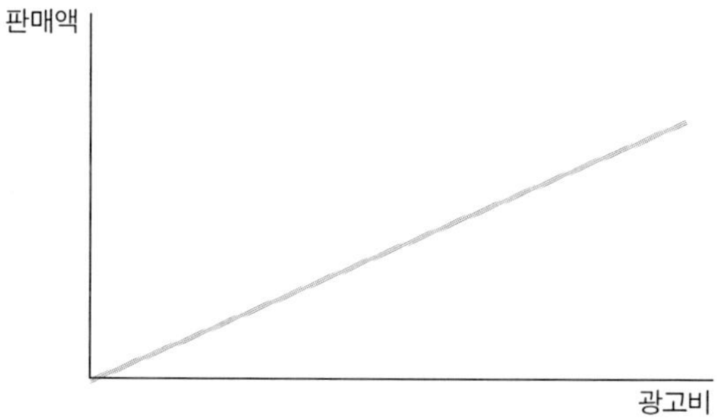

이 방법은 예를 들어서 내년도 매출 목표가 100억 원이라고 한다면 그중의 몇 퍼센트를 정해서 광고비로 책정하는 것이다. 매출액 대비 광고비의 비중은 업종마다 다르다. 매출액 대비 광고비 비중이 높은 업종이 있고, 낮은 업종이 있다. 예를 들어 청량음료는 매출액 대비 광고비의 비중이 높겠지만 중장비는 낮다. 같은 업종이라 해도 제품의 수명주기에 따라 다를 수 있다. 이동통신 서비스의 경우 초기에는 거의 정부 독점사업이라 광고비 비중이 낮았다. 경쟁체제가 되면서 지금은 광고비 비중이 높다.

판매기준 비율법으로 예산을 책정할 때, 광고비중이 높은 몇 가지 경우가 있다. 우선, 상품이 표준화되어있는 경우는 대체로 광고비 비중이 높다. 최종소비자가 많은 경우, 구매 단위가 작은 경우, 부수적인 서비스가 중요한 경우, 중간상의 판매가 높은 경우도 광고비 비중이 높다. 그리고 고급품질이거나 고가 상품인 경우, 생산자 마진이 높은 경우, 시장점유율은 작지만 생산능력이 큰 경우, 신상품이 총 판매의 상당 부분을 차지하는 경우, 특히 새로운 브랜드를 출시할 때는 매출액 대비 광고비 비중을 높게 잡는다.

이 방법은 매출이 얼마니까 거기에 따라서 광고비의 몇 %를 잡겠다는 것이다. 여기서 문제점은 인과관계가 거꾸로 되었다는 점이다. 원래는 광고를 이 정도 하면 매출이 이렇게 될 것이라는 광고반응 함수의 가정이다. 그런데 매출액을 먼저 잡고 광고비를 설정하기 때문에 논리적 근거가 없다.

그림 10-3 : 가나 초콜릿 광고. 초콜릿처럼 구매단위가 작은 상품은 일반적으로 광고의 비중이 크다

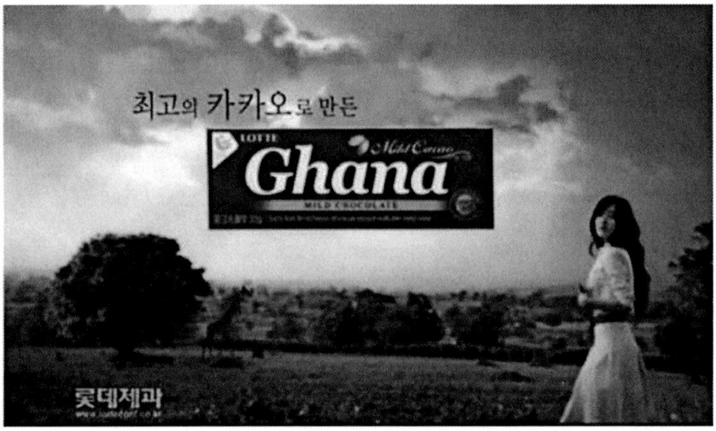

4) 경쟁사 대응법

경쟁사 대비 균형법은 경쟁사와 비슷한 수준에서 광고예산을 책정하는 방법이다. 이것은 경쟁사와 똑같이 한다는 것이 아니다. 예를 들면 A사와 B사는 서로 치열한 경쟁관계로써 시장점유율이 각각 60%와 30%라고 하자. 내년도에 B사에서 광고비를 책정할 때 경쟁사인 A사의 광고비가 얼마인지를 고려한다. 만약 A사의 광고비가 내년도에 100억 원 정도라면 B사에서는 시장점유율을 기준으로 그 절반인 50억 원 정도를 책정할 수 있다. 이것이 경쟁사 대비 균형법이다.

물론 이것은 내년도에 시장에서 치열한 광고 경쟁을 하지 않겠다는 신호이기도 하다. 비록 경쟁사인 A사가 100억 원이지만 B사에서는 더욱 공격적인 광고활동을 펼치겠다는 의지로 80억 원을 책정할 수도 있다.

이러한 예산 책정법은 논리적 근거가 미약하다. 특히나 경쟁사가 과학적인 방법이 아니라 주먹구구식으로 예산을 책정했다면 더욱 근거 없는 예산 측정법이다. 또 시장 점유율이 작다고 해도 기본적으로 지출해야할 광고비가 있을 수 있다. 경쟁사의 시장 점유율이 50%이고 우리는 5%밖에 되지 않는데, 경쟁사의 광고비가 30억 원이라고 해서 우리가 그 1/10 수준인 3억 원만 해야 되는 것은 아니다. 광고반응 함수에서도 광고가 효과를 나타내기 위해서 기본적으로 넘어야할 문턱(threshold)은 있다. 마치 어떤 가난한 집의 소득수준이 부잣집의 1/10이라고 해서 기본적인 식비도 1/10 수준으로 낮출 수는 없는 것과 마찬가지 이치다. 또 큰 기업과 경쟁을 하는 경우에는 더 많은 광고예산을 필요로 하는 경우도 있다. 따라서 예산을 책정할 때 경쟁사를 참조하는 것은 필요하지만 이 방법에 전적으로 의존하는 것은 위험하다.

그림 10-4 : 치열한 경쟁관계에 있는 KT와 SK텔레콤의 광고

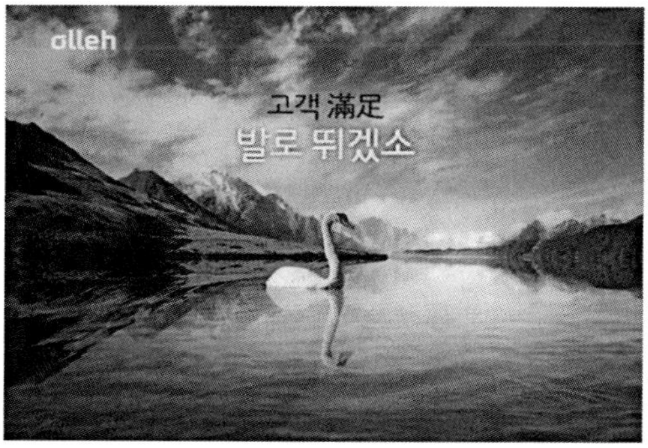

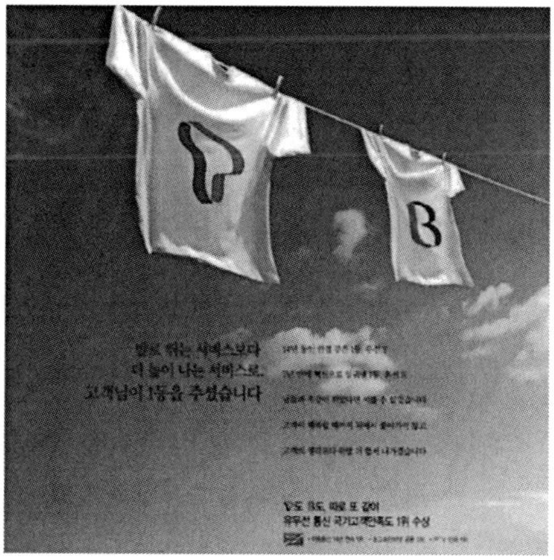

5) 목표과업 기준법

목표과업 기준법은 수행해야 할 과업을 정의하고 이를 수행하는데 필요한 미케팅 커뮤니케이션 예산을 추정하는 것이다. 각 조직별로 차기연도의 사업계획이 나오는데 광고는 특히 마케팅 프로모션과 관련이 많기 때문에 그 과업을 지원하기 위해 필요한 광고활동을 추정할 수 있다. 회사 전체 차원의 홍보활동도 필요할 수 있다. 이를테면 신제품 출시를 앞두고 그 지원활동이 필요하고, 경쟁사의 공격이 더욱 거세질 것으로 예상되는 장수 브랜드의 광고지원도 필요하고, 창사 30주년 기념 홍보 이벤트도 해야 하고 등등 … 차기연도에 필요한 광고 홍보 업무를 계획하고 그 일을 수행하는데 필요한 예산을 추정하는 것이다. 광고 과업과 목표달성의 관계를 판단하기 위해서 매체계획과 광고목표 간의 인과관계를 판단해야 하기 때문에 하나의 판매반응함수를 전제로 한다. 그래서 판매기준 비율법이나 경쟁사 대비법보다는 훨씬 논리적인 근거가 있다.

문제는 이것도 정확하지 않다. 예를 들어, 내년도 신상품이 출시되니까 인지도를 높이기 위해서 일단 20초 TV광고 50회 정도 하고, 기업의 호의도 제고를 위해서 신문 10단 광고 100회 정도 한다고 설정했다고 하자. 과연 그 정도를 하면 목표로 하는 인지도나 호의도를 달성할 수 있는지 자신할 수 없다. 그 관계를 뒷받침할 정확한 데이터가 많지 않다는 한계가 있다.

6) 판매반응함수를 이용한 방법

가장 과학적인 예산 책정법은 판매반응함수를 이용하는 것이다. 기업에서 추구해야 할 광고예산 책정방법이다. 광고비를 엄청나게 지출하는 기업들은 광고비와 판매와의 관계를 나타내는 데이터를 축적하고 있다. 광고를 어느 정도했을 때 매출이 어느 정도 나타나는가다. 이를 바탕으로 판매반응함수를 산출한다면 차기 연도의 광고비를 책정할 수 있다. 대표적인 광고비 판매반응 함수는 x축이 광고비이고, y축이 매출이라고 할 때 S자 형태다. 여기서 중요한 것은 '문턱(threshold)'이다. 처음에는 광고비를 지출해도 효과가 별로 잘 나타나지 않는다. 어느 일정 수준 이상이 되어야 즉, 문턱을 넘어야 비로소 매출 효과가 나타나기 시작한다. 따라서 문턱은 가속점이다.

이것은 광고의 학습효과와 관련이 있다. 처음에는 광고를 해도 별로 학습효과가 나타나지 않다가 일정 수준의 문턱을 넘어야 비로소 효과가 나타나기 시작한다. 그런데 '문턱'을 지나서 한창 효과가 증가하다가 어느 수준이 되면 더 이상 증가하지 않는다. 광고의 싫증효과(wearout effect)가 나타나기 때문이다. 마찬가지로 광고비를 아무리 투여해도 더 이상 판매가 증가하지 않는 수준이 있다. 이럴 때는 광고비를 더 이상 증액할 필요가 없다. 따라서 전체적인 모양이 S자 모양이 된다.

이 방법을 사용하려면 정확한 판매반응함수를 가지고 있어야 하는데 그 정도의 데이터를 가진 기업은 많지 않다. 현실적으로 이런 판매반응함수의 그래프 데이터를 가지고 있기가 쉽지 않으니까 두 가지 편법이 있다. 판매반응함수의 논리를 포기하고 기존의 편법을 활용하는 것이 있다. 대략 경쟁사가 얼마인지, 내년도 매출액이 얼마인지, 지불 능력이 얼마인지를 활용하는 것이다. 또 하나는 나름대로 경험을 통해서 계속 논리를 추구하는 것도 있다. 정확한 수치는 아니지만 지난번에 광고비를 30억 정도 쓰니까 매출이 얼마였는데, 그 다음 년도에는 광고비 얼마 쓰니까 매출이 어느 정도였다, 라는 나름대로의 경험적으로 논리를 계속 추구하는 것이다. 한계점을 인정하면서 판매반응함수의 논리를 계속 추구하는 것이 바람직하다.

7) 광고예산 산출법의 비교

지금까지 설명한 여러 가지 예산 책정법을 비교하면 〈표 10-1〉과 같다. 지불능력 기준법이 가장 주관적인 방법이고 논리적 근거가 허약하다. 이 방법은 단순하고 예산 도출이 용이하다. 그러나 논리성이나 합리성은 결여되어 있다. 매출액 비율법은 매출액의 일정비율을 광고비로 책정하는 것이다. 이 접근법은 최고 경영층을 설득하기가 용이하다. 반면에 광고비율 산출기준이 모호하다는 단점이 있다. 업종마다 매출액 대비 광고비의 비중이 다르기 때문이다.

물론 경쟁사 기준법도 최고 경영층을 설득하기 쉬운 접근법이다. 그러나 의사결정의 논리적 근거가 허약하다. 경쟁을 유발할 가능성이 있고, 동시에 더 이상의 공격적인 경쟁을 하지 않겠다는 신호이기도 하다. 목표과업 기준법은 광고목표를 수립하고 이를 달성하기 위해서 과제를 도출하여 과제달성에 필요한 예산을 산정하는 것이다. 그나마 자료에 근거하여 합리적인 접근법이다. 하지만 광고예산과 목표차 간의 관계 규명이 어렵다. 가장 과학적인 것은 계량적인 모형법이다. 판매반응함수를 데이터로 해서 방정식을 만든 계량적인 방법이다. 논리적인 타당성이 높고, 판매 예측이 가능하다. 하지만 광범위한 데이터와 과학적 분석을 근거로 하기 때문에 광고와 판매 간의 관계 도출이 쉽지 않다는 단점이 있다.

이러한 여러 가지 예산 책정법이 있지만 기업에서는 한 가지 방법만을 사용하지 않는다. 여러 가지 방법을 혼용하여 예산을 책정한다. 지불능력도 감안하고, 매출액도 고려하고, 경쟁사의 예산도 탐색하면서 목표과업을 설정하여 예산을 책정한다. 물론 판매반응함수 데이터가 있다면 함수를 활용하여 예산을 책정한다.(심상욱 외, 2011)

표 10-1 : 광고예산 산출법의 비교

구분	방법	산출기준	특징
주관적 판단에 근거	지출 가능액 방법	자금운영에 관련된 사항을 고려하여 광고비로 사용 가능한 금액을 책정	• 예산도출 용이 • 적정 예산산출의 논리성, 합리성 결여
↑	매출액 비율법	매출액의 일정비율을 광고비로 책정	• 최고 경영층 설득 용이 • 광고비율 산출기준 모호
	수익률 비용법	수익률의 일정비율을 광고비로 책정	• 예산도출 용이 • 이익률이 광고비를 결정
	경쟁사 대비 균형법	동일산업 내 경쟁사가 투입하는 광고비를 기준으로 책정하는 방법	• 예산의 논리적 근거 부족 • 경쟁을 유발할 가능성
↓	목표 과업법	광고목표를 수립하고 이를 달성하기 위한 과제를 도출하여 과제달성에 필요한 예산 선정	• 논리적 타당성 높음 • 광고예산과 목표차간의 관계 규명 어려움
자료에 근거	계량적 모형법	매출, 광고 및 기타 마케팅 변인과의 관계 분석을 통해 광고의 판매효과를 도출한 후 이를 토대로 광고비를 확정	• 논리적 타당성 높고, 판매예측 가능 • 광고, 판매간 관계도출이 용이하지 않음

출처 : 장대련 한민희(2006), p268

나. 예산의 배분

1) 예산배분의 원칙

마케팅 커뮤니케이션의 전체적인 예산 규모를 책정했으면, 그중에서도 특히 어디에 얼마를 쓰는가를 결정해야 한다. 예산을 배분할 때는 두 가지 방식이 있다. 하나는 전체 예산규모를 먼저 책정한 후 배분하는 방식이다. 또 하나는 광고예산 책정과 배분이 동시에 일어나는 접근법이다. 많은 경우는 동시에 일어난다. 왜냐하면 내년도의 전체적인 광고예산을 산출하려면 신문광고비, 방송광고비, 판촉행사비, 홍보제작물 등 회사에서 지출하고자 하는 광고매체 예산에 대한 대략적인 산출내역이 나와야 하기 때문이다. 따라서 대략적인 산출내역을 통해서 전체 예산규모를 확정한 후 다시 정확하게 배분하는 방식이 일반적이다.

광고비를 배분할 때 중요한 것은 광고의 탄력성이다. 광고탄력성이란 광고량을 변화시킬 때 소비자의 광고반응이 어느 정도 민감하게 변화하는가를 의미한다. 즉, 광고반응 변화율을 광고량변화율로 나눈 것이다. 이것은 광고의 한계효과와도 관련이 있다. 광고의 한계효과는 광고를 한 단위 추가할 때 나타나는 효과를 말하는 것이다. 경제학에는 한계효용 체감의 법칙이 있다. 한 단위를 높일 때 체감하는 효용이 어느 정도 올라가느냐이다. 어떠한 재화를 한 단위 증가시킬 때마다 체감하는 한계효용이 있는데 그것이 점점 줄어든다는 것이다. 배고플 때 호빵 하나를 먹으면 엄청나게 맛있는데 두 개 먹고 세 개째, 다섯 개째 먹으면 그 맛이 줄어드는 것과 같다.

광고의 한계효과도 마찬가지다. 광고반응 함수는 광고량을 한 단위 올릴 때 마다 판매가 얼마나 늘어나는지를 파악할 수 있다. 그것이 바로 광고의 탄력성이고 기울기이다. 광고의 탄력성은 조금씩 다르다. 예를 들면 한 여름 아이스크림과 빙과류는 광고를 얼마나 하느냐에 따라서 반응이 즉각적으로 다르게 나타난다. 반면에 자동차 부품은 광고를 많이 한다고 해서 그 판매 단위가 한 번에 많이 바뀌진 않는다. 같은 패션제품 광고라 해도 10대의 경우, 패션에 대해서 광고의 탄력성이 크다. 반면에 중장년층은 광고의 영향보다는 입소문의 영향을 더 받을 수 있어서 광고의 탄력성은 작다.

그래서 광고비를 배분할 때는 이론적으로 가장 적절하게 배분되는 상태는 광고의 한계효과가 어느 시장이나 동일할 때다. 예를 들면 A시장, B시장, C시장이 있다. 거기에 대한 판매반응함수가 조금씩 다르다. 하지만 이론적으로는 광고탄력성의 기울기가 똑같아야 광고비가 최적으로 배분되었다고 할 수 있다. A시장에서 광고탄력성이 더 커서 더 기울어져 있다는 것은 A시장에 광고를 조금만 더 올려도 판매반응이 확 올라간다는 뜻이다. 거기에 비해서 B시장의 광고탄력성이 더 작아서 기울기가 평평하다는 것은 광고비를 조금 줄여도 광고에 대한 반응이 금방 나빠지지 않는다는 것이다.

이럴 경우에는 A시장과 B시장 중에 어느 시장의 광고비를 더 투여해야 하는가? A시장에 광고비를 더 배분해야 한다. 왜냐하면 한 단위의 동일한 광고비를 더 투여했을 때 B시장보다는 A시장에서 광고 판매반응이 더 크게 나타나기 때문이다. B시장의 광고비를 줄여서 A시장에 투여하면 A시장의 광고한계효과도 결국에는 B시장과 비슷해질 것이다. 그렇게 되면 판매반응함수에서 두 시장의 기울기가 비슷해진다. 그래서 이론적으로, 광고비를 배분할 때는 광고의 한계효과가 모든 시장에서 똑같도록 적정하게 배분해야 한다.

그림 10-5 : 각 시장별로 광고탄력성의 기울기가 동일하여 광고비가 최적으로 배분된 상태

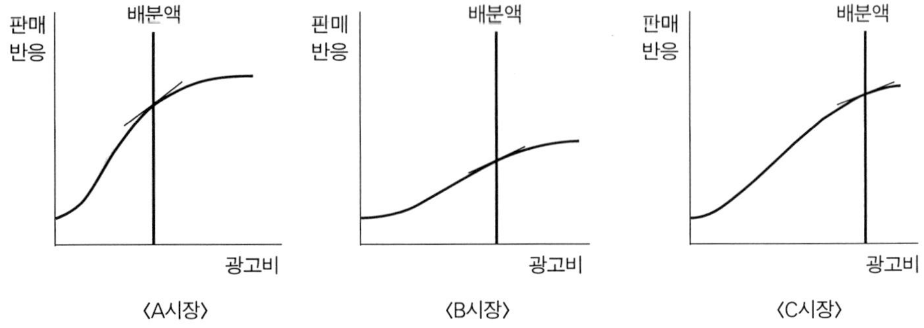

2) 예산배분과 스케줄링

마케팅 커뮤니케이션의 예산을 배분할 때 중요한 것은 스케줄링이다. 즉, 예산을 각 시장별로 어떻게 배분하는 것 못지않게, 언제 지출할 것인가를 결정하는 것이다. 마케팅 커뮤니케이션, 그중에서도 특히 광고에서 시간이 중요한 이유는 네 가지다. 첫째는 대부분의 상품 수요가 시간에 따라서 불균형성을 보인다는 점이다. 예를 들어 관광 상품의 경우 계절성을 많이 따진다. 스키여행은 한겨울에만 가능하고 청량음료도 여름에 많이 나가고 빼빼로는 11월 11일에 거의 폭발적으로 팔린다.

그림 10-6 : 광고시점이 대단히 중요하다는 점을 보여주는 빼빼로 광고

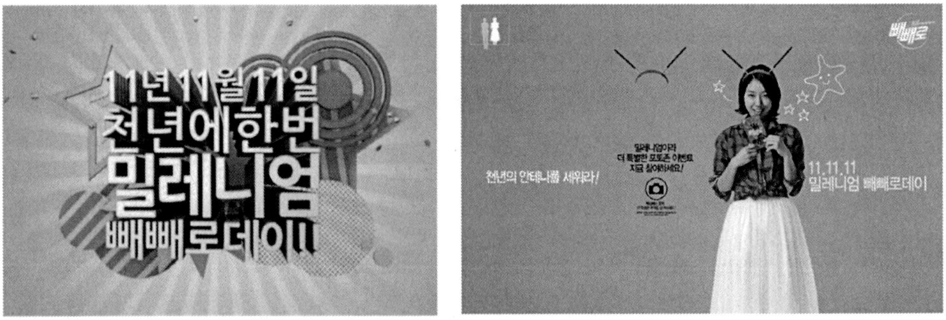

두 번째는 광고효과의 지속성이 최적 광고타이밍에 영향을 준다는 점이다. 광고의 학습효과 및 판매효과는 S자 형태로 나타난다고 했다. 광고는 어느 정도 지나면 점점 기억에서 멀어져 간다. 광고의 학습효과 곡선과 망각효과 곡선을 비교했을 때 망각되려는 시점에 다시 광고를 또 내보내야 한다. 사람들의 머릿속에서 아직 광고가 생생히 기억되고 있다면 굳이 광고를 더 할 필요는 없다. 기존의 광고가 망각되려는 시점에서 다시 광고를 하는 것이 이론적으로 가장 효율적이다.

셋째, 광고 캠페인의 초기에는 고객의 반응을 분명하게 이끌어 내야만 판매의 전환점에서 점화되어 판매를 성장궤도에 올려놓을 수 있다. 광고의 S자 곡선에서 문턱 혹은 가속점이 있다. 처음 문턱을 올라갈 때는 판매반응이나 광고의 학습효과가 금방 나타나지 않는다. 판매 전환점에 도달하여 판매반응이 정상궤도에 오를 때까지 광고를 집중해야 한다. 그때가 어느 시점인지를 잘 파악해서 스케줄링해야 한다.

넷째, 광고증가와 광고감소에 따른 광고반응의 비대칭성이 광고타이밍에 큰 영향을 미친다. 광고효과에는 학습곡선과 망각곡선이 있다. 학습곡선과 망각곡선 중 어느 것이 더 서서히 반응이 일어날까? 학습이 잘 안 되고 망각은 금방 될 것 같은데 의외로 그렇지 않다. 사람들은 한 번 기억한 것은 그렇게 쉽게 잊어버리지 않는다. 광고 효과도 한번 기억하면 금방 잊어버리지 않는다. 학습곡선과 망각곡선을 비교해보면, 학습곡선이 망각곡선에 비해서 상대적으로 더 가파르게 나타난다. 즉, 노력을 하면 어느 정도 학습효과가 금방 나타나지만, 자신이 원한다고 쉽게 잊어버릴 수는 없다. 학습효과와 망각효과의 이러한 비대칭성 때문에 언제 광고하느냐가 중요하다.

광고 타이밍의 결정 문제는 광고 의사결정의 가장 어려운 문제 중 하나다. 따라서 광고 유형을 분류하고 그 효과를 경험적 원칙에 의거해 파악하고 활용해야 한다. 그래야 광고 타이밍의 의사결정을 단순화할 수 있다. 이때 고려해야 될 3가지 사항이 있다. 전체 시간의 범위, 광고의 효과 발생을 판단하는 단위시간, 그리고 절대적인 광고량이냐 경쟁사와 비교했을 때 상대적인 광고량이냐 하는 광고량의 기준이다. 이런 세 가지 개념을 먼저 정의했을 때 나타나는 광고의 시간배분 유형은 보통 증감형태와 집중형태에 따라 구분된다.

우선 광고의 증감 유형은 일정한 기간 동안에서 광고비가 계속 증가하느냐, 감소하느냐, 혹은 일정한가에 대한 것이다. 〈그림10-7〉에서 보듯, 광고의 증감유형에는 증가형, 감소형, 수준유지형, 특정형, 그리고 불규칙형이 있다. 이중에서 물론 불규칙형은 일정한 패턴이 없기 때문에 그래프로 나타낼 수 없다. 특정형에는 계절일치형과 계절불일치형이 있다. 계절과 일치시키는 것인데 계절에 따른 수요가 많이 일어나면 그때에 따라서 광고도 많이 해주는 것이다. 의외로 반대로 해주는 경우도 있다. 이미 스키 시즌이 시작되었을 때 광고를 해주는 경우도 있지만 오히려 한 템포 앞서서 광고를 집중적으로 집행하는 경우도 있다. 에어컨 광고를 봄에 하거나 겨울에 하는 경우도 계절 불일치형이다.

그림 10-7 : 광고 스케줄링의 증감유형

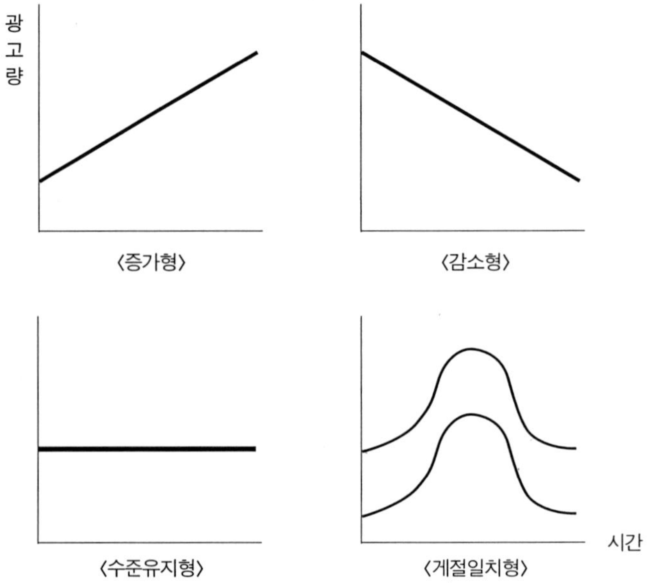

광고비의 증감형태 외에 집중형태도 중요하다. 이것은 크게 연속형, 단기 집중형, 규칙적 파동형, 불규칙적 파동형이 있다. 연속형은 광고비를 특정한 시기에 집중하는 것이 아니라 꾸준하게 하는 것이다. 이런 경우에는 상품이 어느 정도 성숙기 시장에 들어서고 반복광고가 계속적으로 상기시켜주는 경우에 필요한 광고 집중형태다. 또 망각률이 높은 제품, 무명의 신제품도 꾸준하게 광고를 집행할 필요성이 있다.

단기 집중형은 한 시점에 광고를 집중적으로 집행하는 경우다. 대표적인 것이 영화광고다. 영화 마케팅은 개봉 한 달 전부터 예고편과 광고, 여러 PR활동을 집중해서 집행한다. 경험적인 데이터에 의하면 영화는 초반 일주일의 티켓 파워에서 대부분 결판이 난다고 한다. 그래서 그 일주일에 좋은 성과를 얻기 위해 집중한다. 일반 상품광고 중에는 경쟁광고가 많거나 매체가 다양할 경우 강한 충격을 주기 위해 집중적으로 집행한다.

그림 10-8 : 계절과 오히려 불일치시켜서 매체를 집행하는 특정형 광고

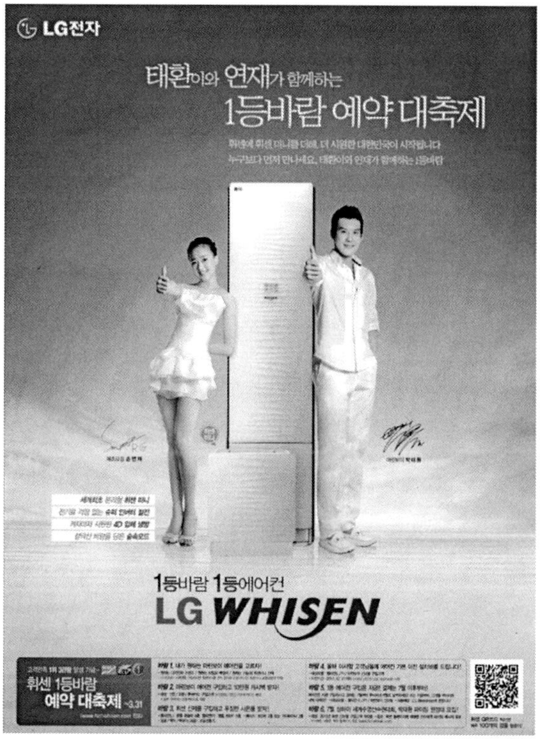

파동형은 광고를 집중적으로 했다가 중단했다가 다시 집중하는 것이다. 규치적 파동형은 구매 주기에 따라 광고를 집중하는 것이다. 학습효과가 높을 때 광고를 해주면 그 광고의 효과가 지속된다는 것이다. 불규칙적인 파동형은 구매주기가 불규칙적인 경우다. 제한된 예산으로 효율성을 극대화하고자 할 때 이런 전략을 쓴다.

현실적으로 관찰할 수 있는 형태는 집중유형과 증감유형이 복합된 형태다. 사실상 불규칙형이 많고 전형적인 유형이 관찰되는 경우도 우연의 결과일 때가 많다. 학습률과 망각률을 파악하는 것이 스케줄링 문제를 해결하는데 중요하다. 망각률이 높으면 꾸준하게 연속적으로 광고를 집행해주는 것이 좋다. 망각률이 낮으면 어느 정도까지 기억이 지속되니 기억이 지속될 때는 안 해도 되고, 사람들이 망각이 될 쯤 해서 다시 광고를 집중하는 파동형이 좋다.

그림 10-9 : 광고비의 집중형태

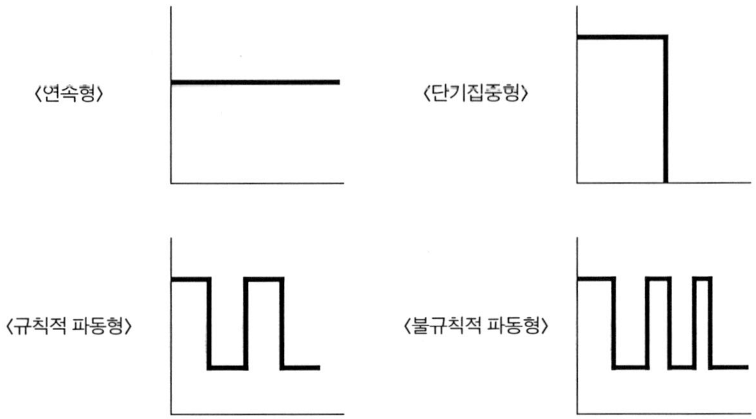

3. 매체계획의 수립

전술한 바와 같이 예산의 책정과 배분은 매체계획과 밀접한 관계가 있다. 매체계획은 전체 마케팅기획서나 광고기획서 내에 한 부분으로 작성하는 경우가 있고, 매체계획서를 따로 작성하는 경우도 있다. 매체계획의 수립절차는 마케팅에 대한 배경, 상황분석을 한다. 이것은 전체적인 기획을 수립하는 것의 한 분야라고 할 수 있다. 이어서 매체목표, 목표 수용자, 매체믹스를 결정한다(Parente, Bergh, Barban & Marra, 1996/2003).

가. 상황분석

1) 마케팅 조사의 검토

매체계획을 하는데 있어서도 전체적인 마케팅 배경을 평가한다. 마케팅 조사는 소비자/제품조사, 시장조사, 경쟁자 활동조사 등을 포함한다. 우선 소비자/제품 조사는 소비자의 매체접촉 및 제품이용 실태에 대한 조사 자료를 많이 활용한다. 미국의 MRI나 SMRB 등에서 제품사용패턴, 소비자의 인구통계적 심리통계적 특성, 매체소비에 관한 자료를 제공한다. 우리나라도 한국방송광고공사(KOBACO)에서 매년 발행하는

한국 소비자의 매체이용행태 조사

우리나라 소비자의 매체이용에 대한 대표적인 조사 자료는 한국방송광고공사(KOBACO)에서 제공하는 소비자행태조사(MCR : Media & Consumer Research)다. MCR은 1999년부터 매년 소비자들의 매체접촉 및 소비자 행동특성을 조사하는 싱글 소스(Single Source) 미디어 조사다. 크게 소비자의 ①인구통계학적 특성, ②라이프스타일, ③매체이용행태, ④제품구매행태에 대한 조사 자료를 담고 있어 다각적이고 유기적인 세부 분석이 가능하도록 구성되었다.

이중에서 매체이용행태 자료는 지상파 TV, 신문, 라디오, 잡지, 케이블 TV, 위성방송, 인터넷, 지상파 DMB, IPTV 등 9대 매체를 분석했다. 구체적으로 매체별 접촉률 및 이용시간, 시간대별 매체 이용률 및 집중도, 광고 주목도, 매체 및 광고에 대한 태도를 조사 분석한 자료들이다.

소비자의 제품구매행태 자료는 97개 업종, 1800여 개 브랜드를 조사했다. 구체적으로 브랜드 최초 상기도(TOM), 사용 및 선호 브랜드, 이용/구입 빈도, 브랜드 선택시 고려요인 등의 정보를 담았다. 소비자 라이프스타일 자료는 소비자의 생활태도, 가치관, 인구통계학적 특성 등의 정보를 제공하고 있다.

소비자 행태조사(Media & Consumer Research)는 소비자의 매체접촉실태 및 소비행동특성에 대한 정보를 제공한다. 시장조사는 제품이 지역별, 연령별로 어떻게 사용되고 있는가를 살펴보는 조사다. 이를 통해 광고의 아이디어를 끄집어 낼 수 있고 매체기획을 수립하는데 판단근거로 삼을 수 있다. 경쟁사 활동도 분석해야 한다. 앞의 예산책정법 중 하나가 경쟁사 대비법이었다. 그만큼 경쟁사의 매체집행에 대해 면밀하게 파악해야 한다. 경쟁사가 매체에 얼마나 지출하고 있는지, 특히 광고점유율(share of voice)은 얼마나 되는지, 어떤 매체에 얼마나 지출하고 있는지, 매체믹스는 어떻게 하고 있는지, 구체적인 매체 구매패턴은 무엇인지 조사 분석해야 한다.

2) 마케팅 믹스의 이해

매체의 상황분석 때 마케팅 믹스의 4p(place, price, product, promotion)도 검토 분석할 필요가 있다. 매체 기획을 할 때나 마케팅에 대한 상황 분석을 할 때 필요하다. 우선 제품(Product)특성을 파악해야한다. 제품이 복잡한 기계류나 전제제품일 경우에는 방송매체보다는 인쇄매체를 쓰는 것이 좋다. 광고에서는 설명하지 못하는 것들을 인쇄매체에는 설명할 수 있기 때문이다. 제품이 컬러를 강조하는 하이패션의 제품일 경우 인쇄매체 중에서도 잡지광고를 많이 해야 할 것이다. 특정한 표적수용자를 목표로 하는 명품이라고 하면 특정한 표적수용자를 대상으로 한 DM을 주로 한다. 이렇듯 제품 특성에 따라서 매체 기획이 달라질 수 있다.

제품의 수명주기(Product Life Cycle)도 파악해야 한다. 도입기냐 성숙기냐 쇠퇴기냐에 따라서 매체전략이 달라지기 때문이다. 처음 도입기에는 빨리 인지도를 높여야 한다. 그래서 TV 같이 도달률이 높은 매체를 써야 인지도를 높이는데 효과적이다. 성숙기일 경우 사람들에게 계속해서 상기(remind)시킬 필요가 있고, 그런 경우 옥외광고 매체를 많이 쓴다. 시장 내 브랜드 이미지나 포지셔닝이 어떻게 돼있는가에 따라 매체선택이 다르다. 패션제품 중에서도 고가의 하이패션이라면 패션잡지에서도 고급브랜드를 취급하는 보그(Vogue) 등을 이용한다. 기능성이 강조된 스포츠 용품이면 스포츠 잡지에 광고를 하거나 스포츠 전문 채널에 광고를 한다.

그림 10-10 : 기능성을 강조하는 의류는 같은 잡지라 해도 패션잡지보다는 스포츠 전문잡지에 집행하는 것이 좋다

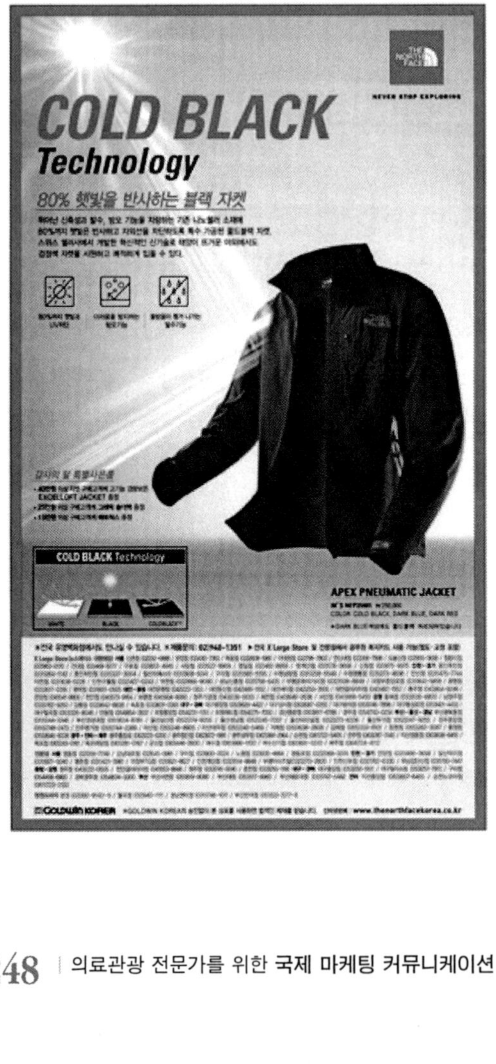

마케팅 4P중에서 유통(place)도 매체계획에 있어 중요한 의미가 있다. 유통 경로나 서비스 제공범위가 서울 등 대도시에 몰려있고 지방에는 별로 없으면 대도시의 옥외광고가 고려될 수 있다. 고기능성의 상품인 경우 중간상인들이 보는 전문 잡지 등에 게재한다. 관광 같은 경우 중간 여행사의 역할이 커서 그런 사람들이 많이 보는 업계지를 매체기획에서 이용한다.

가격(Price)은 상대적으로 매체기획에서 많이 영향을 미치지 않는다. 중간상인의 이윤마진이 굉장히 큰 경우에 중간상들이 광고비의 일정부분을 부담하도록 하고 있다. 그리고 명품 브랜드 등 고가의 브랜드는 지하철이나 일반 신문에 광고를 하지 않는다. 자신의 이미지와 관련이 돼 있기 때문이다. 그 밖에 촉진(Promotion)은 광고, PR, 대인판매 등을 포함한다. 이미 광고가 촉진의 한 형태이기 때문에 다른 촉진수단과의 배합 등이 매체계획에 있어 고려사항이다.

3) 제약조건의 고려

매체계획을 수립할 때 여러 가지 제약조건도 분석해서 고려해야 한다. 경영정책도 그중에 하나다. 만약 사회적 책임을 다하는 기업의 이미지를 꾸준히 고수해 왔다면 잡지 선택은 물론 텔레비전 프로그램의 선택에도 신중해야 한다. 왜냐하면 광고에서는 광고 주변의 기사나 방송 프로그램이 광고효과에 영향을 미친다는 '맥락효과(context effect)'가 있기 때문이다. 사회적 책임을 다하는 기업이미지 광고라면 너무 폭력적이거나 선정적인 잡지, 그리고 TV 프로그램은 피하는 것이 좋다. 가족의 소중함을 강조하는 광고라면 불륜과 배신 음모로 점철된, 이른바 막장 드라마 역시 조심해야 한다. 지나치게 비극적인 드라마 내용은 유머광고에 잘 맞지 않을 수 있다. 매체도 이런 주변적인 제약조건을 많이 고려해야 한다.

그림 10-11 : 사회적 책임을 다하는 기업이미지를 광고하는 경우에는 매체선택도 그에 걸맞도록 신중하게 선택해야 한다. 사진은 유한 킴벌리의 광고

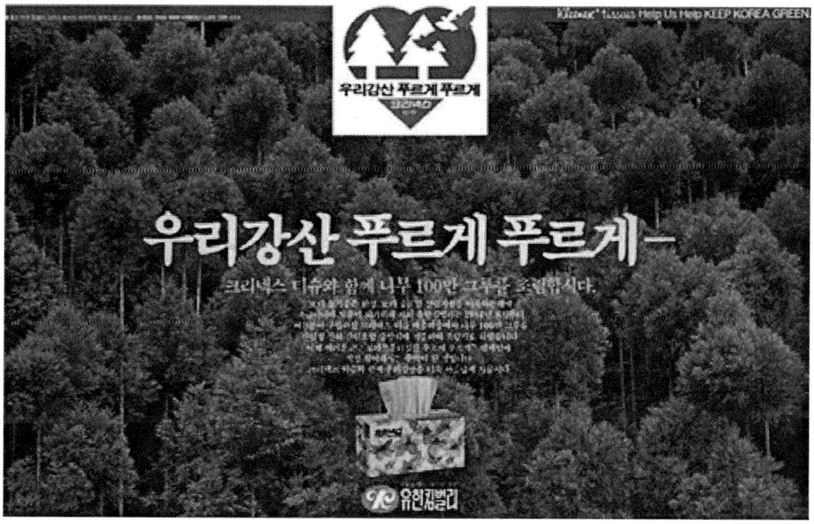

불황이냐 호황이냐 하는 경제조건에 따라서도 매체전략이 달라질 수 있다. 광고비가 불황의 영향을 많이 받는 업종이 있고 적게 받는 업종이 있다. 흔히 광고대행사에서는 광고가 비용이 아니고 투자라고 주장한다. 그래서 불황일수록 광고를 더 공격적으로 해야 한다고 주장한다. 그렇지만 광고주들은 그렇게 생각하지 않는다. 회계학에서 보면 불황일 때 광고비를 더 많이 투자하면 그것이 나중에 경영의 시장 가치를 견인하는 효과가 있는 반면 그렇지 않은 경우도 많다. 광고비는 기본적으로 비용이기 때문에 회계상으로 비용이 많이 늘어나면 주가에 부정적 영향을 미치기 때문이다. 그런 경제조건도 고려를 해봐야 하고 경쟁자의 노력, 예산의 상대적인 규모도 고려해야 한다.

법적 문화적 환경도 매체계획의 제약조건이다. 예를 들어 담배나 술 같은 경우 매체에 대한 규제가 나라마다 다르다. 담배광고에 대한 규제는 전 세계적으로 갈수록 까다로워지고 있다. 미국에서 담배광고를 방송이나 신문 등 주요 매체에서 못하게 하니까 흑인 밀집지역의 옥외광고를 많이 하는 것으로 나타났다. 유럽에서는 패스트푸드 광고에 대한 매체규제를 강화하는 나라도 많다. 문화적인 환경도 고려해야 한다. 매체환경 자체의 계절성, 지형적인 여건, 날씨와 천재지변을 고려해야 한다. 관광이나 여행상품과 같은 경우 천재지변 혹은 날씨에 영향을 많이 받는다. 일본이 지진이 났을 때 일본 관광광고가 위축되었다. 유럽의 아이슬란드는 화산재 폭발로 관광객이 줄어들자, 화산재가 어느 정도 해소된 후 관광객 유치를 위해 더 공격적으로 광고하기도 했다.

나. 매체 목표의 설정

매체계획을 수립할 때 환경 분석을 했으면 두 번째 단계는 매체 목표를 설정하는 것이다. 매체 목표를 설정할 때 도달률과 빈도를 많이 언급한다. 도달율(reach)은 얼마나 넓게 많은 사람들에게 도달했느냐를 나타낸다. 빈도(frequency)는 얼마나 깊게 몇 번 도달하느냐를 나타낸다. 도달률은 퍼센트로 나타낼 수 있으며 혹은 사람 숫자로 표시하기도 한다. 빈도는 보통 몇 회로 나타낸다. 이를테면 4주 동안의 잡지광고를 통해서 2.7회를 노출하겠다는 식이다. 도달률과 빈도를 곱한 것이 GRP(Gross Rating Points)다.

매체 목표를 수립하는데 고려해야 할 또 다른 사항이 지속성이다. 도달률과 빈도, 지속성이 목표수립 때 고려해야 할 3가지 상항이다. 지속성은 연속적으로 하느냐, 단속적으로 집중하느냐, 혹은 연속적으로 하면서도 많이 하느냐 적게 하느냐, 몇 번 반복하냐의 문제다. 이러한 매체 목표의 지속성 문제는 앞에서 살펴본 매체비용의 증감형태 혹은 집중형태와 밀접한 관련이 있다. 매체 목표를 설정할 때는 도달률과 빈도 지속성이 균형을 이루도록 계획해야한다.

다. 표적 수용자의 확인

상황분석을 하고 매체 목표를 설정했으면 수용자도 확인해야 한다. 표적 수용자의 특성을 설명하는 변인으로는 잠재고객 대 목표시장이 있다. 잠재고객은 지금 사용하지 않더라도 충분히 잠재성이 있는 시장이라고 할 수 있다. 의료관광의 경우 지금은 주로 러시아와 중국의 40대 이상들이 오지만 향후 젊은 층이 충분히 잠재시장이 될 수 있다고 보고 표적 수용자로 삼는다. 표적 수용자로 결정했으면 그 특성을 파악해야 한다. 인구통계적인 연령, 성별, 소득수준, 심리적, 행동적, 사용수준, 지리적인 것에 따라 나눌 수 있고 심리적인 것에서 나눌 수 있다.

표적 수용자를 결정했으면 그것이 도달 할 수 있도록 매체를 선택해야 할 것이다. 매체를 선택하는데 크게 두 가지 접근법이 있다. 하나는 직접적인 접근법이다. 이것은 직접적인 데이터가 있는 경우에 쓰는 방법이다. 어떤 제품을 주로 많이 구매하는 사람들이 어떤 매체를 이용하는지까지 나와 있는 경우다. 그런 사람들이 많이 보는 프로그램이나 잡지 등 매체를 선택하면 된다.

간접적인 접근법은 제품 사용자의 매체접촉에 대한 직접적인 데이터가 없는 경우, 별개의 데이터를 가지고 추정을 해서 결합시키는 것이다. 일단은 제품 사용자의 인구통계학적인 특성을 확인한다. 예를 들어 한국으로 의료관광을 많이 오는 사람들이 한국을 오는 동기가 무엇이고, 얼마 이상을 쓰고, 어느 지역에 사는 사람들인지에 대한 데이터가 있다고 하자. 그런 데이터를 매체 데이터와 결합시키는 것이다. 매체마다 어떤 사람들이 자신의 주요 구독자 혹은 시청자인가에 대한 데이터는 있다. 어떤 제품을 사용하는 인구통계적인 데이터, 그리고 매체를 접하는 인구통계적인 데이터를 결합하여 추론하는 접근법이다. 이처럼 간접적인 접근법은 제품사용자의 매체 노출 정보가 없는 경우에 사용된다.

라. 매체 믹스

마케팅에 대한 상황분석을 하고 매체 목표(도달률, 빈도, 증감)를 수립하고 표적 수용자를 설정했으면 마지막으로 매체 믹스를 정해야 한다. 어떤 매체를 구체적으로 쓸 것 인가에 대해 고려해야 한다. 매체 믹스에서 고려해야 할 요인은 다섯 가지다.

첫 번째는 매체군(media class)을 결정한다. 매체군은 신문 잡지 라디오 TV를 말한다. 두 번째는 매체 비히클(media vehicle)을 결정한다. TV 중에서도 개그콘서트, 신문 중에서도 한겨레신문처럼 매체 비히클을 설정한다. 세 번째, 매체단위(media unit)를 결정한다. 개그 콘서트 9시50분 방송 직전에 20초짜리 광고에 들어가겠다, 혹은 한겨레신문 백면에 전면광고를 하겠다는 식이다. 네 번째, 매체 삽입 단위가 있다. 2011년 11월 5일 방송 끝난 직후 두 번째 타임에 넣을 것 혹은 신문의 경우 2011년 12월 3일자 5단 통으로 삽입하겠다는 것이다. 마지막으로 매체 스케줄링이 있다. 앞에서 살펴본 증감형이냐 연속형이냐 집중형이냐 파동형이냐를 결정한다.

매체 믹스를 할 때, 표적 수용자 혹은 지역적인 것도 고려해야 한다. 의료관광 광고 매체를 선택할 때, 표적 수용자가 거주하는 국내용 매체에 할 것인지 혹은 국제적인 매체에 할 것인지를 고려해야 한다. 어떤 시기에 집중적으로 오는지 거기에 맞춰서 혹은 그것보다 한 템포 빠르게 계획한다.

매체 믹스와 다른 전략과 연계할 때, 크게 집중식 믹스가 있고 분산식 믹스가 있다. 집중식 믹스는 텔레비전이나 DM 등 어떤 한두 가지 매체에 미디어 믹스를 집중하는 것이다. 분산식 믹스는 그야말로 통합적으로 여러 가지 다양한 매체를 통합적으로 하는 경우다.

집중식 믹스는 예산이 별로 없을 때 한다. 집중식 믹스를 하면 경쟁사에 대해 효과가 있다. 예를 들어 여행 정보지에만 집중적으로 하겠다고 하면 그 매체에 대해 경쟁사 보다는 확실하게 우월함을 갖게 되고 중간상에 대해서도 효과를 갖게 된다. 그 업계 여행 전문지를 많이 보는 여행사 사람들에게 확실하게 우월함을 줘야한다. 매체비 절감 효과도 기대할 수 있다. 동일 매체에 집중하면 할인을 받을 수 있기 때문이다.

분산식 믹스는 IMC처럼 여러 가지 다양한 매체를 구사하는 것이다. 이것은 어느 정도 규모가 있어야 가능하다. 표적 수용자가 이용하는 매체를 여러 가지 섞어서 쓰기 때문에 다양한 메시지를 구사할 수 있어서 메시지 내용에 관해서도 효과가 있을 것이다.

표적 수용자가 어떤 단계에 있는지 심리적 단계 등에 대해 달라진다. 예를 들어 주목단계인지, 이해단계인지, 회상단계인지에 따라 매체믹스가 달라질 수 있다. 여러 매체를 쓰면 도달율도 높일 수 있다. 집중식은 빈도는 높일 수 있고, 분산식은 도달율을 높일 수 있다. 따라서 집중식과 분산식은 도달율과 빈도목표에 대한 효과가 다를 것이다.

러시아의 의료관광 소비자

국내 병원으로 구성된 의료관광단이 2011년 10월 13일 한국의료를 알리기 위해 러시아 모스크바 롯데호텔에서 열린 '한-러 비즈니스 다이어로그' 행사에 참여했다. 국내 병원이 모스크바에서 병원 홍보를 한 것은 이번이 처음이다.

'한-러 비즈니스 다이어로그'는 무역협회 주관으로 올해 4회째 맞는 행사다. 다른 해와 다른 점은 올해는 한국의 '의료관광'을 주제로 했다는 것이다. 이를 위해 강남세브란스병원, 서울대강남센터, 아름다운나라피부과성형외과, 자생한방병원, 청심국제병원 등 5개 의료기관과 제인투어, US트러블 등 2개 유치업체가 러시아 사람들에게 한국 의료에 대해 설명했다.

각 병원들의 발표와 더불어 병원들의 러시아 코디네이터들이 상담부스를 찾은 에이전시 사람들에게 자세한 설명을 해주기도 했다.

국내를 찾는 해외환자 중 러시아는 7.7%를 차지한다. 이는 미국, 중국, 일본에 이어 4번째로 많은 국가다. 특히 2009년 4.1%에 비하면 성장률이 2배에 가까운 수치다. 하지만 현재 국내를 찾는 러시아 환자는 한국과 지리적으로 가까운 극동러시아 지역인 블라디보스토크 등에서 많이 찾는 편이다. 모스크바의 경우 한국을 방문했을 때 비행시간이 8시간가량으로 멀기 때문이다.

모스크바는 블라디보스토크와 달리 의료수준이 크게 떨어지는 편은 아니다. 이 때문에 다른 러시아 지역과는 다른 전략을 짜야 한다는 의견이다. I. M. 세체노프 모스크바 메디컬 클리닉 허병옥 박사는 "모스크바는 무상의료가 발달했고 의료수준도 높은 편이지만 대기시간이 길어 신흥 부자의 경우 유럽으로 의료관광을 가기도 한다"며 "하지만 한국의료에 대한 지식이 없기 때문에 당장 한국으로 의료관광을 가기 힘들다"고 말했다. 그는 "한국의료에 대해 알리기 위해서는 모스크바에 합작병원을 세우는 방법 등 여러 방법으로 진출하는 방안을 고민해야 한다"고 덧붙였다. 실제 병원의 의료관광 상담부스에서도 합작병원이나 의사교육에 대한 문의가 많았다.

하지만 한국의료관광이 항상 불모지에서 개척했기 때문에 성공가능성이 없지 않다는 의견도 있다. 현재 극동아시아 시장은 의료관광에서 성장을 거듭하고 있기 때문에 다른 시장에서도 한국의료를 알리며 적극적으로 홍보한다면 가능성이 있을 것으로 보인다.

출처 : 정명진, '의료관광, 러시아의 중심 모스크바를 공략하라', 파이낸셜뉴스, 2011. 10. 17. 요약

11
IMC 채널 관리

IMC 채널 관리

11장

앞 장에서 마케팅 커뮤니케이션의 예산 책정 및 배분을 살펴본 후, 상황분석에서 매체 믹스에 이르는 일련의 매체계획 수립절차에 대해서 살펴보았다. 매체 믹스를 할 때 전통적인 4대 광고매체에만 의존하는 기업은 이제 별로 없다. 다양한 커뮤니케이션 채널을 활용하는 IMC(Integrated Marketing Communication) 전략을 구사한다. 광고, PR, 후원, 행사 및 전시, 직접 마케팅, 체험 마케팅, 버즈 마케팅 등 여러 가지 채널을 입체적이고 통합적으로 활용한다. 이 장에서는 앞 장의 매체전략에 근거하여 의료관광 마케팅 커뮤니케이션의 다양한 채널관리에 대해서 살펴본다.

1. 광고

가. 광고매체의 장단점 비교

마케팅 커뮤니케이션의 대표적인 채널은 광고와 홍보다. 그런데 갈수록 둘 사이의 경계가 흐릿해지고 있다. 광고에서도 IMC 전략을 구사하면서 다양한 커뮤니케이션 수단을 활용한다. 홍보분야에서도 MPR(Marketing Public Relations)이라고 해서 마케팅을 지원하는 다양한 홍보활동을 벌이고 있다. 따라서 이론적으로나 실무적으로 경계는 흐릿해지고 있다. 마케팅 커뮤니케이션의 핵심채널인 광고에도 다양한 종류가 있다. 크게 신문과 잡지의 인쇄광고매체, TV와 라디오의 방송광고매체, 옥외광고매체, 그리고 인터넷 등의 온라인매체로 구분된다.

〈표 11-1〉은 광고매체 각각의 일반적인 장점과 단점을 정리한 것이다. 인쇄광고매체가 소비자의 적극적인 정보처리가 요구되는 고관여 매체라면, 방송광고 매체는 소

표 11-1 : 광고매체의 장단점 비교

	장점	단점
신문	• 값에 비하여 광범위한 노출이 가능함 • 크기, 색, 시기, 표적 등에 융통성 • 관심 독자가 자발적으로 노출됨 • 총 광고비용이 비교적 저렴함 • 장문의 광고파키가 전달될 수 있음	• 대부분의 광고가 읽히지 않고 지나감 • 특히 젊은 계층은 무관심함 • 독자 수에 비하여 값의 상승이 빠른 편 • 표적의 선별 능력이 비교적 낮음
TV	• 창의성을 많이 발휘할 수 있음 • 색상, 시기, 방법, 표적에 융통성 • 극히 많은 청중에 노출될 수 있음 • 광고의 반복이 아주 용이함 • 물건 및 사용방법을 직접 보여줌	• 짧은 순간에 광고를 전달해야 함 • 광고비의 부담이 대단히 큼 • 수많은 광고 사이에 삽입됨 • 반복이 없으면 쉽게 잊혀짐 • VTR, 유선, TV 등 장애요인 발전
라디오	• 표적 소비자의 선별 능력이 강함 • 광고 제작 집행이 신속함 • 청소년, 출퇴근 직업인, 운잔기사 등 특정 계층에 유리함 • 구매하러 가는 중에 광고노출 가능 • 이미지의 상상을 유도할 수 있음	• 주목률이 낮음 • 특정 방송에 대한 청중 수는 비교적 적은 경우가 대부분
잡지	• 표적 소비자의 선별능력이 강함 • 잡지의 수명이 비교적 장기간 • 경우에 따라 품위있는 이미지 제공	• 도달되는 청중 한 명 당 비용이 큼 • 기획에서 노출까지 장기간 소요 • 경우에 따라 소비자가 지나치게 세분화되어 있음
인터넷	• TV같은 영상효과 • 라디오, 잡지 같은 시장 선택성 • 직접 반응매체 같은 상호작용성 • 신속한 시청자 행동측정력 • 24시간, 전지구촌 전달 능력	• 수동적 이용자에 대한 효과 의문 • 상대적으로 제한된 계층 참여 • 효과평가, 측정방법에 대한 평가와 수익성 평가에 논란이 있음
옥외 광고	• 광범위한 소비자 계층에 낮은 비용으로 노출됨 • 기억을 강화하는 수단 • 색, 빛 등을 활동	• 대부분 극히 짧은 메시지만 가능 • 효과의 측정이 대단히 어려움 • 부정적인 이미지를 줄 우려도 있음

출처 : 장대련 한민희(2006), p293

비자가 관심을 기울이지 않아도 광고에 강제로 노출될 수 있다는 점에서 저관여 매체라 할 수 있다. 옥외광고매체는 인쇄나 방송광고의 내용을 지속적으로 상기시켜주는 역할을 수행하고, 온라인매체는 상호작용성을 기반으로 언제 어디서나 소비자와 만날 수 있는 매체다.

나. 인쇄광고매체

인쇄광고매체 중에서 신문광고 매체는 일반적으로 값에 비해서 광범위한 노출이 가능하고, 크기 및 시기 등에서 융통성을 발휘할 수 있다는 장점이 있다. 반면에 대부분의 광고가 읽히지 않고 스쳐 지나가며, 표적 수용자의 선별능력이 비교적 작고, 특히 요즘은 젊은 층에서 (종이)신문을 잘 보지 않아서 그 효과가 점점 의문시된다는 단점이 있다. 의료관광과 관련해서 보면 관광객 출신국 지역 신문이 우선 생각할 수 있는 광고매체다. 이를테면 러시아 블라디보스토크 혹은 중국 청도지역 환자를 끌어오겠다고 하면 그 지역의 신문에 광고를 실어야 한다. 요즘은 종이신문 대신 인터넷 신문을 많이 보기 때문에 신문매체도 디지털화하여 국경을 쉽게 넘는다. 그래서 온라인 신문 또한 국제적인 의료관광 광고에 효과적인 매체가 될 수 있다.

일반적으로 잡지광고 매체는 표적 수용자의 선별능력이 뛰어나고, 경우에 따라서 고품격의 컬러이미지나 장문의 카피가 가능하다는 장점이 있다. 반면에 도달되는 표적 수용자 한 명 당 비용이 크고 기획에서 노출까지 장기간이 소요된다는 단점이 있다. 다른 4대 매체에 비해서 잡지는 비교적 국제적인 매체다. 특히 패션잡지나 전문지 중에는 국제적인 잡지가 많기 때문이다. 의료관광은 그런 잡지를 많이 활용하거나 의료 및 관광 관련 전문 잡지를 활용할 수 있다.

그리고 우리나라 대한항공의 「Morning Calm」이나 아시아나의 「Asiana」 같은 기내지(in-flight magazine)도 의료관광에 효과적인 매체다. 비행기를 타고 국제간 이동을 많이 하는 사람들은 기내지를 많이 보기 때문에 기내지에는 여행에 대한 정보가 많다. 그리고 표적 수용자가 많이 보는 잡지도 의료관광의 주요 광고매체가 될 수 있다. 예를 들면 한국으로 성형수술 오는 사람들이 의외로 자동차에 대해 관심이 많은 것으로 나타난다면 자동차 전문지에 한국의 의료관광에 대해서 광고를 싣는 것도 효과적이다.

그림 11-1 : 기내지도 의료관광의 효과적인 매체가 될 수 있다. 사진은 대한항공 기내지

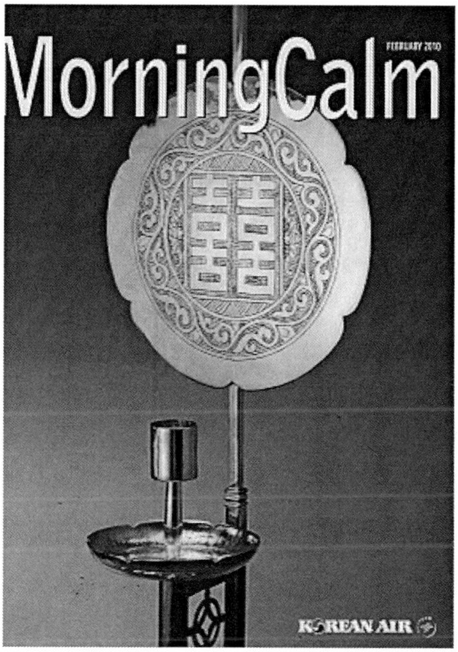

그림 11-2 : 여행전문 잡지는 관광객을 겨냥한 대표적인 광고매체다

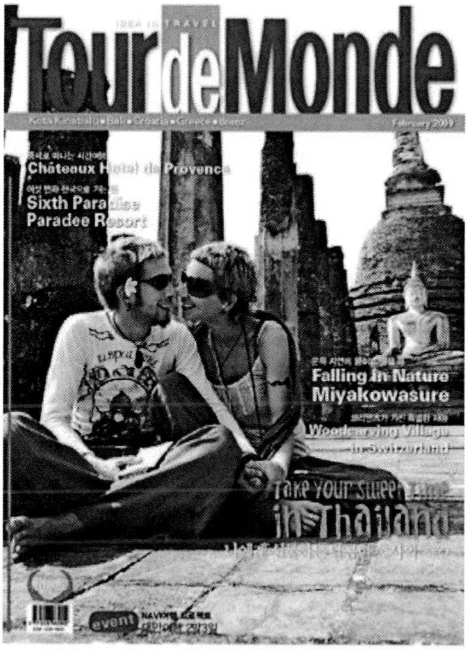

다. 방송광고매체

방송광고매체 중 TV는 4대 매체 중에서 시각과 청각을 모두 사용하기 때문에 창의성을 가장 많이 발휘할 수 있는 매체이며 제품 사용방법 등을 직접 실현해 보여줄 수 있다. 반면에 광고비의 부담이 대단히 크고, 짧은 순간에 메시지를 전달해야 하고, 반복이 없으면 수많은 광고 사이에서 묻히고 쉽게 잊히는 단점이 있다. 라디오는 자동차가 대중화되면서 출퇴근하는 직장인이나 청소년 등 특정계층에게 효과적인 매체이다. 하지만 주목률은 상대적으로 낮고 특정 방송에 대한 청중 수도 적은 경우가 많다.

방송매체도 인터넷 및 위성방송의 발달로 국제화되고 있고, 그 결과 국제적인 의료관광에 효과적인 매체다. 기내지처럼 기내방송(in-flight video) 매체도 주목할 만하다. 이 매체의 가장 큰 장점으로 내세우는 것이 사로잡힌 수용자(captive audience)라는 개념이다. 비행기에 타서 앉아있으면 꼼짝없이 기내방송을 볼 수밖에 없기 때문에, 특히 국제적 이동을 많이 하는 여행객이나 비즈니스맨들에게는 효과적인 매체다.

라. 옥외광고매체

광고매체에서 가장 오래되고 가장 눈에 잘 띄는 보편화된 매체는 옥외광고다. 과거에는 주로 간판이나 대형 포스터만을 뜻하는 옥외(outdoor)매체라는 용어를 사용했으나 요즘은 교통광고를 포함해서 집 밖에 있는 모든 매체를 뜻하는 OOH(Out of Home)매체라는 용어를 많이 쓴다. 여기에는 3가지 정도가 있다. 즉, 도시 번화가의 화려한 전광판 광고로 대표되는 빌보드 미디어(billboard media), 교통수단 및 시설물에 부착되는 트랜짓 미디어(transit media), 쇼핑몰이나 극장 스포츠 시설을 이용한 엔터테인먼트 미디어(entertainment media)가 그것이다.

옥외광고는 빠르게 성장하는 매체다. 이러한 성장에 영향을 미치는 몇 가지 환경변화 요인이 있다. 일단 도시 거주 인구의 주거지가 지역적으로 넓게 확산되면서 유동인구가 늘고 있다. 차량의 급속한 증가로 출퇴근 시간도 길어졌다. 또 고속도로 활용이 늘어나고 있고, 비행기를 통한 국제간 이동도 활발해지고 있다. 쉽게 말해서 길에서 보내는 시간이 많아지고 있다. 그 결과 소비자는 교통광고나 옥외광고 매체에 노출될 수밖에 없다. 교통수단의 발달 뿐 아니라 대형점포의 증가도 옥외광고 증가의 한 요인이다. 이마트나 롯데백화점 등 대형 유통업체는 세일이나 행사를 할 때 건물 밖에 크게 현수막을 걸어 놓는 등 옥외광고를 많이 한다. 또 서울 도심의 명동이나 강남에 몰려있는 유명 브랜드의 안테나숍이나 플래그숍에는 화려한 옥외광고물이 소비자의 시선을

그림 11-3 : 뉴욕의 화려한 옥외광고물

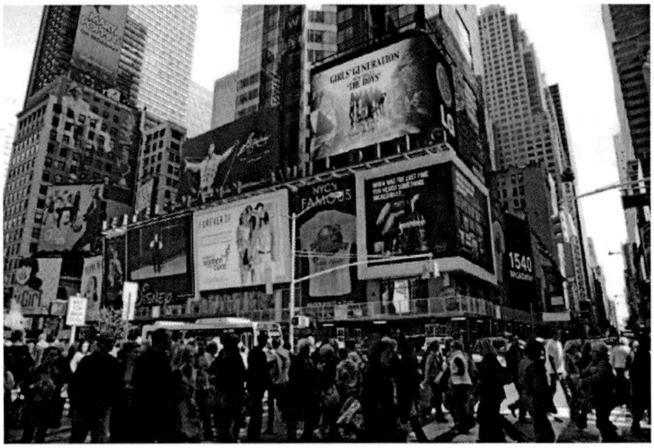

경쟁적으로 잡아끈다.

옥외광고의 핵심 역할은 상기(remind) 기능이다. 옥외광고물에서는 자세한 정보를 전달하기 어렵다. 대부분은 TV광고나 신문광고에서 집행되었던 핵심적인 비주얼과 슬로건을 다시 보여주는 것이다. 그래서 주요 매체의 광고내용을 다시 상기시켜주는 보조기능을 수행한다.

옥외광고의 효과는 보통 통행인의 수를 측정해서 판단한다. 차량통행인구가 이 지역에 얼마나 되느냐. 얼마나 막히느냐가 중요하다. 사람들이 많이 지나가도 차가 안 막혀서 소통이 원활하면 옥외광고 입지로는 좋지 않다. 교통이 정체되어 꽉 막힌 도로에서 꼼짝없이 봐야하는 경우가 옥외광고 입지로는 좋은 곳이다. 의료관광에서는 옥외광고를 많이 활용한다. 외국의 공항이나 병원, 호텔에 보면 의료관광 광고가 많이 보인다. 이동을 많이 하는 사람들이 의료관광의 주요 표적 수용자이기 때문이다.

마. 인터렉티브 광고매체

인터렉티브와 이커뮤니케이션(Interactive & E-communications)은 최근 부상하고 있는 광고매체다. 인터넷이나 이동통신 매체가 발달하면서 이를 활용한 광고가 늘어나고 있다. 이러한 온라인 광고매체에서 쟁점은 정보의 정확성, 신뢰성이다. 이것은 관리상의 문제와도 관련된다. 정보의 출처가 분명치 않고 관리가 제대로 되지 않으니 부정확하고 신뢰성이 떨어지는 것이다. 법적 규제도 문제다. 명예훼손이나 저작권 침해가 발생기 때문이다. 예를 들어 인터넷 게시판에 누구를 모욕하는 글이 올라와 명예훼손이 걸렸을 때, 누구를 대상으로 소송을 거는지 분명치 않을 때가 많다. 즉, 글을 쓴 사람을 찾기 어려울 때, 그 게시판을 개설한 사람인지, 서비스를 제공하는 업체인지 분명치 않다. 소비자의 정체성도 문제가 될 수 있다. 인터넷에서 구매하는 사람, 결제하는 사람, 실제로 이용하는 사람이 다른 사람인 경우도 많다.

인터렉티브 광고매체는 다음과 같이 여러 가지 종류가 있다(McCabc, 2009). 디스플레이형 광고(display ad)에는 배너(banner)나 팝업(pop-up) 광고가 있다. 새로운 창이 열릴 때마다 배너가 뜨는 팝업 광고는 소비자의 불만이 커지자 오른쪽 하단에 뜨는 경우도 있다. 키워드 마케팅(keyword marketing) 혹은 검색 마케팅(search marketing)은 키워드를 검색하면 스폰서가 맨 위에 뜨는 것이다. 키워드 광고는 단순히 사이트에서 얼마나 소비자에게 노출되었느냐가 기준이 아니라 클릭기준 지불(pay-per-click)로 많이 한다. 신문 광고를 보면 구인광고가 조그마하게 나와 있는 것이다. 인터넷에서도 그런 광고가 있는데 그것이 클래시파이드(classified)다. 광고라기보다는 거의 기업의 명부(Directory)처럼 업체가 쭉 나열되는 것이다.

이메일 마케팅(email marketing)도 성행하고 있다. 그래서 요즘 스팸메일이 엄청나다. 이메일보다 더 소비자에게 집요하게 접근하는 것은 휴대폰의 문자를 활용한 마케팅이다. 원치 않는 이메일이나 문자 때문에 소비자의 불만이 고조되자 기본적으로 승락에 기초한(permission-based) 마케팅으로 바뀌었다. 그래서 광고성 이메일이나 문자에서 수신을 원치 않으면 거절의사를 표현해 달라는 메시지를 첨부하고 있다. 바이럴 마케팅(Viral marketing)이 요즘은 인터넷을 많이 활용한다. 그래서 입소문을 뜻하는 word of mouth라는 표현을 인터넷 상의 입소문이라고 해서 word of mouse이라는 재치 있는 표현을 쓰기도 한다. UCC 마케팅(UCC marketing)은 인터넷 입소문 마케팅의 한 수단이라고 할 수 있다. 화재가 될 만한 UCC를 활용하여 여러 가지 입소문을 확산시키는 것이다. 제휴 마케팅(affiliate marketing)은 유명 블로거(blogger)나 페이스북(facebook)에 광고를 지정해서 하는 것이다. 파워블로거의 블로그는 조회 수가 몇천, 몇만이니까 광고를 올리면 블로그 운영자가 돈을 받을 수 있는 것이다.

최근에는 트위터나 페이스북 등 사회연결망 서비스(SNS)가 활성화되면서 소셜 커머스(social commerce)나 앱마케팅(application marketing)도 부각되고 있다. 소셜커머스는 SNS를 활용하여 이루어지는 전자상거래의 일종으로, 일정 수 이상의 구매자가 모일 경우 파격적인 할인가로 상품을 제공하는 판매 방식이다. 앱 마케팅은 다운로드를 많이 하는 인기 어플리케이션의 하단에 광고를 삽입하는 형태에서부터, 각 기업이 어플리케이션을 이용하여 홍보를 하거나 브랜드 판촉수단으로 활용한다. 어플리케이션은 특히 그 이동성 때문에 여행 관광에 많이 활용되는데, 최근에는 의료관광 관련 어플리케이션이 속속 선보이고 있다.

QR(Quick Response)코드나 증강현실(AR: Augmented Reality)을 활용한 광고 마케팅 기법도 속속 선보이고 있다. 광고나 홍보물에 QR코드를 삽입하여 더 많은 정보를 원하는 소비자에게 브랜드나 상품정보를 홍보할 수 있게 되었다. 또 인쇄광고에서도 스마트폰의 증강현실 관련 어플리케이션을 통해서 현실감 넘치는 동영상을 볼 수 있는 기법이 개발되기도 했다. 온라인(Online community)도 중요한 마케팅의 수단이

그림 11-4 : 할리데이비슨 오토바이 홈페이지

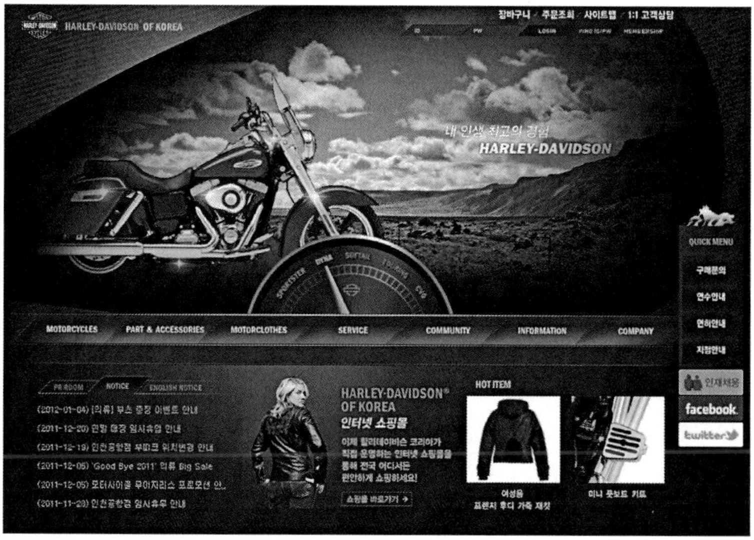

된다. 예를 들어 자동차는 브랜드 별로 소비자들이 자발적으로 만든 온라인 커뮤니티도 있고, 기업체에서 브랜드 관리 차원에서 조성하는 경우도 있다. 온라인 커뮤니티가 브랜드 커뮤니티(brand community)와 만나서 브랜드 관리의 새로운 영역이 되었다. 할리데이비슨 커뮤니티는 할리데이비슨 소비자들이 모여 있는 브랜드 커뮤니티다. 특히 여행 관련한 온라인 카페가 많다. 여행 동호회에서 자발적으로 운영하는 것도 많지만 여행사가 인위적으로 홍보의 수단으로 활용하는 경우도 있다.

2. 언론홍보 및 공중관계

가. PR활동의 두 가지 측면

광고와 함께 영향력 있는 마케팅 커뮤니케이션 수단은 홍보(Public Relations)다. PR은 크게 기업 PR(Corporate Public Relations)과 마케팅 PR(Marketing Public Relations)의 두 가지로 나눈다. 기업 PR은 기업 이미지 제고 등의 목표를 위해 하는 것이다. 이에 비해서 최근에는 마케팅을 지원하기 위한 MPR이 활발해지고 있다

(Hendrix, 2004).

홍보의 대상인 공중(the public)은 크게 내부 공중과 외부 공중으로 나뉜다. 그래서 홍보도 대외홍보, 대내홍보로 나뉜다. 홍보하면 흔히 대외홍보만 생각하기 쉽지만 대내홍보도 중요하다. 보통 기업문화팀이라는 이름으로 사내방송과 사보, 기타 조직 커뮤니케이션 차원에서의 업무를 수행한다. 홍보를 또 사후반응적(reactive) 홍보와 사전예방적(proactive) 홍보로 나누기도 한다. 사후반응적 홍보는 어떤 문제나 위기가 생기면 나중에 대응하는 것이다. 사전예방적 홍보는 문제나 위기가 발생하기 전에 전향적으로 미리 예방적 조치를 취하는 것이다. 흔히 언론홍보는 언론에서 회사에 관한 나쁜 기사가 나오면 뒤늦게 대응하는 경우가 많은데, 그것보다는 사전에 PR활동을 하라는 얘기를 많이 한다. 그래서 의료관광의 경우에도 사전예방적 홍보를 통해 언론인과 여행전문가 소비자들 사이에 관점을 공유하는 것이 중요하다.

홍보 중에서 언론홍보인 퍼블리시티(Publicity)는 보도자료를 배포하고 언론홍보를 하는 것이다. 광고에 대한 신뢰성은 높지 않다. 사람들이 광고에 닳고 닳아서 광고해도 잘 믿지 않는다. 그런데 신문이나 방송에 기사로 나오면 광고에서 본 것보다는 훨씬 잘 믿는다. 그래서 비용절감이 된다. 광고는 광고비를 내지만 언론홍보는 원칙적으로 비용이 들지 않는 것이다. 보도자료를 배포해서 뉴스가치가 있으면 신문이나 방송에서 그것을 기사로 다뤄주는 것이니까 비용 절감의 효과가 있다. 그러나 실제로 기사화되는 것에 대해서 통제를 할 수 없다. 그리고 내용도 통제 할 수 없다. 보도자료 그대로 나가는 경우는 없다. 기자들이 그것을 바탕으로 어떻게 쓰는지는 모른다. 언제 나갈지도 알 수는 없다.

나. 의료관광 PR의 영역과 수단

PR을 보통 홍보라고 번역하지만, 말 그대로 직역하면 공중관계(Public Relations)다. 그래서 홍보라는 말 대신에 공중관계로써 PR이라는 말을 쓰기도 한다. 그 관계(Relation)를 맺는 영역에 따라서 홍보는 여러 영역으로 나뉜다. 이를테면 언론관계(media relation)나 소비자 관계(consumer relation)가 대표적이다. 종업원 관계(employee relation)도 중요한 영역이다. 이것이 일종의 사내 PR의 영역에 들어간다. 정부 관계(government relation)도 중요하다. 특히 의료산업은 정책이나 정부의 영역이 상당히 크기 때문에 정부와 우호적 관계를 유지하는 것이 PR의 중요한 영역이다. 병원이 특히 지역의 중심 기능을 많이 한다. 그래서 지역사회 관계(community relation)도 의료관광 홍보의 중요한 영역일 수 있다.

투자자 관계(Investor Relation)는 줄여서 IR이라고 하는데, 요즘 큰 기업들에는 IR 부서가 별도로 있을 정도로 중요하다. 글로벌한 회사인 경우 홍보실에서 떨어져 나와서 해외투자자 유치와 관련된 홍보활동을 하는 경우가 많다. 그래서 국제 PR과도 관계가 깊다. 공공문제(Public affairs) 홍보는 공공 문제 혹은 이슈관리이다. 이것은 정부관계와도 관련이 있다. 위기관리(crisis management)도 홍보의 중요한 영역이다. 위기상황에서 수사법을 통한 이미지 회복 전략은 앞에서 살펴보았다. 이것은 의료관광에도 다 적용이 된다.

의료관광에 활용 가능한 PR 수단을 보통 흔히 통제 가능한 것과, 통제불가능한 매체로 많이 나뉜다. 그런데 여기에는 일부 통제 가능한 매체로도 나눴다.

표11-2 : 홍보매체의 분류

통제가능한 매체	통제불가능한 매체
• 광고(상품 및 기업이미지 광고) • 공익 광고와 옹호 광고(advocacy) • 사내 방송, 사보 및 자체매체 광고 • 연차 보고서(annual report) 및 여러 홍보인쇄물 (brochure, catalogue, leaflet, pamphlet…) • 회사 홈페이지, 회사 홍보동영상 • 강연, 전시, 이벤트 • 사진, CD-ROM, DVD, 홍보용 앱	• 언론 보도 및 논평 • 기업 입장 편지(pitch letters) • 기자회견 관련 자료(예: press kits, fact sheet) • 매체 투어(tour) • 언론사 혹은 토크쇼 인터뷰 • 버즈 마케팅, 협찬

통제가능한 대표적인 홍보매체는 광고다. 어떤 시간, 어떤 지면을 사서 광고를 하는 순간 광고에 대해서 누구도 간섭할 수 없다. 광고주가 돈을 내서 독점적으로 사는 것이기 때문이다. 그래서 내용에 대해서도 완벽하게 통제한다. 전통적으로 사보는 통제 가능한 홍보매체다. 규모가 어느 정도 되는 기업들은 사내방송을 많이 한다. 사보나 사내방송 같은 회사의 자체 매체를 이용한 광고도 통제 가능 홍보매체다. 공익광고(public service ad), 기업이미지 광고, 의견옹호 광고도 마찬가지다. 그밖에 연차보고서 등 홍보인쇄물, 회사 홍보동영상, 사진, 신차 발표회와 같은 기업 이벤트, 그리고 최근 홍보

용 어플리케이션도 통제 가능한 홍보매체다.

통제할 수 없는 대표적인 홍보매체는 언론보도다. 보도자료 내는 것까지는 통제할 수 있지만 실제로 어떻게 언론에 나올지는 알 수 없다. 피치 레터(pitch letter)도 통제 불가능한 홍보매체다. 이것은 통상 1페이지 정도의 사적인 편지로 커버 레터와도 비슷하다. 기자나 잡지 에디터, 웹사이트의 블로그 운영자들에게 이러저러한 내용이 있으니까 기사로 써달라고 쓰는 편지다. 그밖에 기자회견 관련 자료(press kit, fact sheet 등), 인터뷰, 매체 투어 등도 완전히 통제할 수는 없다.

양분법으로 구분하기는 했지만 부분적으로만 일부 통제 가능한 매체도 있다. 회사 홈페이지는 전체적으로는 통제할 수 있지만 소비자 게시판 등은 통제할 수 없다. 특별 이벤트와 협찬도 완전히 통제할 수 없고, 버즈 마케팅도 일부만 통제 가능한 수단이다.

그림 11-5 : 자동차 레이의 신차발표회

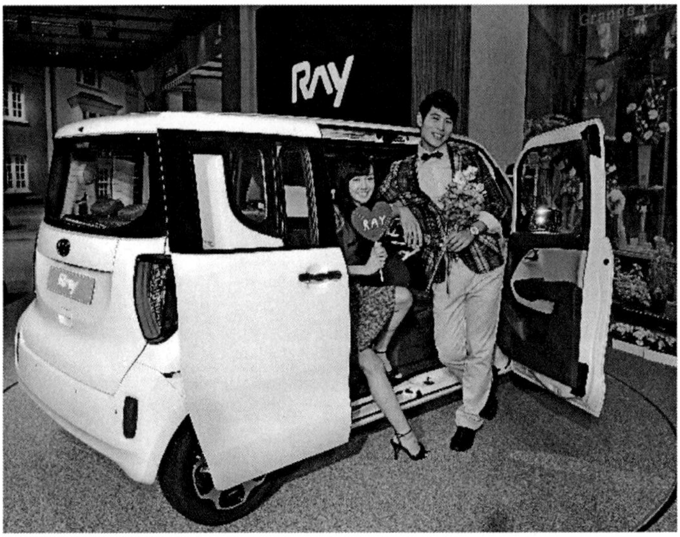

3. 판매촉진

여기서 말하는 판매촉진은 마케팅 4P 중 하나인 전체적인 프로모션(Promotion)을 말하는 것이 아니다. 단기적으로 판매를 촉진하기 위한 것으로 좁은 의미에서의

SP(Sales Promotion) 판촉이다. ATL과 BTL에서 BTL(Below the Line) 활동의 대표적인 것이다. 광고는 보통 인지도나 호의도를 제고시키기 위한 것인데 판매촉진은 단기적인 행동을 유발하는 것이다. 그렇지만 광고에서도 "지금 신청하세요" 혹은 "지금 전화하세요" 등의 카피로 판촉을 지원하는 기능이 있어서 중복 가능성이 있다. 보통 제한된 기간 내에 가격과 관련된 인센티브를 제공하거나, 보상 및 업그레이드를 시켜주는 것이다. 여행의 경우 마일리지가 많이 쌓이면 동일한 가격으로 한 등급 업그레이드 해주는 것이다.

관광 분야에서는 이런 판촉이 재고 정리 수단으로 특히 많이 활용된다. 항공권의 경우 시간이 임박해서 못 팔면 그냥 빈자리가 되는 것이니까, 호텔도 빈방이 되는 것이기 때문에 반값이라도 받아서 이른바 '땡처리'로 판촉 활동을 많이 한다. 이러한 판촉을 최종소비자뿐 아니라 에이전트를 대상으로도 많이 시행한다. 여행사를 대상으로 하는 것이다.

의료관광을 비롯하여 관광분야에서 판매촉진 전략을 구사하는 이유는 단기간의 판매를 자극하기 위해서이다. 그리고 시장 점유율의 확대를 위해서, 또 장기적인 마케팅 목표달성을 위해서도 판촉을 하기도 한다. 경쟁사에서 판촉을 할 때 경쟁사에 맞대응하기 위해서 판촉을 하는 경우도 있다.

판촉에 여러 가지 장점이 많지만 단점도 있다. 판촉을 많이 하면 싸구려 이미지가 생길 수 있다. 이미지가 안 좋아질 수 있어서 대형 항공사에서는 자신들의 이름으로 항공권을 땡처리하지 않는다. 좌석권을 여행사로 넘기고, 여행사를 통해서 방출한다. 앞에서 얘기한대로 의료관광에는 B2C뿐 아니라 B2B(Business to Business)도 많다. 따라서 에이전트들을 대상으로 여러 가지 판촉도 많이 한다.

4. 후원

후원(sponsorship)은 직접적인 행사를 후원하는 경우도 있고, 요즘에는 방송 후원도 많이 한다. 프로그램 끝에 "이 프로그램은 ○○○○에서 후원합니다"라는 경우다. 후원의 4가지 형식은 스포츠, 프로그램, 예술, 행사 후원이다. 예술이나 공연 후원이 대표적인 기업 후원활동이다. 후원을 하는 이유는 호감이 가는 브랜드 연상을 창조하기 위해서다. 이때 표적 시장에 맞게 해야 한다. 젊은 층 소비자를 공략할 때는 아이돌 그룹의 콘서트를 후원하고, 중장년층인 경우에는 클래식 연주회를 후원하는 경우다.

그리고 후원 자체에서 촉진기회를 창출하기도 한다. 어떤 행사를 후원하면서 판매를 하는 경우들이 많다. 후원을 함으로써 언론홍보의 기회가 되는 경우가 많다. 골프대회나 자동차 대회에 후원하여 로고가 계속 언론에 비치게 하는 것이다.

후원은 기업접대(Corporate hospitality) 기회 창출의 효과도 있다. 중간상들에게 인센티브로 제공할 수 있기 때문이다. 예를 들어 어떤 통신회사에서 음악회를 후원을 했다면, 그중에서 상당 부분의 초대권을 대리점 주인들한테 인센티브로 주는 것이다. 관련되는 스테이크 홀더들에게 표를 주면 임원들이나 관련되는 기자들에게 접대의 수단으로 활용될 수 있다.

후원을 통해 CSR(Corporate Social Responsibility) 활동도 수행하는 효과가 있어서 사회적 책임을 다하는 기업 프로파일을 작성할 수 있다. 어떤 기업에서 음악회나 문화행사를 후원하는 것은 CSR 마케팅의 6가지 기법 중에 하나다(Kotler & Lee, 2004/2007). 이를 통해 사회적 책임 경영을 다하는 기업의 이미지를 창조할 수 있다.

후원을 할 때 고려사항은 목적이 무엇인지 고려해야 한다. 호의적인 이미지 구축인지, 촉진기회 창출인지를 확실히 해야 한다. 그리고 브랜드의 개성(brand personality)이 표적 수용자와 잘 맞아야 한다. 후원에 대한 기존의 많은 연구들이 지속적으로 발견하는 사항이 적합성(fitness)이다. 후원하는 사업하고 기업의 그동안의 이미지, 소비자가 서로 맞아야 한다는 것이다. 예를 들어 스포츠 브랜드는 스포츠 행사에 후원하는 것이다. 그리고 촉진기회를 고려해야 한다.

부정적인 언론홍보의 위험요인도 있다. 기껏 행사를 후원해놓고 욕먹는 경우도 있다. 그 행사가 지나치게 사치스럽거나 공익과 충돌할 때 논란이 될 수 있다. 결정적으로 위험한 경우는 공연에서 사고가 나면 크게 문제가 된다. 그래서 기업에서 10대를 대상으로 한 콘서트일 때 제일 신경 쓰는 것이 안전이다. 만에 하나 큰 사고가 나면 모든 언론이 사고기사만 집중 부각시켜 부정적인 이미지만 만든다. 모든 노력이 다 수포로 돌아갈 수 있기 때문에 항상 신경을 써야 한다. 실질적으로 후원이 비용적인 측면이 있지만 그것을 통해서 브랜드 가치 및 시장가치에 기여하는 바가 무엇인지 고려해야 한다.

5. 행사와 전시

행사와 전시도 홍보의 중요한 영역이다. 특히 관광이나 B2B 산업에서는 중요한 커뮤니케이션 채널이다. 독일의 프랑크푸르트가 박람회 도시로 자리매김한 도시이기 때문에 의료관광 박람회도 있고, 수많은 엑스포도 있다. 이러한 행사나 전시를 하는 것은 새로운 상품을 출시했을 때이며, 제품 개발을 위한 새로운 접촉을 통해서 한다. 자동차의 신차 발표회가 대표적이다. 이를 통해 소비자 경쟁사 그리고 언론의 반응을 본다. 행사와 전시를 통해서 경쟁사 정보를 수집하는 경우도 있다. IT 분야에서는 라스베이거스에서 열리는 컴덱스(COMEX) 쇼가 유명하다. 이런 행사를 통해 업계의 새로운 동향을 파악할 수 있고, 시장개발 전략의 아이디어를 얻을 수 있다.

이런 행사는 자신들이 주체하는 것이 아니라 제3자에 의해서 조직이 되면 한 부스를 차지하고 들어가는 것이다. 단독으로 주최하는 것보다 훨씬 많은 사람들을 끌어 모을 수 있다. 그래서 폭 넓은 수용자에게 접근이 가능하다. 예를 들어 의료관광 엑스포라고 하면, 한국에 오지 않았던 소비자이지만 관심이 있는 잠재고객과 접촉하는 기회가 있다. 웨딩 엑스포의 경우 결혼을 앞둔 잠재고객들이 많아 온다.

행사를 통해서 경쟁사를 파악하고 비공식적으로 시장을 조사할 수 있다. 관광 여행사를 통해서 접촉하는 것은 소비자와 상업적인 거래로 만나는 것이다. 의료관광 엑스포, 박람회, 전시에서는 직접적인 거래를 전제하지 않는 비상업적인 영역에서 고객과 만날 수 있다. 그런 점에서 소비자 입장에서 보면 약간 무장해제가 되는 것이다.

사람들은 어떤 설득적인 상황에 들어가면 몸을 움츠리게 되어있다. 자기방어를 한다. 왜냐하면 자신이 설득당하지 않으려고 하기 때문이다. 누군가에게 설득을 당하는 것은 별로 유쾌한 일이 아니다. 누군가를 설득한다는 것은 내가 그 사람에게 영향력을 행사한다는 것이기 때문에, 설득하는 사람이 파워를 갖는다. 달콤한 말이든, 동정심이든, 그럴 듯한 말로든 내가 설득을 당했다는 것은 그 사람의 뜻대로 행해졌다는 것이다. 그래서 사람들은 자신이 설득됐다는 것에 대해서 유쾌하게 생각하지 않는다. 하지만 이런 곳에서는 굉장히 편안한 상태로 오기 때문에 고객과 다른 영역에서 접촉할 수 있는 장점이 있다.

행사는 단 한 번의 행사(one-off special event) 형식을 취할 수도 있다. 어떤 특정 시점에 특정한 사건을 기념해서 콘서트 등을 한 번만 제공한다. 표적 수용자의 관심사항과 결합되면, 예를 들어 의료도 관심 있고, 관광에도 관심이 있으면 이러한 상황에서는 브랜드 인지도를 높일 수 있다.

그림 11-6 : 현대자동차의 2012년 신년맞이 스페셜 이벤트

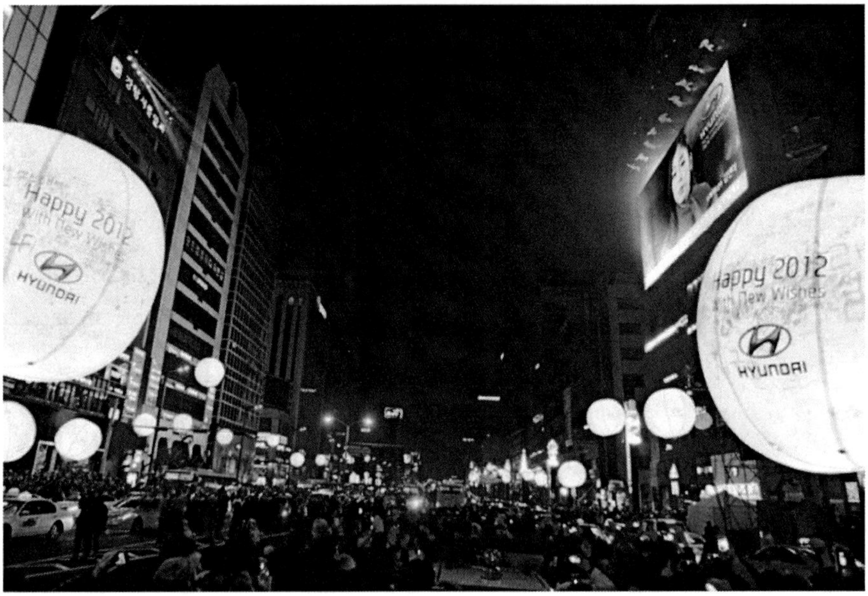

6. 직접 마케팅

직접 마케팅은 중간의 매개체 없이 최종 소비자를 직접 겨냥하는 모든 마케팅 커뮤니케이션 활동이다. 가장 쉽게는 소비자한테 직접 전화 거는 텔레마케팅, 홈쇼핑, 문자 및 이메일 마케팅 등이다. 직접 마케팅을 하는 궁극적인 목적은 구매유도다. 다이렉트 메일(DM)을 보면 여러 가지 상품 소개가 있는데, 거기에 직접적으로 구매를 하도록요청하는 것이 가장 핵심적인 목적이다. 그게 아니더라도 많은 경우 신문이나 잡지에 관심 있는 사람들은 브로슈어를 요청한다. 그리고 웹사이트 방문을 유도하는 것도 직접 마케팅의 목적이다. 웹사이트까지 끌고 오면 구매가 이루어질 가능성이 높기 때문이다. 정보 제공은 또 다른 목적이다. 그래서 고객과 직접적인 관계 형성을 하고, 관계 마케팅이 중요이다.

직접 마케팅에서 관건이 되는 것은 양질의 데이터베이스가 있느냐다. 그 사람들한테 전화를 하든, 문자를 보내든, 이메일을 보내든, DM을 보내든 주소록이 있어야 한다. 그런 점에서 의료관광은 직접 마케팅이 적합하다. 왜냐하면 병원을 가든, 여행을 하든, 기록이 다 남는다. 이런 직접 마케팅이 의료관광에 아주 적합하다. 타깃이 한정되어 있을 때 직접 마케팅은 특히 효과적이다. 광고의 경우는 모든 사람이 본다. 직접 마케팅은 핀셋처럼 그곳을 딱! 집어서 그 사람들에게만 도달하는 기법이다. 의료관광은 사실 굉장히 고가의 서비스 상품이기 때문에 직접 마케팅에 적합하다.

직접 마케팅의 종류에는 우선 직접반응광고가 있다. 넓게 보면 홈쇼핑 채널도 광고라고 얘기할 수 있다. 미국의 존 케이플스와 같은 카피라이터의 책들은 직접우편광고를 통해서 습득된 테크닉이다. 그래서 그 당시 잡지, 신문 광고에는 "하단의 쿠폰을 오려서 보내주세요"라고 되어있다. 이것의 장점은 여러 가지 버전을 만들 수 있다는 것이다. 그래서 존 케이플스가 계속 실험을 했다. 두 가지의 카피를 늘 쓰는 것이다. 이렇게 쓰고, 저렇게 써서. 신문 쿠폰의 경우 오려붙이는 것이 다르게 표시될 수 있도록 하는 것이다. 주문한 것이 어떤 광고를 보고 주문했는지 알 수 있다. 그래서 광고를 어떻게 하는 것이 더 효과적인가를 알 수 있다.

삽지(insert) 같은 경우는 요즘은 옛날보다 많이 없어진 것 같다. 예전에는 종이 신문을 많이 봐서, 그 안에 보면 우수수 떨어지는 것이 많았었다. 요즘은 모바일이나 인터넷을 많이 활용한다. 이메일이나 문자가 직접 마케팅의 수단으로 많이 쓰인다.

직접 마케팅을 할 때는 표적 시장이 무엇인지, 원하는 반응이 뭔지, 당장 접촉을 하기위해 정보를 요청하게 하려는 것인지 등을 고려해야 한다. 그리고 메시지를 개인화하는 것도 중요하다. 단체로 보낸 이메일이나 문자보다 구체적으로 받는 사람의 이름을 적시할 때 주목받을 수 있다. 직접 마케팅은 TV 광고에 비해서 비용 자체는 작다. 그러나 1000명당 도달비용(CPM)은 훨씬 높기 때문에 상대적으로 고비용이다. TV 광고는 한 번 광고하면 몇 백만씩 본다. 그러나 우편물을 몇백만 부 발송하려면, 그 인쇄비와 우편요금이 엄청나다. 또 직접 마케팅은 메시지가 의도했던 표적 수용자가 아닌 엉뚱한 곳에 가면 의도하지 않은 역효과가 나타날 수 있다.

7. 체험 마케팅

체험 마케팅(experiential marketing)은 본 슈미트가 자신의 미학적 마케팅(marketing aesthetics)을 발전시킨 전략이다(Schmitt, 1999/2002). 체험 마케팅은 품질이 아닌 체험중심의 차별화 전략을 내세운다. 제품과 서비스를 소비할 때 발생하는 소비자의 체험에 초점을 둔 마케팅이다. 체험 마케팅의 관점에서 볼 때 소비자가 스타벅스에 가는 것은 체험 때문이다. 자판기 커피와 맛이 다르다는 측면도 있지만 스타벅스 커피잔의 디자인과 매장의 분위기가 중요하다. 의료관광도 체험 마케팅의 아주 전형적인 예가 될 수 있다.

체험 마케팅의 배경이 된 것은 체험경제학이라는 개념이다. 파인과 길모어(Pine & Gilmore, 1998)에 따르면, 1차 산업은 농업경제, 2차 산업은 산업경제, 3차 산업은 서비스경제라고 하면 체험경제는 서비스경제 이후의 4차 산업이다. 그러면서 예를 드는 것이 생일기념이다. 체험경제 시대에는 생일기념 파티의 체험을 판매한다. 요즘 이벤트를 제공하는 회사가 많다. 돈만 주면 생일파티의 장소도 제공하고 생일케익, 데코레이션, 노래 및 게임 진행, 친구들 초청까지 다 알아서 해주면서 신나고 재미있는 생일파티를 체험하게 해준다.

표 11-3 : 체험마케팅의 체험적 격자 모형

ExPro / SEMs	커뮤니케이션	아이덴티티	상품의 외형	공동 브랜딩	공간적 환경	웹사이트	인적 요소
감각							
감성							
인지							
행동							
관계							

출처: Schmit(1999/2002), p117,

『체험 마케팅』이란 책에 보면 ExPros, SEMs, CEM 등 체험 마케팅 용어들을 복잡하고 현란하게 구사한다. 하지만 알고 보면 아주 단순한 개념과 전략이다. ExPros라는 것은 Experience Provider의 약자다. 체험 제공수단이다. 소비자를 상대할 수 있는 여러 접점의 집합으로써 광고나 홍보, 아이덴티티, 상품의 외형, 포장, 공동브랜딩, 공간적인 환경, 웹사이트, 호텔 서비스 직원 등이다. 이런 여러 가지 수단을 통해서 브랜드 이미지에 걸맞은 최적의 체험을 제공한다.

그런데 체험 마케팅에서는 우리가 생각하는 체험을 세분화했다. 그것이 바로 SEMs인데, Strategic Experience Module의 약자이다. 전략적 체험 토대로 번역할 수 있다. 체험 마케팅에서 기업들이 얻고자 하는 소비자의 여러 반응으로 감각, 감성, 인지, 행동, 관계다. 감각적인 체험은 맛보고, 눈으로 보는 것 등이다. 감성은 따뜻함 혹은 짜릿함 즐거움 등의 감정적 체험이다. 인지적인 체험은 영화를 보거나 책을 읽으면서 새로운 정보를 알아가는 체험이다. 행동적인 체험이야말로 자신이 직접적으로 행동해봄으로써 체험하는 것이다. 우리가 흔히 '체험'이라고 하면 행동적인 것이라고 생각한다. 마지막으로 다른 사람과의 관계맺기도 슈미트는 일종의 체험으로 보았다.

이런 다양한 감각적 체험을 커뮤니케이션 수단, CI, 포장, 웹사이트 등 여러 가지 수단을 통해서 관리해야 한다. 그런 것들을 전체적으로 CEM(Customer Experience Management) 즉, 고객체험 관리라고 했다. 그런 경우에 관계 마케팅이기도 한다. 기존의 고객들을 체험을 계속적으로 이런 체험이 이루어지도록 한다는 것이다.

체험 마케팅은 다양한 분야에서 활용되고 있다. 슈미트는 교통상품, 과학기술제품, 산업재, 뉴스와 오락물, 컨설팅, 의료 및 서비스, 금융상품 분야 등 다양한 영역을 제시한다. 체험 마케팅이 가장 잘 활용될 수 있는 분야는 축제관광 분야다. 현재 우리나라의 축제가 전국에 1,500개나 된다. 이중에서 성공하는 축제들은 체험 마케팅을 적극 활용한 축제인 경우가 많다. 사람들은 직접적으로 뭘 해볼 수 있는 축제를 좋아한다. 예를 들어 문화관광 최우수 축제로 선정되는 축제는 강원도의 양양 송이축제, 화천 산천어축제, 춘천 마임축제 등이다. 이들 축제는 축제 방문객이 직접 송이를 캐어 가져가고, 산천어를 직접 낚아서 먹을 수 있고, 난장판에서 밤새 춤추고 놀 수 있는, 체험을 강조한 축제들이다. 감각적, 감성적, 인지적, 행동적, 관계적 체험을 골고루 제공한다.

체험 마케팅이야말로 의료관광에 적합한 마케팅 커뮤니케이션 채널이라 할 수 있다. 의료관광을 하는 동안 소비자가 감각적, 감성적, 인지적, 행동적, 관계적인 체험을 만끽하게 하는 것이 중요하다.

8. 버즈 마케팅

버즈 마케팅(Buzz Marketing)은 바이럴 마케팅이라고도 하는 마케팅 커뮤니케이션 수단이다. Buzz는 붕붕거리는 소리로써 사람들 사이에서 특정 상품에 대하여 주고받는 모든 말의 합산이다. 입소문 마케팅, 혹은 구전효과라 해서 Word-of-Mouth라고도 한다. 온라인을 이용한 입소문을 특히 Word-of-Mouse라고 얘기하기도 한다. 이러한 버즈 마케팅은 의료관광에서도 중요한 채널이 된다. 그동안 의료관광 마케팅 커뮤니케이션이 대중매체에만 의존해왔음을 지적하면서 보통 사람들이 의료관광으로 의사결정을 하려면 면대면 접촉에 의한 설득이 요청된다고 주장했다(Karuppan, 2009). 입소문을 활용한 버즈 마케팅의 중요성을 강조한 것이라 할 수 있다.

버즈 마케팅에서는 허브(Hub)가 있다. 커뮤니케이션의 2단계 유통이론에서는 정보원의 메시지가 대중들에게 직접적으로 전파된다는 기존 이론을 비판했다. 의견지도자(opnion leader)가 중간에서 매개적 역할을 하면서 2단계로 유통된다고 했다. 개혁확산 이론에서는 커뮤니케이션 과정을 좀 더 다단계화시켰다. 즉, 혁신자(innovator), 조기 수용자(early adopter), 조기 다수자(early majority), 후기 다수자(late majority), 지체자(laggard) 5단계로 나누었다. 그러한 이론의 맥락에서 보면 마케팅 커뮤니케이션의 메시지도 기업에서 소비자로 직접 전달되는 것이 아니라 핵심적인 허브를 통해 전달된다.

버즈 마케팅의 특징은 매체 중심이 아닌 사람 중심이라는 점이다. 입소문에는 '좋은 말'만 있는 것이 아니라 '나쁜 말'도 있다. 나쁜 소문으로 화제가 되도록 하는 기법은 노이즈 마케팅(noise marketing)과도 연결된다. 프랑스 여류 화가이자 시인인 마리 로랑생(Marie Laurencin, 1883~1956)의 시 중에 '잊혀진 여인'이라는 시가 있다. 그 시에서 죽은 여인보다도 더 불쌍한 여인은 잊힌 여인이라고 했다. 바이럴 마케팅의 관점에서 가장 불쌍한 브랜드는 아무도 관심 없는 잊힌 브랜드다. 차라리 나쁜 소문이라도 퍼져서 논란이 되고 화제가 되는 것이 잊히는 것보다는 낫다. 그래서 노이즈 마케팅을 하는 경우도 있다.

노이즈 마케팅의 사례로 '파스퇴르 우유'를 들 수 있다. 파스퇴르 우유는 고름우유를 팔지 않는다면서 기존 타사의 우유가 마치 고름우유인 것처럼 몰아갔다. 이에 경쟁사들의 반발로 논란이 확산되었고 파스퇴르 우유는 세간의 관심을 모았다. 요즘엔 인터

잊혀진 여인

마리 로랑생

권태로운 여인보다 더 불쌍한 여인은
슬픔에 젖은 여인입니다.
슬픔에 젖은 여인보다 더 불쌍한 여인은
불행을 겪고 있는 여인입니다.
불행을 겪고 있는 여인보다 더 불쌍한 여인은
병을 앓는 여인입니다.
병을 앓는 여인보다 더 불쌍한 여인은
버림받은 여인입니다.
버림받은 여인보다 더 불쌍한 여인은
쫓겨난 여인입니다.
쫓겨난 여인보다 더 불쌍한 여인은
죽은 여인입니다.
죽은 여인보다 더 불쌍한 여인은
잊혀진 여인입니다.

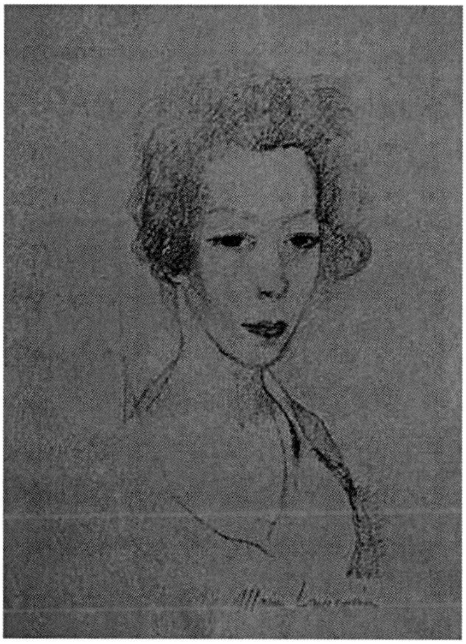

넷으로 구전효과가 빨리 확산된다. 연예인들의 스타 마케팅에서 일종의 노이즈 마케팅을 가끔 시도한다. 하지만 나쁜 소문이 치명적일 때는 독이 되는 수가 있어서 조심해야 한다.

버즈 마케팅의 관리 지침으로는 먼저 확산의 속도를 촉진해야 한다. 특히 이런 것을 많이 하는 분야가 영화다. 영화는 입소문이 중요한데, 특히 개봉 초기 1주일이 중요하다고 한다. 이때 좋은 입소문이 확산돼야 한다. 또 Hub의 확인과 철저한 관리가 필요하다. 그래서 각 부문별로 영향력을 행사하는 파워 블로거들을 관리한다. 그리고 필요에 따라 기업은 적극적인 '씨앗심기(seeding)' 전략을 펼쳐야 한다. 예를 들면 영화홍보의 경우에는 전국 대도시 순회 시사회를 하면서 사람들에게 입소문이 나도록 한다. 화장품 마케팅에서는 샘플을 준다. 책도 마찬가지다. 출판사에서 이 책이 베스트셀러 가능성이 있으면 광고도 하지만 전국의 대학, 도서관이나 서점을 돌면서 저자 사인회, 저자와의 대화를 많이 한다.

일반적으로 버즈 마케팅에서 광고를 하는 것은 금물이라고 되어 있다. 왜냐면 버즈 마케팅은 마케터에 의해서 작업이 들어갔다는 것을 사람들이 알면 의심을 하고 신뢰성을 잃는다. 그런 상황에서 광고를 대대적으로 하면 오히려 역효과가 있을 수 있다.

그렇지만 버즈 또는 다른 커뮤니케이션이 해결하지 못하는 부분에 광고가 기여할 수 있다. 영화가 버즈 마케팅을 할 때도 맨 처음에 알리려면, 물론 영화소개 프로그램을 통해서도 알리지만, 광고에 의존하는 수밖에 없다. 화장품 홍보에서도 처음에는 '샘플만 써보면 알아요' 이런 식으로 광고를 통해서 직접적으로 버즈 마케팅이 할 수 없는 부분을 보완해준다.

그림 11-7 : 고름우유 논쟁을 통해 노이즈 마케팅을 한 파스퇴르 우유 광고

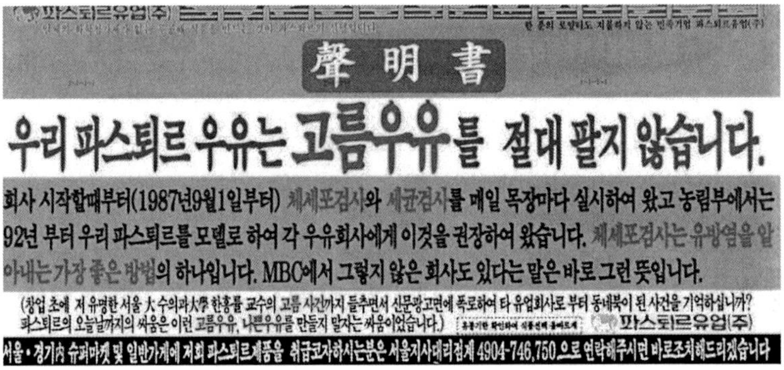

9. CI(기업 아이덴티티)

CI(Corporate Identity)는 한 기업이 가지고 있는 개성이고 이름, 로고, 심볼, 관례, 심지어 기업 문화까지 포함한다. 기업의 마케팅과 철학, 경영방침까지도 깊이 이해해야 만들 수 있다. 조직이 일정 규모가 되면 CI를 많이 만든다. 요즘은 브랜드에 대한 BI(brand identity), 대학의 UI(University Identity)도 많이 한다. 도시 브랜드 전략을 강조하면서 City Identity 혹은 Place Identity도 부각되고 있다.

CI는 광고의 기본적인 요소로써 기업의 로고 등 CI가 없는 광고는 없다. 물론 티저 광고에서 처음에 CI를 보이지 않고 브랜드를 밝히지 않는 경우는 있다. 호기심을 유발하기 위한 기법일 뿐, 결국에는 브랜드를 밝히게 마련이다. IMC 차원에서 CI의 일관성을 유지하는 것이 중요하다. CI가 들쑥날쑥하면 안 된다. 기업에서 광고나 홍보를 홍보실에서 통합적으로 관리하는 명분 중에 하나가 CI관리를 체계적으로 해야 한다는 것이다.

IMC의 기본 원칙 중 하나가 단일한 목소리, 다양한 채널(single voice, multiple channel)이다. 다양한 채널을 이용하더라도 하나의 목소리로 나가야 된다. 그래서 일관성과 보완성이 가능해야 한다. 앞에서 언급했던 것처럼 체험 마케팅에서도 CI는 중요한 ExPros의 한 수단이다.

CI는 세 가지 정도로 나뉜다. 공동 CI는 회사에서 여러 브랜드들을 전반적으로 관리하는 것이다. 예를 들어 웅진은 웅진코웨이 정수기, 웅진출판, 웅진식품 등 여러 자회사의 브랜드를 통합적으로 관리한다. 개별 CI는 회사와의 관련성을 내세우지 않고 개별 브랜드가 각각 독립적으로 별도의 로고나 심볼을 사용하는 것이다. SK-II 화장품은 P&G 회사의 브랜드이지만 회사와의 연관성을 거의 알아채지 못할 정도로 내세우지 않는다. 혼합 CI는 공동과 개별 CI의 혼합된 형태다. CI와 개별 브랜드의 BI를 적절하게 혼합하는 관리전략이다. 예를 들어 하이야트 호텔은 표적 시장에 맞게 파크 하이야트, 그랜드 하이야트, 하아야트 리젠시 등 별도의 브랜드를 운영하고 있다.

그림 11-8 : CI의 3가지 유형

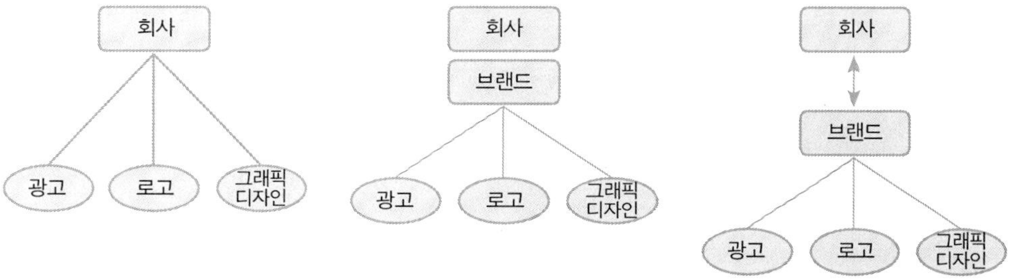

10. 제품배치(PPL)

제품배치 혹은 간접광고라고 부르는 PPL(Product Placement)은 영화나 드라마, 예능 프로그램, 게임 등에 소품으로 자사의 브랜드를 배치하여 홍보하는 기법이다. 무엇보다도 PPL은 반복적으로 브랜드를 노출시킬 수 있다는 장점이 있다. 사람들은 광고를 접하게 되면 거리를 두고 설득을 당하지 않으려는 심리적인 방어기제를 구축한다. 거기에 비해 소비자는 PPL에 무의식 중에 자꾸 노출되어 미처 심리적 방어기제를 구축하지 못한다. 그래서 비용대비 노출효과도 크고 노출수위도 조절이 가능해 기업들이 많이 선호한다. 우리나라는 그전까지 브랜드가 직접적으로 노출되는 것이 영화에서는 허용되었으나 방송에서 허용되지 않았다. 그러나 2010년 방송법 개정으로 PPL이 방송에서도 전면 허용되었다.

PPL은 특히 관광산업에 막대한 효과가 있다. 영화에서 어떤 지역의 경우 Product Placement가 아닌 Place Placement라고 할 수 있다. 제품배치가 아니라 장소를 배치한다고 한다. 영화나 드라마에 배경이 되면 그 장소에 관광객이 많이 몰리기 때문에 각 지자체마다 촬영지를 유치하기 위한 경쟁을 벌인다. 그런 것도 넓은 관점에서 보면 광고이고 장소배치다. 이런 경우 퍼블리시티와 결합하면 시너지효과를 얻을 수 있으며, 문화적 차이를 고려해야 한다(서춘연 윤태일 홍석민, 2006).

역 PPL 기법도 구사되고 있다. 영화 속에 어떤 제품을 배치해서 홍보를 하는 PPL이 아니라, 거꾸로 영화개봉에 앞서 광고에 어떤 영화를 삽입하면 그것이 또 화제를 불러일으켜 영화와 co-marketing을 한다. 영화 〈트랜스포머 3〉와 쉐보레 자동차 광고가 그러한 역 PPL의 사례다. 〈트랜스포머 3〉 영화 속에 쉐보레 자동차가 나올 뿐 아니라, 영화 장면을 자동차 광고에 사용하여 화제가 되었다.

그림 11-9 : PPL을 활용한 트랜스포머 영화와 쉐보레 자동차 광고

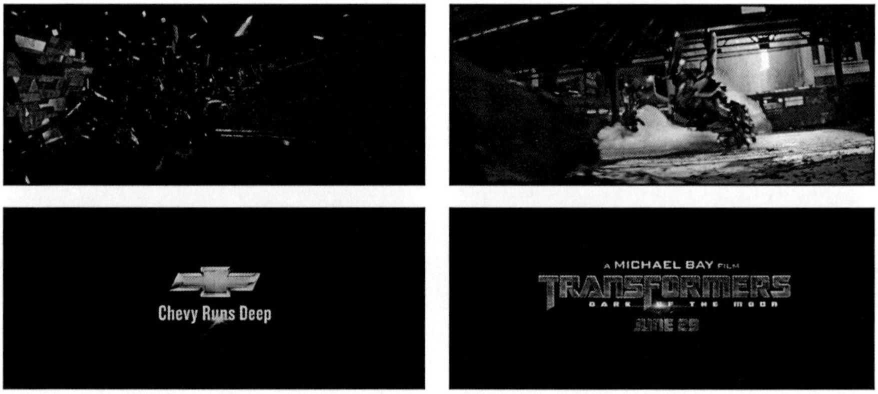

PPL을 활용할 때 주의할 점이 있다. 우선 영화나 TV 프로그램의 인기에 따라 그 효과가 크게 좌우 될 수 있다. 꽤 많은 경비를 후원하여 PPL을 시도했으나 시청률이나 관객 수가 기대 이하면 효과가 없다. PPL이 너무 많이 나올 경우 영화 관람객의 짜증을 불러일으키기도 한다. PPL에는 그동안 비판이 많아서 방송에서도 전면적으로 허용된지 얼마 되지 않는다. 제작비가 많이 들어서 그것을 충당하기 위해 PPL 등 협찬을 많이 받는데 그러다 보니 간섭을 하게 된다. 드라마의 줄거리나 배경이 달라지고 등장인물이 달리자는 경우도 있다. 불필요한 장면이 너무 많이 나오는 경우도 있다. 이를테면 2011년 여름에 화제가 되었던 드마라 '최고의 사랑'의 경우다. 이 드라마가 지나친 PPL로 시청자의 불만을 샀고 결국 방송통신위원회에서 경고를 받았다. 과도한 PPL은 오히려 소비자를 짜증나게 해서 역효과를 불러일으킬 수 있다.

11. 인적 판매

인적 판매(personal selling)도 마케팅 커뮤니케이션의 중요한 수단으로 활용할 수 있다. 인적 판매의 비중이 높은 업종이 있고, 낮은 업종이 있다. 보험 같은 경우 전통적으로 보험판매사들의 인적 판매 비중이 굉장히 높다. 판매자와 구매자가 직접 접촉하는 자동차도 높은 편이다. 대체적으로 관여도가 높고 상세한 설명이 요구되는 업종이다. 보험이나 자동차는 광고만 보고 구매를 하지 않는다. 대부분 인적 판매가 많이 개입이 된다.

관광산업도 마찬가지다. 관광도 여행 같은 경우 인적판매가 강하게 개입이 된다. 신혼여행이나 단체여행 혹은 의료관광 같은 경우 고관여의 의사결정이기 때문에 인적 판매의 영향을 받는다. 인적 판매팀의 업무는 신규고객을 발견하고, 서비스를 판매하고, 커뮤니케이션을 하며, 고객과의 관계를 유지하고, 고객과 만날 때는 판매원이 조직의 대표가 되어 활동을 한다.

의료관광에서는 판매자가 이중적인 역할을 한다. 하나는 판매하는 기능도 있고 또 하나는 고객을 보살피는 역할도 많이 한다. 팸 트립(fam trips)은 familiarization trip의 약자다. 여행관련 에이전트라든지 관련 저널리스트를 대상으로 같이 여행하게 하는 것이다. 마치 영화 시사회처럼 기획해 경험하게 하는 것이고 일종의 푸시 전략이기도 하다. 최종 소비자를 직접적으로 끌어들이는 것이 아니라 중간의 중계상들을 푸시하는 전략이다.

의료관광 외국인 전문가를 위한 팸투어

제4회 대한민국 국제의료관광 컨벤션(KMTC 2011)에 참석한 해외 에이전시들을 대상으로 11월 16일 팸투어가 실시되었다. 의료관광의 신흥시장으로 떠오른 러시아와 중국에서 한국을 찾은 에이전시들은 이날 척추전문병원인 서울우리들병원의 진료시스템과 삼성서울병원의 암 진료시스템, 서울대학교 강남센터의 건강검진 시스템을 중점적으로 살펴봤다.

우리들병원에서는 수술 시 절개 부위를 최소화해 치료 효과와 안전성을 높인 최소침습수술 등 차별화된 치료기술이 시선을 모았다. 삼성서울병원은 외국인 환자의 진료를 활성화하기 위해 2015년 완공을 목표로 건설 중인 국제진료센터를 비롯해 수준 높은 암 진료 시스템이 관심을 받았다. 서울대병원 강남센터는 특화된 건강검진 항목과 편리하고 빠른 원스톱 검진서비스로 눈길을 끌었다.

한국 의료관광은 성형으로 먼저 알려졌지만 최근 암, 심혈관계 질환이나 건강검진 등 다양한 의료서비스가 입소문을 타면서 외국인 환자들의 수요도 늘고 있다는 게 에이전시 측의 설명이다.

안드레이 수키리얀스키 닥스메이컬코리아㈜ 블라디보스토크 지사장은 "한국을 찾는 환자들은 대부분 의료서비스 수준에 만족한다"며 "의료는 전문영역인 만큼 의학적인 내용을 정확하게 설명할 수 있도록 통역의 수준을 높이고 고국의 전통음식 등 세심한 부분에도 신경을 쓴다면 외국인 환자들의 만족도가 더욱 높아질 것"이라고 말했다.

하지만 한국의료서비스에 대한 정보가 부족한 점은 큰 장애물로 꼽혔다. 켄소브스카야이나 미하일로브나 이르쿠츠크 피부 · 성형외과의사는 "자국에서 해결할 수 없는 의료서비스를 해외에서 받을 수 있다면 더 나은 의료서비스를 원하는 환자들에게 좋은 치료 방법이 될 것"이라며 "하지만 러시아 환자와 의료진에게 한국의 의료서비스에 대한 정보가 절대적으로 부족해 오히려 중국을 많이 찾는 실정"이라고 설명했다.

에이전시들은 이 때문에 성형 외에 특화된 전문의료서비스 영역에 대한 정보를 원했다. 이학송 대련중국청년여행사 한국부 부장은 "초기에는 한류 드라마 영향으로 한국 성형외과를 찾는 환자들이 주류를 이뤘지만 최근에는 척추 등 경쟁력 있는 다른 분야에 대한 정보를 많이 찾고 있다"며 "산후조리 등 출산관련 서비스 등 경쟁력 있는 분야를 보다 적극적으로 알려 신뢰할 만한 정보를 접하기 어렵다"고 말했다.

출처 : 허현아, '대한민국 국제의료관광 컨벤션 참가 해외 에이전시 국내병원 팸투어', 파이낸셜뉴스, 2011. 11. 16 요약

12 캠페인 효과 조사

캠페인 효과 조사

12장

조사는 마케팅 커뮤니케이션 과정의 처음이며 끝이라 할 수 있다. 마케팅 커뮤니케이션 캠페인의 시작단계인 상황분석에서 광범위한 조사 자료를 활용한다. 캠페인이 진행되는 중간 및 종료된 후에 그 효과를 지속적으로 측정 조사해야 한다. 마케팅 커뮤니케이션의 비용이 적지 않기 때문에 조사 없이 진행하는 것은 위험할 수 있다. 이 장에서는 마케팅 커뮤니케이션 캠페인에서 체계적이고 과학적인 조사의 중요성을 짚어보고, 조사의 종류에 대해서 살펴본다.

1. 마케팅 커뮤니케이션에서 조사의 중요성

마케팅 커뮤니케이션 캠페인을 시행한다고 할 때 두 단계의 조사가 필수적이다. 하나는 개발조사(development research)이고 또 하나는 평가조사(evaluative research)다. 어떤 캠페인을 기획할 때 맨 처음 해야 할 일은 상황분석이다. 상황분석을 할 때 광범위한 조사를 하게 되는데 직접적인 데이터, 기존의 조사 자료를 평가 할 때, 혹은 캠페인을 다 마치고 캠페인 진행 도중에 실시하는 효과평가단계의 조사가 있다.

이것은 PR의 ROPE모델에서도 마찬가지다. 이 모델은 조사를 통해 상황분석하고(Research), 목표를 설정하고(Objectives), 프로그래밍을 하고(Programming), 그 결과를 평가하는(Evaluation) 것이다(Hendrix, 2004). 여기서 보듯 상황분석 단계와 평가단계에서 조사과정이 포함된다. 즉, 처음과 마지막 부분에서 조사를 한다는 것이다.

전략적 관점에서 캠페인 효과조사가 중요하다. 광고주는 늘 광고비의 반이 낭비되는 것 같은데 어디서 낭비되는지 모르겠다는 의구심을 가지고 있다. 광고비는 보통 몇십 억씩 투자되는 것이기 때문에 비용지출에 대한 점검을 할 필요가 있다. 그리고 개별 채널의 영향요인 측정이 어려워서 캠페인 효과 측정이 중요하다. 효과 측정의 핵심 고려사항은 측정여부, 측정시기, 측정대상이다. 측정여부는 조사를 할지 말지 그 자체를 고려해야 한다. 측정시기는 조사를 언제할지, 측정대상은 무엇을 조사할지에 대한 고려사항이다. (심성욱 외, 2011)

그림 12-1 : 막대한 비용이 지출되는 마케팅 커뮤니케이션 캠페인에는 과학적 조사가 필수적이다. 사진은 하이트 맥주 광고

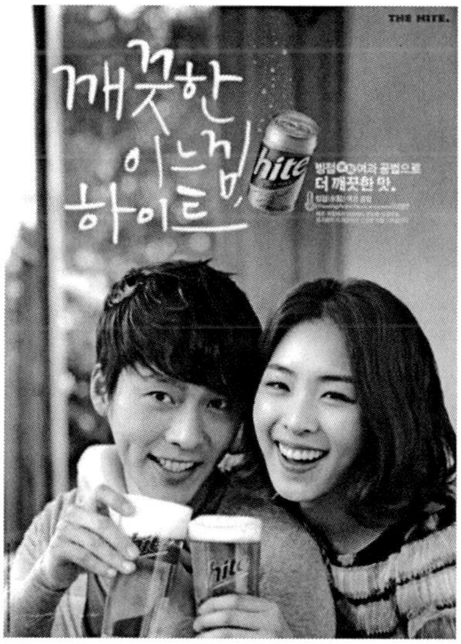

2. 조사실시 여부의 문제

우선 조사를 실시할지 말지를 결정해야 한다. 캠페인 효과 측정 조사를 실시하는 이유에는 몇 가지가 있다. 먼저 값비싼 실수를 방지하기 위해서다. 또 카피 테스트나 콘셉트 테스트 같은 경우는 이것이 좋은지 저것이 좋은지 모를 때가 있다. 그럴 때 콘셉트나 광고시안으로 조사를 해보고 어느 것이 더 효과적인 것인지 판단한다. 캠페인의 효율성을 측정하기 위해서도 조사한다.

그런데 실제로 효과 측정을 하지 않는 경우도 꽤 있다. 여기에는 몇 가지 이유가 있다. 우선 비용이 많이 든다. 조사 한번 실시하는데 몇천만 원이 들어가고 시간적 비용도 만만치 않게 들어가기 때문에 선불리 조사하기 쉽지 않다. 조사 연구 방법상의 문제도 있다. 효과조사는 보통 광고나 홍보 메시지를 보여주고 제대로 보았는지에 대한 기억 및 호의적인 태도 등을 측정한다. 그런데 어떤 광고에 대해서 잘 기억했다고 해서 꼭 구매로 연결된다는 보장은 없다. 또는 사람들이 어떤 광고를 기억하지 못했다고 하더라도 그게 전혀 효과가 없다고 할 수 없다. 기억보다 더 예측력이 있다고 하는 것이 태도다. 어떤 브랜드에 대해서 호의적인 태도를 가지면 소비자는 그 브랜드를 구매할 가능성이 훨씬 높기 때문이다.

그렇지만 설득 커뮤니케이션 이론에서는 태도와 행동의도, 그리고 행동이 반드시 일치하지 않는다. 만약 '내일 투표하시겠습니까?' 라는 질문을 받으면 사람들은 보통 그렇다고 대답한다. 투표는 민주시민으로서 사회적으로 바람직한 행동이기 때문이다. 그러나 나중에 투표명부에서 살펴보면 '네'라고 응답했던 사람이 꼭 투표를 하는 것은 아니다. 태도와 결과 사이에 여러 가지 변수들이 작용할 수 있기 때문이다. 마찬가지로 태도를 측정하는 것들이 광고의 궁극적인 목표인 매출과 직결된다는 보장은 없다.

조사를 하지 않는 또 다른 이유는 측정대상의 불일치 때문이다. 기업에 대한 효과를 측정하면 마케팅은 판매촉진에 대한 효과 등을 더 보고 싶어 한다. 그러나 기업 홍보실 입장에서 보면 판촉 뿐 아니라 전체적인 기업의 이미지에 대해서 더 알고 싶어 할 수도 있다. 그래서 그런 측정대상에서의 불일치 때문에 조사에 회의적일 수 있다.

조사는 크리에이티브 담당자들이 반대하는 경우도 있다. 미국의 유명한 광고인 중에서 조사를 강조한 사람은 데이비드 오길비이다. 오길비는 조사가 없는 광고 캠페인은 마치 등대 없이 항해하는 배와 같다고 했다. 그만큼 무모하고 위험하다는 뜻이다. 오길비는 실제로 광고대행사에 근무하기 전에 갤럽에서 조사원으로 일했던 사람이라 누구보다 조사의 중요성을 강조했다. 하지만 크리에이티브 종사자 중에는 조사에 회의적인 사람들도 꽤 있다. 대표적인 광고인이 윌리엄 번박(William Bernbach : 1911~1982)이다. 번박은 조사를 신뢰하지 않았다. 오히려 창조적인 직관을 더 중시했다. 왜냐하면 아이디어는 꼭 다수결에 의해 결정되는 것은 아니기 때문이다. 캠페인을 50년은 할 정도의 빅 아이디어 앞에서는 누구나 무릎을 꿇고 인정하지 않을 수 없고 질투가 날 것이다. 그러나 그렇지 못한 고만고만한 아이디어는 논란이 어느 정도 있기 마련이다. 왜냐하면 평범하지 않다는 것은 보통 사람에게는 낯설기 때문에 공감하지 않는 사람들도 많기 때문이다.

조사는 통계적인 수치이고 확률이다. 아이디어가 나오면 사내에서 조사를 통해 수정과정을 거친다. 확률적으로 많은 사람들이 만족해야 한다. 확률적으로 많은 사람들이 맘에 드는 아이디어는 특이함이 없는 아이디어다. 아이디어의 신선도가 떨어지고 평범해지기 쉽다. 그래서 광고는 과학이 아니라 직관 혹은 예술적 재능이라고 믿는 번박에 따르면, 조사결과를 광고에 적용하는 것은 옳지만 그런 경우 광고의 내용이 다른 경쟁사의 소구점과 별반 다를 것이 없기 때문에 광고 크리에이티브가 진부하며 주목을 이끌어내지 못한다. 즉, 같은 조사자료에 근거해서 크리에이티브 전략을 구사하면 독창적이지 못한 광고가 되기 쉽다는 것이다.

그림 12-2 : 통계에 기초한 조사가 창의성을 저해한다고 주장하기도 한다.
사진은 차별성을 특히 추구하는 지포 라이터 광고

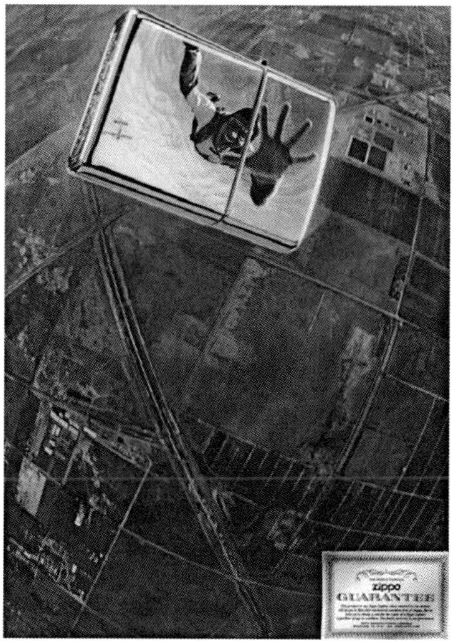

그리고 또 하나, 카피 테스트를 할 때 완성물로 테스트를 하는 경우도 있지만 대부분 시안상태에서 한다. 특히 방송광고는 스토리보드 단계에서 한다. 왜냐하면 다 만들어 놓고 할 수는 없기 때문이다. 또는 대사나 음악 정도만 녹음해서 약간 편집한 정도로 조사를 한다. 그런데 전문가가 아니면 시안만 보고서는 그 감을 잘 모른다. 전문가들은 시안이 이런 상태면 나중에 어떤 것으로 나오겠다고 알지만 일반인들은 그 상태로밖에 상상을 못한다. 그런 경우에 실제 카피 테스트를 했을 때 실제 최종 제작물하고 다를 수가 있다. 그래서 크리에이티브 담당자들이 조사를 탐탁지 않게 여기는 경우가 많다. 하지만 그럼에도 몇십 억짜리 CF는 조사 없이 하면 '등대 없이 항해하는 배'와 같기 때문에 조사연구 시스템 구축이 필요하다. 따라서 단발적이고 즉흥적인 조사를 지양하고, 소비자들과 직접 사용하는 소비자 위주의 조사 시스템을 구축할 필요가 있다.

3. 캠페인 효과조사를 위한 시스템개발

캠페인 효과측정을 위한 시스템 개발을 해야 하는데 측정 시기 및 대상에 따라서 4가지로 나뉜다. 콘셉트 테스트(Concept test)는 처음에 콘셉트를 가지고 조사한다. 마케팅 커뮤니케이션의 캠페인 기본 방향을 조사하는 것이다. 의료관광을 예로 들면 신혼을 대상으로 한 한방 콘셉트가 맞는 건지 아니면, 카자흐스탄을 대상으로 해서 심장질환으로 가는 게 맞는 건지 확실치 않을 때가 있다. 그럴 때 콘셉트 테스트를 해볼 수 있다. 카피 테스트(Copy test)는 제작과정의 중간과 마지막 단계다. 동시조사(Concurrent testing)는 캠페인을 하는 과정에서도 계속 조사를 하는 것이다. 사후조사(Post testing)는 캠페인을 다 집행한 후에 하는 것이다(Parente, et al., 1996/2003).

가. 콘셉트 테스트(Concept test)

콘셉트 테스트는 마케팅 커뮤니케이션 캠페인의 콘셉트 단계에서 한다. 이것은 광고뿐 아니라 제품의 콘셉트를 추출할 때도 조사한다. 예를 들어 이번에 자동차를 개발하겠다고 한다면 대체적인 콘셉트를 기술한다. 이러한 것이라면 구매를 하겠느냐, 어떤 태도를 보이느냐를 조사한다. 광고도 마찬가지이다. 광고에서는 보통 브랜드 네임이나 캠페인 슬로건으로 콘셉트 테스트를 하는 경우가 있다. 슬로건도 몇 개의 슬로건을 주고, 어떤 슬로건이 더 좋은가를 테스트 한다. 그 캠페인의 콘셉트가 보통 슬로건으로 표현이 되기 때문이다. 캠페인의 테마, 메시지의 소구점, 포지셔닝을 조사한다.

한 번 캠페인을 시작하면 몇 십억씩 투자되기 때문에 초기에 확실하게 할 필요가 있다.

그래서 이런 콘셉트 테스트는 보통 정성적인 방법을 많이 활용한다. 즉, 질적연구(qualitative research)를 한다. 조사를 하기 보다는 콘셉트를 가지고 FGI(Focus Group Interview)를 많이 한다. 아니면 심층 면접을 해서 어떤 점에서 맘에 드는지, 본인에게 어떤 이익을 준다고 생각하는지, 아이디어가 참신하다고 보는지 등을 조사한다. 이런 콘셉트 테스트를 하는 과정에서 새로운 아이디어를 얻을 수도 있다.

그림 12-3 : 본격적인 캠페인을 전개하기에 앞서 전체적인 방향을 점검하는 콘셉트 테스트가 필요하다. 사진은 도미노피자의 공익캠페인 광고

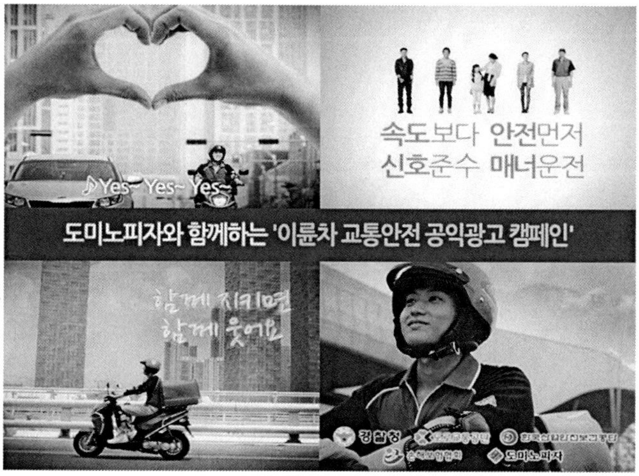

나. 카피 테스트(Copy test)

카피 테스트라고 얘기했을 때 카피는 디자인, 비주얼과 대비되는 언어적인 의미에서의 카피가 아니다. 여기서 말하는 카피는 광고 그 자체다. 카피라는 단어의 뜻을 보면 좁은 의미의 언어적인 것뿐 아니라 광고 자체를 카피라고 부르는 경우도 있다. 카피뿐 아니라 비주얼, 음악 등을 포함한 것이다. 그래서 조사 대상에 대해서 시안을 보고서 정성조사(qualitative research)를 하거나 완성물로 정량조사(quantitative research)를 하는 경우가 있다.

이런 정성조사는 기획서를 쓸 때 약식으로 주변의 사람들에게 물어볼 수 있다. 전반적인 느낌이 어떤지, 이 제품에 대해서 새로운 지식을 알 수 있을 것 같은지, 광고의 좋은 점 혹은 아쉬운 점은 무엇인지, 제안할 것은 없는지, 아이디어가 참신하다고 보는지, 이 광고를 보고 제품을 사고 싶은 생각이 드는지 등을 물어볼 수 있다. 완성광고물로 정량조사를 하는 경우 똑같은 질문을 7점 척도로 물어볼 수 있다. 즉, '이 광고물이 어느 정도 참신하다고 생각하십니까?'라는 질문에 전혀 그렇지 않다 1점부터 매우 그렇다 7점까지 중에서 대답하게 한다. 이런 조사를 통해 보통 캠페인의 효과측정을 예측할 수 있다.

미국 광고연구재단인 ARF(Advertising Research Foundation)에서 1980년대에 대규모 광고효과 조사 프로젝트를 시행했다. 거의 1990년 정도에 마무리를 했는데 그 뒤에 광고효과 측정이라든지 광고 연구 등에 많은 영향을 미쳤다. 그 전까지는 대부분의 광고효과 측정을 기억에 초점을 뒀었다. 재인(recognition)과 회상(recall)에 초점을 맞춘 것이다. '이 광고를 본적이 있습니까?' 대부분 이것이었다. 그런데 ARF에

ARF의 광고효과조사 프로젝트

미국 광고연구재단의 카피조사 타당성 프로젝트(Copy Research Validity Project)는 원래 1977년 ARF 연례회의에서 테드 던(Ted Dunn)이 처음 그 필요성을 제기했다. 그 후 위원회가 조직되어 광고효과 조사를 위한 대규모 프로젝트를 수행하여 1990년에 마무리되었다. 프로젝트는 기존의 여러 가지 광고효과측정 방식에 대해서 조사 분석했다. 브랜드 선택이나 구매의도와 같은 설득, TOM(Top-of-mind) 인지도 같은 현저성(salience), 제품범주 단서나 브랜드 단서를 통한 회상(recall), 광고상황 혹은 판매상황에서의 커뮤니케이션, 호의도(liking)와 같은 상업적 반응, 그리고 긍정적/부정적 진단(diagnosis) 등이다.

헤일리와 벨딩거(Haley & Baldinger, 2000)에 따르면, 이 프로젝트의 가장 놀라운 발견사항은 어떤 광고에 대해서 좋아하고 싫어하는 태도가 판매의 가장 강력한 지표라는 점이다. 조사결과를 바탕으로 몇 가지 가설이 가능하다. 즉, 소비자는 좋아하는 광고를 더 많이 보고, 정보처리도 더 깊게 하며, 반대적인 생각(counterarguing)을 덜 하고, 더 신뢰하고, 광고 속의 브랜드를 더 좋아하고, 더 구매하려는 의향을 나타낸다. 이것은 광고에 대한 태도(Aad: attitude toward the ad)가 브랜드 태도(Abr: brand attitude)에 영향을 미치고, 브랜드 태도가 다시 구매의도(PI: purchase intention)에 영향을 미친다는 일련의 연구결과들과 맥을 같이 한다. 물론 소비자가 좋아하는 광고는 단순히 즐겁고 재미있는 오락적인 광고만을 말하는 것은 아니다. 정보적 가치가 높은 광고도 소비자는 좋아한다. 기발하고 의미 있으며 따뜻하고 활력 있는 광고가 사람들이 좋아하는 광고다.

서 대규모 프로젝트를 하면서 기억이나 인지적인 것이 의외로 광고의 실제적인 매출 효과에 기여하지 않는다고 밝혀졌다. 그것보다는 차라리 좋아함(likability) 혹은 태도(attitude)가 중요하다. 그 광고에 대해서 얼마나 호의적인 태도를 가지고 있는가, 얼마나 좋아하는가, 싫어하는가 이것이 오히려 구매행동을 더 잘 예측한다는 것이다.

물론 여전히 여기에도 문제가 있다. 인과관계가 명확하지 않다. 아무리 광고에 호의적인 태도를 갖는다고 해도 태도와 행동 간의 일치성에는 문제가 있다. 어떤 것에 대해서 호의적인 태도를 가졌다고 해서 구매행동으로 연결된다는 보장은 없다. 그래서 여전히 광고와 매출, 커뮤니케이션의 인과관계 규명에는 한계가 있다. 그럼에도 카피 테스트는 진단적 가치(diagnostic value)가 있다. 시안을 집행하기 전에 이것을 했을 때 어느 게 과연 효과가 있을까 사전에 진단하는 효과가 있다. 따라서 의사결정의 보조수단일 뿐 너무 맹목적으로 의지해서는 안 된다.

그림 12-4 : 일반적으로 캠페인 효과조사에서는 메시지에 대한 재인이나 회상을 중시한다. 2080 프로 치약 광고

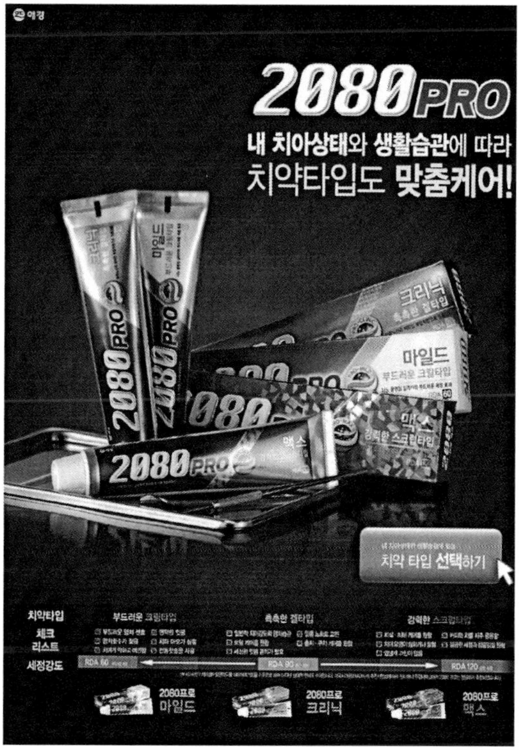

다. 동시 조사(Concurrent test)

동시 조사는 캠페인의 진행 중에 조사를 하는 것이다. 보통 많이 하는 것이 추적 조사(tracking research)다. 광고주는 매년 일정하게 광고나 기업 이미지 조사를 많이 한다. 보통 조사하는 것이 인지도나 태도다. 태도는 광고에 대한 태도, 브랜드에 대한 태도, 기업에 대한 태도가 있다. 그리고 회상, 사용실태, 만족도 등의 변화를 추적한다. 이런 경우에 패널을 구성하는 경우도 있다. 자체 패널을 구성하는 경우도 있지만, 보통 조사회사에서 몇백 명으로 구성된 패널을 가지고 있어서 그 패널을 통해서 몇 년씩 조사하는 경우도 있다.

일치 조사는 매체에 노출되는 동안에 방금 본 것에 대해서 조사를 하는 것이다. 예를 들어 일간지에 전면 광고를 했을 때 바로 전화로 조사한다. 광고를 본 적이 있는지, 전

그림 12-5 : 캠페인 효과 조사에서 핵심고려 사항은 이제 광고에 대한 호의적 태도의 형성 여부이다. 맥스 맥주 광고

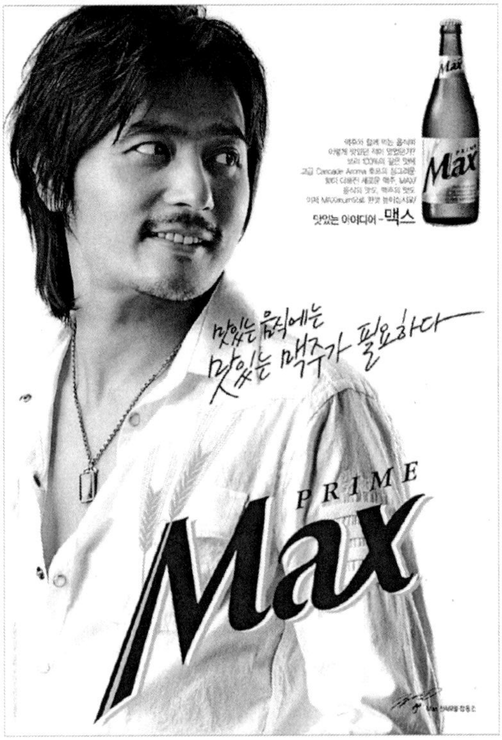

반적으로 광고가 어땠는지, 기억나는 광고 카피가 있는지 등을 물어본다. 새로운 CF를 광고했을 때도 바로 조사한다. DAR(Day After Recall)이라고 해서 광고가 집행된 바로 다음날 조사하는 것이다. 즉, 어제 9시 뉴스 직전에 했던 광고를 본 적이 있는지 등을 질문한다.

이것과는 약간 다르지만 미국의 경우 2월에 슈퍼볼(Super Ball) 결승전을 한다. 미식축구 결승전인 슈퍼볼이 광고적으로도 중요한 이유는 미국의 중요한 광고들이 그때 새로운 광고를 선보인다. 광고비가 1초당 1억 원이 넘는 이 광고의 경연장에 삼성, 현대, 기아 등 우리나라 브랜드도 광고를 한다. 조사를 하는 것은 아니지만 슈퍼볼 바로 그 다음날 인기투표 조사를 하는 사이트가 많다. USA Today에서 SNS와 연동하여 실시하고 있는 Ad Meter가 대표적이다. 일종의 자생적인 일치조사라고 할 수 있다.

라. 사후 조사

사후 조사는 캠페인이 다 끝난 후 하는 조사다. 동시 조사 중에서도 추적 조사는 광고를 집행하고 나서 하니까 사후 조사와 비슷하다. 하지만 보통 1년 단위로 캠페인을 하는데 어느 정도는 조사가 중복이 되지만 차이가 있다. 결과에 대한 평가, 향후 캠페인 기획의 기준점을 잡기위해 조사한다. 연말에 경쟁 프레젠테이션이 붙으면 경쟁사 광고 대행사들이 대부분 조사를 한다. 이때 지난 캠페인의 효과에 대한 조사를 한다. 그런데 재미있는 것은 똑같은 캠페인 조사라 하더라도 누가 하느냐에 따라 그 결과가 조금씩 다르다. 마치 여론조사도 어느 신문사에서 하느냐에 따라 다른 것과 비슷하다.

사후 조사는 향후 캠페인 기획의 기준점을 잡기 위해서도 실시한다. 목표를 정확하게 설정하려면 현재 인지도 25%인데 향후 35%로 올리겠다, 호의도를 몇 % 올리겠다고 정해야 하는데 기준점이 없으면 명확하게 제시하기 어렵다. 조사를 하면 지난 1년간 캠페인 결과 인지도와 호의도가 어느 정도였는지 나온다. 그러면 그 다음해의 캠페인 목표를 설정할 때 기준점이 될 수 있다.

광고의 목표를 측정할 때 두 가지다. 하나는 커뮤니케이션 목표가 있고, 행동적인 것이 있다. 커뮤니케이션 효과는 재인과 회상이다. 회상에도 보조와 비보조가 있다. 그밖에 광고에 대한 태도나 브랜드에 대한 호의도가 있다.

행동적인 것도 함께 물어본다. 아무리 호의적인 태도를 가지고 있고 많이 기억해도 매출에 연결되는지는 의문이다. 이제는 매장마다 스캐너가 잘 되어있어서 바로바로 매출이 나온다. 맥도날드는 매일 하루 매출량이 보고가 된다. 이번에 TV 광고를 했는데 바로 매출이 나오느냐, 매출에 효과가 있느냐를 조사한다. 물론 이것은 여전히 맹점이 있다. 매출과 광고와의 인과관계가 확실하지 않다. 아무리 광고가 좋아도 유통이나 가격에 관련이 있기 때문이다.

매출보다 더 직접적으로 측정 하능한 것이 문의다. 어떤 캠페인을 하고 나서 얼마나 문의를 했느냐는 더 직접적인 광고효과다. 단순히 좋아하는가, 알게 되는가, 이런 것은 주로 DM에서 많이 한다. 전통적으로 DM 밑에는 쿠폰이 있다. 요즘은 그러한 인쇄매체뿐 아니라 다이렉트 마케팅이 많이 발달했기 때문에 문자, 앱, 온라인 배너광고를 올려서 직접적인 효과를 측정할 수가 있다. 물론 문자보고, 앱을 보고, 온라인 배너광고를 보고 문의를 했다고 해서 꼭 구매를 한다는 보장은 없다. 물어보기만 하는 사람들도 많다. 어쨌든 문의를 할 정도면 상당한 관심을 가지고 있다는 것이고 당장은 사지 않더라도 잠재고객이 될 가능성이 높다. 그래서 그런 점에서 얼마나 문의하는가가 행동적 효과를 측정하는 중요한 수단이다. 그리고 앞서 얘기한대로 태도 측정이 상대적으로 기억과 회상보다는 더 예측력이 있지만 절대적인 것은 아니다.

조사를 함에 있어서 미래를 보는 통찰력과 전략적 사고가 중요하다. 전략과 조화를 이루는 평가시스템이 중요하다. 그래서 마케팅 커뮤니케이션 기획 뿐 아니라 모든 기획에는 조사가 필요하다.

한국으로 의료관광을 온 영국 의사

영국의 응급외과와 가정의학과 전문의인 로버트 웰즈(Dr. Robert A Wells) 박사는 한국에서 척추수술을 받고 극적으로 건강을 회복했다. 다음은 인터뷰를 통해 재구성한 그의 한국의료 체험기다.

"저게 제 척추인가요?" 방사선사에게 물었다. 자기공명영상(MRI) 영상을 보여주던 방사선사가 "유감스럽지만 그렇다"고 대답했다. 내가 보기에도 스크린에 드러난 척추는 심각해 보였으며, 그것이 내 척추라는 사실이 충격적이었다. 그 전에도 목과 팔에 통증을 느꼈지만 별 문제가 없을 것이라고 여겼다.

당시 나는 한창 일할 30대였다. 운동도 즐겨 학창 시절에는 육상 선수로 활동했다. 군의관으로 복무할 때도 세계 곳곳을 누비며 모든 육체적 훈련을 수행했다. 가정의학과 및 응급외과 전문의로서 의료 지원과 관련된 다양한 스포츠 이벤트에 참여했다. 한번은 리프팅을 하다가 요추를 다쳤으나 곧 회복되었다. 골프는 물론 스쿼시와 축구, 스키를 가리지 않았다. 그뿐 아니라 내 일에도 열정을 쏟았다. 의료 관련 회사(A national O · H medical company)를 설립했으며 MBA 자격을 따기 위한 공부도 해야 했다. 그런 나의 목뼈가 저 지경이라니….

나는 곧 잘 아는 신경외과 전문의를 불렀다. 그는 낙담한 듯 고개를 가로저으며 "내가 이런 상태의 환자를 본 것은 낙하훈련 중 다친 군인뿐"이라고 말했다. 어떻게 치료해야 하느냐고 묻자 그는 "돌출한 디스크를 제거하고 골반뼈를 떼어 경추를 보강해야 하며 이를 위해 목의 앞쪽에서부터 기관지-식도-갑상선-혈관-신경 순으로 절개해야 한다."고 말했다. 쾌활한 그의 얼굴이 굳어 있었다. 그가 말을 이었다. "문제는 목 아래쪽이 마비될 수도 있다는 사실이다." 나는 두려웠고, 결국 수술을 거부했다.

그러는 사이 병증은 더 심해져 참기 어려운 통증이 몰려왔고, 왼팔을 움직이기조차 어려웠다. 그때서야 수술을 결심하고 관련 자료를 모두 뒤졌다. 결론은 영국에서 드물게 최소침습방식으로 척추수술(MISS)을 하는 맨체스터의대 마틴 나이츠 박사에게 수술을 맡기자는 것이었다. 그러나 그의 대답은 실망스러웠다. 그는 "요추는 경험이 많지만 경추 수술은 경험이 없다"면서 손을 저었다. 그러면서 그가 물었다. "당신이 영국의 의료만을 믿는 게 아니라면 한국으로 가볼 의향이 있느냐." 그가 추천한 한국의 의사가 바로 우리들병원 이상호(우리들병원 이사장) 박사였다.

나는 망설였다. 한국 의료는 물론 한국에 대해서도 아는 게 없어서였다. '영국에서 못 한 치료를 한국에서…'라는 생각에 잠이 오지 않았다. 나이츠 박사가 건네 준 저널 논문도 꼼꼼히 살폈다. 한국행을 결심하는 데 결정적인 계기가 된 것은 이상호 박사팀이 직접 개발한 '현미경 레이저수술'로 치료한 결과 단 한 건의 하반신 마비도 없었다는 임상 논문이었다. 어렵게 이뤄진 이 박사와의 통화에서 흔쾌히 'OK'라는 대답을 들었다. 이미 결정된 일을 두고 망설일 이유가 없어 한국행 비행기에 몸을 실었다. 2004년 8월이었다.

우리들병원에서 이 박사가 직접 내 상태를 살폈다. 내가 이전에 보지 못한 '가장 진보된' 촬영장비가 눈길을 끌었다. 검진 후 이 박사는 MISS 대신에 척추원판 절제술(경추 뒤 세로인대 절제술)을 제안하고 시행했다. 경추 4 · 5 · 6번 뼈를 골반에서 떼어낸 뼈와 티타늄 소재로 보강했으며, 경추 사이의 공간에 스크루를 삽입해 뼈를 고정시키는 수술이었다. 수술은 성공적이었다. 음식과 병실 환경도 좋았고, 전담 간호사도 불편 없이 나를 보살폈다. 나중에 살펴보니 수술 상처는 작고 깔끔했으며 금세 팔의 통증도 가라앉아 움직임이 훨씬 부드러워졌다.

영국으로 돌아온 후 증상이 빠르게 호전되었다. 통증이나 마비 후유증이 없어 다시 일을 할 수 있다는 기대에 가슴이 설렜다. 그 후 해마다 한국을 찾아 수술 부위 협착 등의 문제를 이 박사와 상의했다. 몸이 점차 안정되어 의사인 내가 스스로 '성공'이라고 판정할 수 있었다.

그러나 내가 가진 모든 문제가 다 해결된 것은 아니었다. 2007년부터 흉추 부위에 통증이 나타났다. 별로 고민할 것도 없이 이 박사를 찾았다. 폭넓게 세밀한 검사(척추조영술)가 이뤄졌고, 결과는 디스크 돌출이었다. 이번에는 MISS가 가능하다고 했다. 2007년 3월에 흉추 8 · 9번, 4월에 4 · 5번 척추원판 절제술을 받았다. 내시경과 레이저를 이용한 디스크성형술이었다. 국소마취 후 레이저를 이용해 디스크가 제자리를 유지하도록 조치했으며, 신경이 지나는 척추관도 확대했다.

수술 예후는 기대보다 좋았다. 점차 흉부 통증이 사라졌고, 팔도 정상에 가까운 운동능력을 회복했다. 이 박사는 "검사 결과, 흉추 2 · 3번도 약간의 문제가 있지만 대부분의 척추가 안정되었다"고 전했다.

한국에서의 경험은 확실히 충격이었다. 의료 선진국이라는 영국의 전문의가 한국에서 신병을 치료하리라고는 생각하지 못했다. 내가 아는 것이 전부가 아니라는 사실을 배웠다. 이런 양질의 의료서비스가 한국을 더욱 부유하고 풍요롭게 바꿀 것이다. 이제는 치료가 아니라 한국을 더 깊이 체험할 수 있는 여행을 위해 한국을 찾고 싶다.

출처 : 심재억, '나는 영국인 의사다. 내 병, 한국이 고쳤다. 기분 좋은 충격이었다', 서울신문, 2011. 9. 19. 요약

참고문헌

1장 : 의료관광의 기초적 이해

김도영 (2011). 한국형 의료관광 발전모형에 관한 연구.『관광 · 레저연구』, 23권 3호, 203-223.

서병로 강한승 김기홍 (2009).『의료관광 산업』, 서울: 대왕사.

신재기, 유명희(2009).「의료관광 마케팅」서울 : 한울출판사

유지윤 (2010). 신성장 동력으로서 지역 융합형 한방 의료관광 개발모델과 추진 전략.『2010 제주의 관광레저 물산업과 한방 의료관광 융 · 복합을 통한 선도산업발전 심포지움지』.

이재욱 (2009).『보건 의료관광활성화를 위한 정책』경희대학교 관광대학원 석사학위 논문.

한국관광공사 (2009).『외국의 의료관광 추진 현황 및 시사점』

한국보건산업지흥원 (2006).『의료서비스해외진출 및 해외환자 유치 활성화 지원 방안 마련 연구』

TriMark Publications (2008). *Global medical tourism: Trends, industry participants, product overviews and market drivers*. TriMark Publications, LLC. http://www.trimarkpublications.com

Henderson, J. C. (2003), Healthcare tourism in Southeast Asia. *Tourism Review International*, 7(3-4), 111-121.

Smith, M. & Puczko, L. (2008). *Health and wellness tourism*. Oxford: Butterworth-Heinemann.

2장 : 의료관광 마케팅 커뮤니케이션의 여러 접근법

박동진 이진우 (2010).『헬스 커뮤니케이션 캠페인: 이론과 실제』, 서울: 소화.

안영창 우영국 이성애 정용모 하호수 (2007).『병원마케팅 및 홍보』, 서울: 보문각.

Coombs, W. T. (1995). Choosing the right words: The development guidelines for the selection of the 'appropriate' crisis-response strategies. *Management Communication Quarterly*, 8(4), 447-476.

Corcoran, N. (2007). *Communicating health: Strategies for health promotion*. Thousand Oaks, CA: SAGE Publication. 정의철 이희복 (2009).『헬스커뮤니케이션: 이론과 전략』, 서울: 한울.

Crompton, J. L. & Mckay, S. L.(1997). Motives of visitors attending festival events. *Annals of Tourism Research*, 24(2), 425~439.

Morgan, N., Pritchard, A., & Pride, R. (2004). *Destination branding: Creating the unique destination proposition. Oxford: Butterworth-Heinemann*. 이정훈 김사라 조아라 역 (2007).『관광목적지 브랜딩: 지역의 고유한 정체성과 매력적 이미지 창출』, 서울:백산출판사.

Schultz, D. E. (2000). *Communicating globally: An integrated marketing approach*. Chicago, IL: NTC Business Books. 김일철 (2003).『글로벌 마케팅 커뮤니케이션』, 서울: 북코리아.

Thompson, T. L., Dorsey, A. M., Miller, K. I., & Parrot, R. (2003). *Handbook of health communication*. Mahwah, NJ: LEA. 이병관 백혜진 역 (2010). 『헬스 커뮤니케이션』, 서울: 커뮤니케이션북스.

3장 : 마케팅 커뮤니케이션과 문화적 차원

신인섭 신기혁 (2004). 『국제광고와 PR』, 서울: 커뮤니케이션북스.

Anokwa, K., Lin, C. A., Salwen, M. B. (2003). *International communication: Concepts and cases*. Belmont, CA: Wadsworth Publishing.

de Mooij, K. (1998). *Global marketing and advertising: Understanding cultural paradoxes*. Thousand Oaks, CA: SAGE Publication.

Hofstede, G. (1991). *Cultures and organizations: Software and the mind*. New York, NY: McGraw-Hill.

Panofsky, E. (1967). *Studies in iconology: Humanistic themes in the art of the Renaissance*. MA: Oxford University Press. 이한순 역 (2002). 『도상해석학 연구: 르네상스 미술에서의 인문주의적 주제들』, 서울: 시공사.

4장 : 마케팅 커뮤니케이션의 문화유형학

윤태일 (2008). 유머광고에 나타난 한국 웃음문화의 특징과 전통성. 김유정탄생100주년기념사업추진위원회(편). 『한국의 웃음문화』(pp. 258-296), 서울: 소명출판.

Capels, J. (1998). *Advertising tested methods*. New Jersey: Prentice Hall.

Choi, S. M., Lee, W., & Kim, H. (2005). Lessons from the rich and famous: A cross-cultural comparison of celebrity endorsement in advertising. *Journal of Advertising*, 34(2), 85 – 98.

Hall, E. (1984). *The dance of life*. Garden City, NY: Doubleday

Hofstede, G. (1991). *Cultures and organizations: Software and the mind*. New York, NY: McGraw-Hill.

Nisbett, R. E. (2003). *The geography of thought: How Asians and Westerners think differently...and why*. New York, NY: The Free Press. 최인철 역 (2004). 『생각의 지도』, 서울: 김영사.

Perfetto, R. & Dholakia, N. (2010). Exploring the cultural contradictions of medical tourism. *Consumption Markets & Culture*. 13(4), 399-417.

5장 : 마케팅 커뮤니케이션의 글로벌 전략

김병희 윤태일 (2011). 『한국광고회사의 형성』, 서울: 커뮤니케이션북스.

윤태일 (2004). 상업용 웹사이트의 문화역설 현상에 대한 연구. 『광고연구』, 62호, 83-102.

Aaker, J. L. & Williams, P.(1998). Empathy versus pride: The influence of emotional appeals across cultures. *Journal of Consumer Research*, 25(December), 241-261.

Anokwa, K., Lin, C. A., Salwen, M. B. (2003). *International communication: Concepts and cases*. Belmont, CA: Wadsworth Publishing.

Curtin, P. A. & Gaither, T. K. (2007). *International public relations: Negotiating culture, identity, and power*. Thousand Oaks, CA: SAGE Publication.

de Mooij, K. (1998). *Global marketing and advertising: Understanding cultural paradoxes*. Thousand Oaks, CA: SAGE Publication.

Fatt, A. C. (1967). The danger of 'local' international advertising. *Journal of Marketing, 31*(January), 60-62.

Levitt, D. (1984). The globalization of markets, *Harvard Business Review, 6*(3), 92-102.
Mueller, B. (2004). *Dynamics of international advertising: Theoretical and practical perspectives*. New York, NY: Peter Lang.
Shao, A. T., Raymond, M. A., & Taylor, C. (1999). Shifting advertising appeals in Taiwan. *Journal of Advertising Research, 39*(6), 61-69.

6장 : 의료관광 소비자 행동의 이해

강재성 오상훈 (2008). 의료관광목적지 선택요인의 인구통계적 차이분석에 관한 탐색적 연구. 『관광 레저연구』, 20권 4호, 139-158.
고태규 이황 김길래 (2010). 『의료관광 상품론』, 서울: 소화.
김미경 (2010). 한국의료관광 참여의도의 영향요인에 관한 연구: 일본과 중국의 잠재 수용자를 대상으로. 『관광연구』, 24권 6호, 213-232.
김성섭 김미주 (2010). 국제관광산업 경쟁력 강화를 위한 의료관광 시장분석 및 선호하는 의료관광상품 분석. 『관광연구』, 25권 2호, 357-377.
남승규 (1999). 『소비자 심리학』, 서울: 학지사.
임형택 (2009). 융복합 관광상품 소재로서 의료관광 활성화 방안. 『호텔관광연구』, 11권 3호, 202-216.
장대련 한민희 (2006). 『광고론』, 서울: 학현사.
Basil, M. D. (1994). Secondary reaction-time measures. Lang, A. (ed.). *Measuring psychological responses to media* (pp. 85-98). Hilside, NJ: LEA.
Crompton, J. L. (1979). Motivations for pleasure vacation. *Annals of Tourism Research, 6*, 408-424.
Foxall, G. R., Goldsmith, R. E., & Brown, S. (1998). *Consumer psychology for marketing*. London: Thomson Learning.
Hirschman, E. C. & Holbrook, M. B. (1982). Hedonic consumption: Emerging concepts, methods and propositions. *The Journal of Marketing, 46*(3), 92-101.
Lang, A. (2006). Using the limited capacity model of motivated mediated message processing to design effective cancer communication messages. *Journal of Communication 56*(September), 57 – 80.
McCabe, M. (2009). *Marketing communications in tourism & hospitality: Concepts, strategies and cases*. Oxford: Butterworth-Heinemann.
Moore, T. E. (1982). Subliminal advertising: What you see is what you get. *Journal of Marketing, 46*, 38-47.
Simons, D. J. & Chabris, C. F. (1999). Gorillas in our midst: sustained inattentional blindness for dynamic events. *Perception, 28*, 1059-1074.
Vaughn, R. (1986). How advertising works: A planning model revisited. *Journal of Advertising Research, 26*, 57-66.

7장 : 상황분석과 STP 전략

손영석 나운봉 (2006). 『브랜드 STP전략』, 서울: 비앤엠북스.
Bhat, S., Leigh, T. W., & Wardlow, D. L.(1998). The effect of consumer prejudices on ad processing: Heterosexual consumers responses to homosexual imagery in ads. *Journal of Advertising, 27*(4), 9-28.
Johnson, G. D. & Grier, S. A. (2011). Targeting without alienating: Multicultural advertising and the subtleties of

targeted advertising. *International Journal of Advertising, 30*(2), 233-258.
Hendrix, J. A. (2004). *Public relations cases*. Belmont, CA: Wadsworth Publishing.
McCabe, M. (2009). *Marketing communications in tourism & hospitality: Concepts, strategies and cases*. Oxford: Butterworth-Heinemann.
Ries, A. & Trout, J. (2000). *Positioning: The battle for your mind*. New York, NY: McGraw-Hill. 안진환 (2002). 『포지셔닝』, 서울: 을유문화사.

8장 : 목표설정과 브랜드자산 관리

심재철 윤태일 (2003). 브랜드 자산과 통합커뮤니케이션, 그리고 미디어 시너지 효과. 『홍보학연구』, 7권 1호, 69-103.
Colley, R. (1995). DAGMAR, Defining advertising goals for measured advertising results. 윤선길 역 (1998). 『DAGMAR 광고이론』, 서울: 커뮤니케이션북스.
Keller, K. L. (1996). Brand equity and integrate communication. Thorson, E. & Moore, J. (eds). *Integrated communication: Synergy of persuasive voices* (pp. 103-132). Mahwah, NJ: LEA.
Parente, D., Bergh, B. V., Barban, A., & Marra, J. (1996). *Advertising campaign strategy: A guide to marketing communication plans*. Harcourt Brace & Company. 조병량 한상필 역 (2003). 『광고캠페인 전략: 새로운 마케팅 커뮤니케이션 계획을 위한 가이드』, 서울: 열린 책들.

9장 : 크리에이티브 전략

김병희 (2007). 『광고카피 창작론: 기본원리편』, 서울: 나남출판.
김훈철 장영렬 이상훈 (2006) 『브랜드 스토리 마케팅』, 서울: 멘토르.
송치복 (2003). 『생각의 축지법』, 서울: 디자인하우스.
윤태일 (2007). 예술 텍스트로서의 방송광고. 이현우 외(지음). 『방송광고 장르론』(pp. 42-71), 서울: 커뮤니케이션북스.
진중권 (2005). 『놀이와 예술 그리고 상상력』, 서울: 휴머니스트.
최중식 (2010). 『20대 청춘 단련법』, 서울: 위즈덤하우스.
Chatman, S. (1978). *Story and discourse: Narrative structure in fiction and film*. Ithaca, NY: Cornell University Press. 한용환 역(2003), 『이야기와 담론』, 서울: 푸른사상.
Clow, K. E. & Baack, D. (2002). *Integrated advertising, promotion, & marketing communications*. New Jersey: Prentice Hall.
Escalas, . E. (1998). Advertising narratives: What are they and how do they work? In Stern, B. B. (ed). *Representing consumers: Voices, vies, and visions* (pp. 267-289). NY: Routledge.
Smith, J. W. (2007) "Adverstories" *Marketing Management, 16*(1), 48.
Twitchell, J. B. (2004). An English teacher looks at branding. *Journal of Consumer Research, 31*(2), 484-489.

10장 : 예산결정 및 매체전략

심성욱 전종우 황장선 고한준 강형구 (2011). 『광고학 개론』, 서울: 서울경제경영
장대련 한민희 (2006). 『광고론』, 서울: 학현사.
Parente, D., Bergh, B. V., Barban, A., & Marra, J. (1996). *Advertising campaign strategy: A guide to marketing*

communication plans. Harcourt Brace & Company. 조병량 한상필 역 (2003). 『광고캠페인 전략: 새로운 마케팅 커뮤니케이션 계획을 위한 가이드』, 서울: 열린 책들.
Sivulka, J. (1997). *Soap, sex, and cigarettes: A cultural history of American advertising*. Belmont, CA: Wadsworth Publishing.

11장 : IMC 채널관리

장대련 한민희 (2006). 『광고론』, 서울: 학현사.
서춘연 윤태일 홍석민 (2006). 영화속 제품배치(PPL)와 퍼블리시티의 시너지 효과에 대한 한국과 중국 소비자의 비교. 『광고연구』, 73권 , 81-104.
Hendrix, J. A. (2004). *Public relations cases*. Belmont, CA: Wadsworth Publishing.
Karuppan, C. M. (2010). Healthcare tourism: Accelerating diffusion through a more effective use of communication channels. *Journal of Communication in Healthcare, 3*(1), 24-36.
Kotler & Lee (2004). *Corporate social responsibility: Doing the most good for your company and your cause*. Hoboken, NJ: John Wiley and Sons. 남문희 역 (2007). 『필립 코틀러의 CSR마케팅』 서울: 리더스북
McCabe, M. (2009). *Marketing communications in tourism & hospitality: Concepts, strategies and cases*. Oxford: Butterworth-Heinemann.
Pine II, B. J. & Gilmore, J. H. (1998). Welcome to the experience economy. *Harvard Business Review*, July-August, 97-105.
Schmitt, B. H. (1999). *Experiential marketing: How to get customers to SENSE, FEEL, THINK, ACT, and RELATE to your company and brands*. New York, NY: The Free Press. 박성연 윤성준 홍성태 (2002). 『체험마케팅』, 서울: 세종서적.

12장 : 캠페인 효과조사

심성욱 전종우 황장선 고한준 강형구 (2011). 『광고학 개론』, 서울: 서울경제경영
Haley, R. & Baldinger, A. (2000). The ARF copy research validity project. *Journal of Advertising Research*, 40(6), 114-135.
Hendrix, J. A. (2004). *Public relations cases*. Belmont, CA: Wadsworth Publishing.
Parente, D., Bergh, B. V., Barban, A., & Marra, J. (1996). *Advertising campaign strategy: A guide to marketing communication plans*. Harcourt Brace & Company. 조병량 한상필 역 (2003). 『광고캠페인 전략: 새로운 마케팅 커뮤니케이션 계획을 위한 가이드』, 서울: 열린 책들.

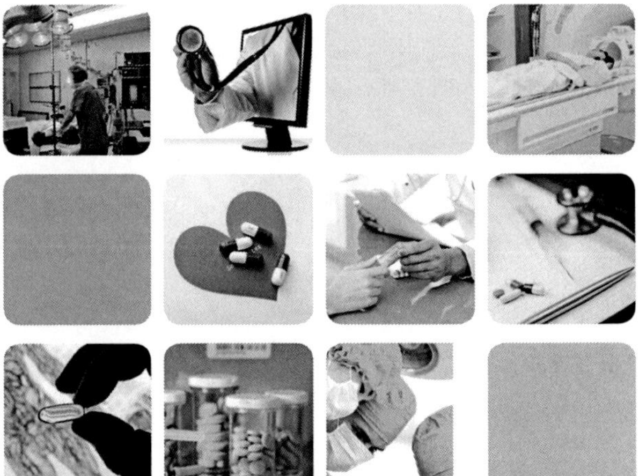